Inhaltsübersicht

NASEWEIS
VERLAG

Roman Böhmer – Thomas Schneider – Benno Wolcke

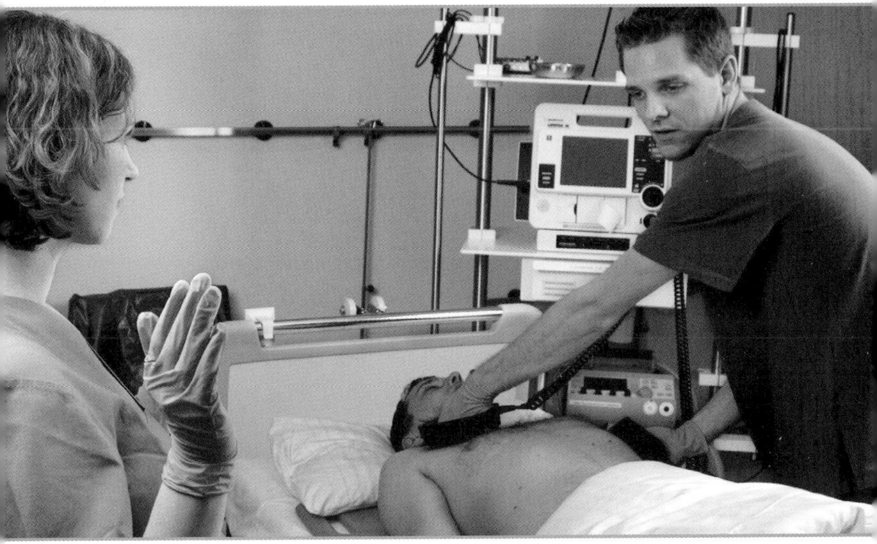

Reanimation kompakt

3., völlig neu überarbeitete Auflage

Nach den aktuellen internationalen ERC-Leitlinien basierend auf dem CoSTR (ILCOR)

Dieses Werk berücksichtigt auch die AHA-Leitlinien sowie die Empfehlungen der Bundesärztekammer 2007

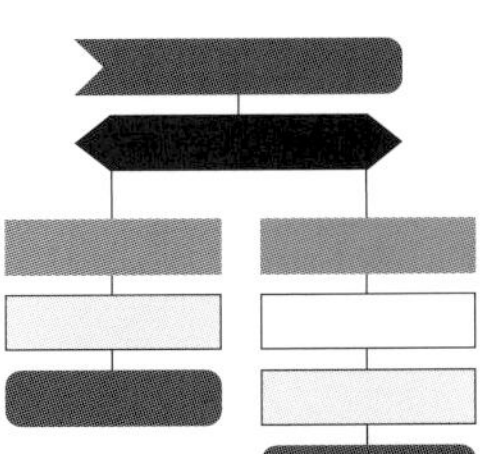

Naseweis Verlag, Mainz

Autoren und Herausgeber

Roman Böhmer, Arzt, Mainz
Dr. med. Thomas Schneider, Arzt für Anästhesiologie, Notfallmedizin, Mainz
Dr. med. Benno Wolcke, Arzt für Anästhesiologie, Notfallmedizin,
Klinik für Anästhesiologie der Johannes Gutenberg-Universität, Mainz

Lektorat

Sandra Scheufens

Fotografien

Thomas Häfner; in dieser Sonderausgabe wurden folgende Abbildungen von der Firma Medtronic bereitgestellt: Seiten 1, 13, 35 (Abb. 2.17), 60, 64, 65 (Abb. 2.38c), 67, 69.

Bildbearbeitung

Jens Müller, Thomas Häfner

Gestaltung und Satz

Thomas Häfner, Algorithmen zur Vorauflage auch: Sarah Dörries

Belichtung und Druck

odd Aktiengesellschaft, Bad Kreuznach (www.odd.de)

Unterstützung/Interessenkonflikt

Die Veröffentlichung von Reanimation kompakt konnte in dieser besonderen Form mit Unterstützung der Firma Medtronic ermöglicht werden. Die Autoren/Herausgeber haben ihre Manuskripte durchweg persönlich verfasst und versichern, dass der Inhalt dieses Werkes keiner Einflussnahme der Firma Medtronic GmbH, Düsseldorf unterliegt. In dieser Sonderausgabe wurden mehrere Abbildungen von der Firma Medtronic bereitgestellt (siehe oben: Fotografien).

Bibliografische Information der Deutschen Bibliothek

Die Deutsche Bibliothek verzeichnet diese Publikation in der Deutschen Nationalbibliografie; detaillierte bibliografische Daten sind im Internet über http://dnb.ddb.de abrufbar.

ISBN-13 978-3-939763-03-1 Reanimation kompakt, 3., völlig neu überarbeitete Auflage
ISBN-13 978-3-939763-02-4 Reanimation kompakt, 2., korrigierte Auflage
ISBN-10 3-937244-02-6 Reanimation '06 kompakt

Curiestraße 16, 55129 Mainz, www.Naseweis-Verlag.de

Der Naseweis-Verlag wurde 2003 gegründet von Roman Böhmer, Jan-Michael Mundloch und Roland Schiffer.

Wichtige Hinweise

Aus Gründen der Vereinfachung wurden verschiedene Bezeichnungen (Berufe, Patienten usw.) nur in ihrer männlichen oder weiblichen Form wiedergegeben. Dies soll keine Wertung beinhalten.

Die Angaben von Handelsnamen, Warenbezeichnungen und dergleichen ohne besondere Kennzeichnung (® oder ™) bedeuten keinesfalls, dass diese im Sinne des Gesetzgebers als frei anzusehen wären und entsprechend benutzt werden könnten. Vielmehr kann es sich auch dann um gesetzlich geschützte Kennzeichen oder Bezeichnungen handeln, wenn sie nicht eigens als solche markiert sind.

Der Arzt trifft seine Therapieentscheidungen entsprechend den individuellen Gegebenheiten des Einzelfalles, seinem Kenntnis- bzw. Ausbildungsstand und seinen Erfahrungen (zum Beispiel im Umgang mit einem bestimmten Medikament oder mit der Anwendung eines bestimmten Verfahrens). Die in diesem Werk dargestellten Empfehlungen beruhen auf notfallmedizinischen Kriterien (z. B. bei Medikamenten: schneller Wirkungseintritt, kurze Wirkdauer), aktuellen wissenschaftlichen Empfehlungen und eigenen Erfahrungen. Daher können diese Empfehlungen nicht unter allen Umständen als bindend betrachtet werden, sondern sind in die differenzierte ärztliche Abwägung mit einzubeziehen. Wenn zu Medikamentendosierungen außer den zu verabreichenden Wirkstoffmengen keine anderen Angaben gemacht sind, gelten die Werte im Allgemeinen für einen 70–80 kg schweren Durchschnitts-Erwachsenen und sind i. d. R. als i. v.-Verabreichung zu verstehen.

Höchste Sorgfalt haben Autoren und Verlag hinsichtlich der Angaben von Therapieanweisungen, Medikamentenanwendungen und -dosierungen aufgewendet. Da gesetzliche Bestimmungen und wissenschaftliche Empfehlungen einer ständigen Veränderung unterliegen, ist der Benutzer aufgefordert, die aktuell gültigen Vorgaben anhand der Literatur und Herstellerinformationen (z. B. Beipackzettel) zu verifizieren und sich entsprechend zu verhalten. Weiterhin übernehmen Autoren bzw. Herausgeber und Verlag keine Gewähr oder Haftung, die aus der Benutzung der in diesem Werk enthaltenen Informationen oder Teilen davon entsteht, insbesondere für nicht ganz auszuschließende (Druck-) Fehler bei der Angabe von Therapieempfehlungen und Medikamentendosierungen. Der Anwender muss die Angaben im Einzelfalle auf ihre Richtigkeit überprüfen, z. B. anhand der Herstellerangaben.

Reanimation kompakt verschafft Ihnen – in deutscher Sprache – auf knapp 200 Seiten einen präzisen und handlichen Überblick über die aktuell gültigen Reanimationsleitlinien. Als eine der ersten deutschen Veröffentlichungen zu den aktuellen Reanimationsleitlinien (November 2005) hat Reanimation kompakt seit seinem Erscheinen im Januar 2006 eine erfreulich weite Verbreitung in den deutschsprachigen Ländern gefunden. Dass bereits im ersten Erscheinungsjahr zweimal ein Nachdruck und zusätzlich eine 2. Auflage notwendig wurden, hat uns sehr gefreut und ehrlich gesagt auch ein wenig überrascht. Anscheinend ist uns dieses kompakte Werk recht gut gelungen.

Nachdem die aktuellen Leitlinien von 2005 im deutschsprachigen Raum weitgehend anerkannt sind und umgesetzt werden, haben wir uns entschieden, die in den Jahren 2006 und 2007 noch von den Lesern nachgefragte Gegenüberstellung zu den früheren Leitlinien (2000/2001) zu beenden. Wir haben dadurch etwas Platz gewonnen und zusätzlich ein paar Seiten eingefügt. Diese haben wir dazu genutzt, Reanimation kompakt mit aussagekräftigen Bildern anzureichern, die manchmal mehr sagen als viele Worte.

An dieser Stelle bedanken wir uns ganz herzlich bei allen, die zu dem reichhaltigen und aussagekräftigen Abbildungsschatz von „Reanimation kompakt“ beigetragen haben,

- dem Katholischen Klinikum Mainz, vertreten durch den Medizinischen Geschäftsführer Dr. med. Hans-Jürgen Hennes und die Leitung der Medizinischen Notaufnahme (VEH) Ulrike Kaesler, für die Möglichkeit, einige der in diesem Büchlein gezeigten Fotografien im realistischen Kontext einer Klinik anfertigen zu können,
- den enorm engagierten und virtuosen Darstellern von Patienten und Notfallhelfern: Hildegard Anstatt, Joab Anstatt, Kerstin Anstatt, Kevin Anstatt, Nadine Anstatt, Christopher Boom, Katrin Kirch, Adolf Müller, Jens Müller, Benjamin Raff, Dr. med. Steffen Raff, Andreas Rompel und Sandra Scheufens.

Sämtliche Algorithmen werden weiterhin inhaltlich originalgetreu, aber in grafisch einheitlicher Systematik wiedergegeben (Formatierung in Anlehnung an die DIN/ISO-Normen für technische Prozessabläufe, wie sie im Qualitätsmanagement weite Verbreitung finden). Informationen zur Gestaltung und Bedeutung dieser Zeichensprache finden Sie auf der nachfolgenden Doppelseite.
Ein neues Textlayout im Herzstück dieses Büchleins ermöglicht einen bislang einzigartigen Überblick über die verschiedenen Quellen der aktuellen Lehraussagen; in den Kapiteln 2 (Reanimation bei Erwachsene) und 3 (Reanimation bei Kindern) beginnt jeder Abschnitt wie gewohnt mit einem Algorithmus, der die Handlungsabfolge zeigt. Die einzelnen Bausteine des Algorithmus werden danach in ihrer Reihenfolge folgendermaßen besprochen:

ERC-Praxis

Zu Beginn jedes Bausteins wird die praktische Handlungsempfehlung nach ERC (2005) unverfälscht wiedergegeben.

Der anschließende Text erläutert diese Handlungsempfehlungen mit Hintergrundwissen und Kommentaren der Autoren. Außerdem finden Sie in diesem Text – durch blaue Markierungen leicht erkennbar – abweichende oder ergänzende Handlungsempfehlungen der AHA (American Heart Association), der BÄK (Bundesärztekammer) sowie der HiOrg (Ausbildungsunterlagen deutscher Hilfsorganisationen), so dass Sie deren Lehrmeinung miteinander vergleichen können (Quellenangaben s. Kapitel 1).

TR 000 *(999) Jeweils am Absatz- oder Seitenende finden Sie eine Wiedergabe der passenden Treatment Recommendations (Behandlungsempfehlungen) aus dem CoSTR des ILCOR 2005, sodass Sie auch die wissenschaftliche Basis für die Empfehlungen (ERC, AHA usw.) nachvollziehen können. [LOE 4 (3x), LOE 5]*

Die TR (treatment recommendations = Behandlungsempfehlungen) im Original-ILCOR-Text finden Sie bei Bedarf rasch über die in Klammern angegebene Seitenzahl des Originaldokumentes (in unserem Beispiel: Seite 999), die Nummerierung der TR entspricht ebenfalls der Reihenfolge im Originaldokument. Gelegentlich wurde eine TR in mehrere Fragmente geteilt (z. B. TR 3 A, TR 3 B usw.). Am Ende der TR wird auch das Evidenzniveau der Studien angegeben, die zu der betreffenden Aussage geführt haben (in unserem Beispiel TR 000: drei Studien des Levels 4 und eine Studie des Levels 5 – Erklärung S. 7 ff.).

Diese Form der Darstellung soll helfen, die Leitlinien zur Wiederbelebung und ihre Hintergründe im deutschen Sprachraum zu erschließen und den einheitlichen – weitgehend wissenschaftlich begründeten - Standard auf dem Gebiet der Wiederbelebung in Ausbildung und Praxis zu verbreiten und damit die Patientenversorgung zu verbessern.

Nicht nur den wissenschaftlich Tätigen im Bereich der Wiederbelebung möchten wir aber darüber hinaus die Lektüre der Original-Veröffentlichungen von ERC, AHA und ILCOR dringend ans Herz legen. Wir begrüßen es sehr, dass diese online jederzeit und kostenfrei zur Verfügung stehen, z. B. unter www.erc.edu oder www.americanheart.org

Reanimation kompakt wendet sich gleichermaßen an Ausbilder, Anwender und Forschende im Bereich der Reanimation. Wir denken, dass Reanimation kompakt dem Bedürfnis der Fachwelt nach einem gleichermaßen handlichen, strukturierten und inhaltlich korrekten Überblick der gesamten praktischen Reanimation gerecht geworden ist. Die anhaltende Nachfrage hat uns motiviert, dieses Büchlein in seiner 3. Auflage weiter zu entwickeln. Ob uns dies im Sinne der Leser gelungen ist, werden wir hoffentlich aus Ihren Rückmeldungen erfahren. Wir freuen uns auf Post von Ihnen, z. B. an Redaktion@Naseweis-Verlag.de, und wünschen Ihnen eine anregende und bereichernde Lektüre!

Roman Böhmer, Thomas Schneider und Benno Wolcke
Mainz, im August 2007

Um die Darstellung der Fließschemata (Algorithmen) zu vereinheitlichen und eine möglichst bekannte Symbolik mit hohem Wiedererkennungswert einzusetzen, wurden die verwendeten Zeichen den Normen für technische Prozessabläufe (DIN 66001, ISO 5807, CCITT/ITU) angelehnt und zur schnelleren Unterscheidbarkeit farblich kodiert. Der Inhalt ist dadurch nicht verändert worden.
Da die Definitionen der Normen technischer und nicht medizinischer Natur sind, musste den Zeichen gelegentlich eine abweichende, aber meist ähnliche Bedeutung zugewiesen werden.
In Abweichung von den genannten Normen wurde das Zeichen ◇ durch ⬡ ersetzt, um mehr Textinhalt aufnehmen zu können, ebenso ⬭ durch ▭. Die verwendeten Hauptsymbole sind:

Eingangskriterium	Bedingung(en) für den Einstieg in den Algorithmus
Frage	Verzweigung/Auswahl
Entscheidung	Antwort/Ausgabe/Ergebnis der Verzweigung
Diagnose/Information	Wichtiger Hinweis im Algorithmus/Folgerung
Maßnahme	Prozess/Vorgang/Handlungsanweisung
Ende	Schluss einer Abfolge
Abschließende Maßnahme	Maßnahme, die den Algorithmus beendet

Richtungsangaben in den Algorithmen

Die Handlungsanweisungen sind mit durchgezogenen Linien verbunden, die wie üblich von oben nach unten und von links nach rechts zu lesen sind. Bei entgegengesetzter Richtung oder zur besseren Verständlichkeit wurden ggf. Richtungspfeile ergänzt, im Regelfall: →

Besondere Richtungsangaben

▶ Sprung mit Rückkehr zum vorangegangenen Feld

┤▶ Sprung ohne Rückkehr zum vorangegangenen Feld

Ergänzende Symbole in Algorithmen

Die folgenden Symbole sind ebenfalls den genannten technischen Normen entlehnt. Sie vermeiden eine Überlastung des Ablaufschemas durch zuviel Text im eigentlichen Denk- bzw. Handlungsablauf:

Weiteres Vorgehen	Verweis für Fortsetzung an anderer Stelle
Vordefinierte Maßnahme (ggf. Verweis)	Komplexe Maßnahme, die in einem eigenen Ablaufschema dargestellt werden kann (z. B. Narkose)
Checkliste - Beispiel 1 - Beispiel 2 - Beispiel 3	Übersichten/Bedingungen/Kriterien/Details zu einem anderen Feld; die Verbindung zu diesem Feld wird mit einem gestrichelten Richtungspfeil hergestellt

Zum Verständnis der ERC-Algorithmen

Jeder Schritt beruht auf der Voraussetzung, dass der vorhergehende Schritt korrekt durchlaufen wurde, aber nicht zum Erfolg geführt hat. Bei Erfolg – z. B. Wiederkehr eines Spontankreislaufes bei Reanimation oder Beseitigung eines Fremdkörpers bei Ersticken – wird der Algorithmus verlassen.

Dosierungen in den Algorithmen sind – wenn nicht körpergewichtsabhängig dargestellt – für einen Erwachsenen mit durchschnittlichem Körpergewicht angegeben.

Ziel der Algorithmen in diesem Werk ist eine unverfälschte aber didaktisch einheitliche Wiedergabe der ERC-Lehraussagen. Daher wurden, z. B. um alte und neue Algorithmen besser vergleichen zu können, Original-ERC-Lehraussagen, die Bestandteil des Handlungsablaufes sind, zusätzlich in die Algorithmen eingefügt. Diese Ergänzungen sind durch eine **unterbrochene Kastenumrandung** gekennzeichnet, z. B.:

Frage oder **Maßnahme**

Wenn auf eine Abfrage (Frage) keine Entscheidung (Entscheidung) folgt, bedeutet dies, dass der schlimmste Fall angenommen wird, z. B.:

- Abfrage „Ansprechbarkeit prüfen“ → „Nicht ansprechbar“
- Abfrage „Atmung prüfen“ → „Keine normale Atmung“

Abkürzungsverzeichnis

A	
a.	auch/auf
Abb.	Abbildung
Alg.	Algorithmus (Ablaufschema)
ACC	1. American College of Cardiology, 2. Acetylcystein
ACS	acute coronary syndrome = akutes Koronarsyndrom
ACE	angiotensin-converting enzyme = Angiotensin-konvertierendes Enzym
AED	automated external defibrillator = automatisierter externer Defibrillator
AHA	American Heart Association (Klassifikation von Maßnahmen nach AHA s. S. 9ff.)
ALS	advanced life support = erweiterte lebensrettende Maßnahmen
a.-p.	anterior-posterior = anatomische Perspektive von vorne (Brustwand) nach hinten (Rücken)
aPTT	activated partial thromboplastin time = aktivierte partielle Thromboplastinzeit (normal 20–40 s)
ASS	Acetylsalicylsäure

B	
BÄK	Bundesärztekammer
BGA	Blutgasanalyse (Säure-Basen-Status)
BLS	basic life support = einfache lebensrettende Maßnahmen

C	
CPAP	continuous positive airway pressure = Form der Atemunterstützung mit kontinuierlich positivem Atemwegsdruck
CPR	cardiopulmonary resuscitation = kardiopulmonale Reanimation = Herz-Lungen-Wiederbelebung
CoSTR	international consensus on cardio-pulmonary resuscitation and emergency cardiovascular care science with treatment recommendations 2005 (Näheres siehe Kapitel 1)
cm H_2O	Zentimeter Wassersäule (veraltete Einheit für Druck, noch gebräuchlich für Beatmungsdruck)

D	
DC	direct current = Gleichstrom
DNAR	do not attempt resuscitation = keine Wiederbelebung versuchen!
DNR	do not resuscitate = nicht wiederbeleben! (nicht mehr benutzen, besser: DNAR, s. o.)

E	
ECC	emergency cardiovascular care = Notfallbehandlung akuter Herz-Kreislauf-Erkrankungen
ETC	esophago-tracheal combitube = spezieller Doppellumentubus
EDD	esophageal detection device (Verfahren zur Erkennung einer Fehlplatzierung des Trachealtubus in der Speiseröhre)
EKG	Elektrokardiogramm (Herzstromkurve)
engl.	englisch
ERC	European Resuscitation Council
Erw.	Erwachsene(r)

F	
f.	und folgende Seite
Fa.	Firma
ff.	und folgende Seiten

G	
G 5 %, G 40 %	sterile Glukoselösung (5 %-ig, 40 %-ig)
Gp	Glykoprotein
Gr.	Größe(n)

H	
h	Stunde(n)
H_2O	chemische Formel für Wasser
HLW	Herz-Lungen-Wiederbelebung
HWS	Halswirbelsäule

I	
ICD	Implantierbarer Cardioverter/Defibrillator
ID	Innendurchmesser in mm (Trachealtuben)
ILCOR	International Liaison Committee on Resuscitation (s. Einleitung)
i. o.	intraossär (Injektion ins Knochenmark)
i. v.	intravenös (Injektion in die Vene)

J	
J	Joule (Einheit für Energie)

L	
L	Liter
lat.	lateinisch
LMA™	Laryngeal Mask Airway = Larynxmaske
LMWH	low molecular weight heparin = niedermolekulares Heparin
LOE	level of evidence (Einteilung zur Beweiskraft einer Studie, s. S. 7 ff.)

M	
max.	maximal
mg	Milligramm
min	Minute(n)
min./mind.	minimal/mindestens
mL	Milliliter
mm	Millimeter
mmHg	Millimeter Quecksilbersäule (veraltete Einheit für Druck, noch gebräuchlich für Blutdruck)
mV	Millivolt (Einheit für Spannung/Amplitude im Elektrokardiogramm)

N	
NaCl	0,9 % isotonische Kochsalzlösung
NLS	newly-born life support = Wiederbelebungsmaßnahmen bei Neugeborenen
NSTEMI	non-ST-elevation myocardial infarction = Herzinfarkt ohne ST-Streckenhebung im EKG

O	
O_2	Sauerstoff

P	
Pat.	Patient
PCI	percutaneous coronary intervention = Herzkatheteruntersuchung
PEA	pulslose elektrische Aktivität
pVT	pulslose ventrikuläre Tachykardie
p. o.	per os (Medikamentengabe über den Mund)

R	
RR	Blutdruck (gemessen nach der Methode von Riva-Rocci)
ROSC	restoration of spontaneous circulation (Wiederkehr eines Spontankreislaufs nach CPR)

S	
s	Sekunde(n)
s. (a.)	siehe (auch)
S.	Seite
s. l.	sublingual (Medikamentengabe unter die Zunge)
S_pO_2	partielle Sauerstoffsättigung (gemessen mit Pulsoximeter)
STEMI	ST-elevation myocardial infarction = Herzinfarkt mit Hebung der ST-Strecke im EKG

T	
TK	Thoraxkompressionen
TR	treatment recommendation = Behandlungsempfehlung aus dem CoSTR (Erklärung s. S. VII, 2 f. und 7 ff.)

U	
UFH	unfraktioniertes Heparin
UAP	unstable angina pectoris = instabile Angina pectoris

V	
V. a.	Verdacht auf
VF	ventricular fibrillation = ventrikuläre Fibrillation = Kammerflimmern
vs.	versus (verglichen mit/gegenüber)
VT	ventricular tachycardia = Kammertachykardie

Z	
ZVD	zentraler Venendruck (Maß für die Herzvorlast/den Volumenstatus des Kreislaufsystems)

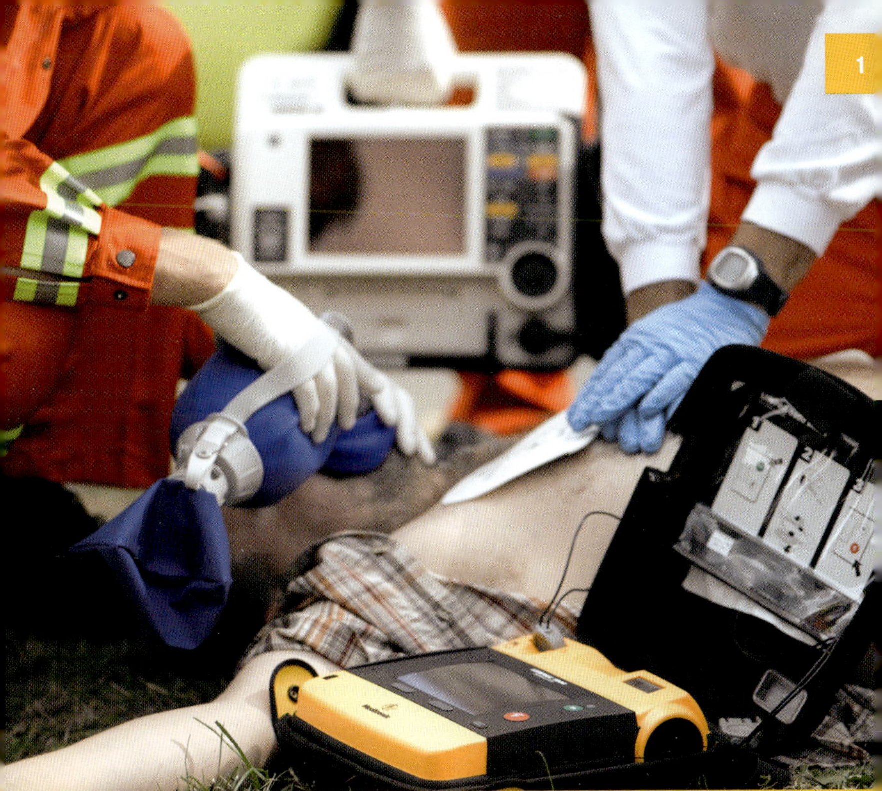

KAPITEL 1

Inhaltsübersicht

Grundlagen der Reanimation

Reanimation heute

Mit Veröffentlichung der internationalen, evidenzbasierten Leitlinien im Jahr 2000 wurde der Grundstein für eine weltweit einheitliche Ausbildung in der Wiederbelebung gelegt. Dies gilt gleichermaßen für Ärztinnen und Ärzte, für Personal in Krankenpflege und Rettungsdienst und nicht zuletzt auch für die Erste Hilfe durch Laien.
Nach einem erneuten evidenzbasierten Arbeitsprozess wurde im Jahr 2005 eine aktualisierte, internationale wissenschaftliche Übereinkunft sowie daraus abgeleitete, evidenzorientierte Leitlinien für die kardiopulmonale Reanimation vorgelegt. Diese sind die Basis für „Reanimation kompakt".
Die Leitlinien sollen bis zum Jahr 2010 Gültigkeit behalten. Bis dahin werden von den beteiligten Organisationen und Wissenschaftlern neue Forschungsergebnisse zusammengetragen, ausgewertet und ggf. in ein neues Leitlinienwerk eingearbeitet.

Entstehung der Wiederbelebungsleitlinien

Eine global einheitliche Grundlage für Wiederbelebungsleitlinien wurde erst möglich, als sich die kontinentalen Fachgesellschaften für Reanimation unter dem Dach des **International Liaison Committee on Resuscitation (ILCOR)** formierten (1992). Zu den Mitgliedern des ILCOR zählen neben der **American Heart Association (AHA)** und dem **European Resuscitation Council (ERC)** vergleichbare Organisationen aus der ganzen Welt.

In einem aufwändigen Arbeitsprozess konnte bis zum Jahre 2000, basierend auf den bis dahin vorliegenden Forschungsergebnissen, wissenschaftliche Einigkeit über den damaligen Goldstandard der Wiederbelebung hergestellt werden. Das Ergebnis dieser Anstrengungen ist das 447 Seiten zählende Referenzwerk:

AHA/ ILCOR

The AHA in Collaboration with the ILCOR

International Guidelines 2000
for Cardiopulmonary Resuscitation and Emergency Cardiovascular Care
An International Consensus on Science

„the most effective and easily teachable guidelines that current knowledge, research and experience can provide" (S. 3 in Resuscitation-Ausgabe)

Resuscitation 46 (1 – 3) 1 – 447 (2000)
Circulation 102 (Suppl. I) I-1 – I-384 (2000)

In den darauf folgenden fünf Jahren wurde der wissenschaftliche Arbeitsprozess zur Leitlinienaktualisierung kontinuierlich fortgeführt. Das Ergebnis dieses äußerst aufwändigen und strengen Regeln folgenden Arbeitsprozesses wurde während der ILCOR-Konferenz in Dallas, Texas, USA, im Januar 2005 inhaltlich fertig gestellt und anschließend ausformuliert:

ILCOR **2005 International Consensus on Cardiopulmonary Resuscitation and Emergency Cardiovascular Care Science with Treatment Recommendations 2005 (CoSTR)**

"the most effective and easily learned interventions that can be supported by current knowledge, research, and experience" (S. 183 in Resuscitation-Ausgabe)

Resuscitation 67 (2005) 157 – 341 und 1.e1 – 1.e30
Circulation 112 (2005) (Suppl. I) III-1 – III-136 und b1 – b18

Diese „wissenschaftliche Übereinkunft" (Consensus on Science) und „Behandlungsempfehlungen" (Treatment Recommendations) geben Antworten auf wesentliche wissenschaftliche Grundsatzfragen der Reanimation, stellen aber in dieser abstrakten Form noch keine praktikable Handlungsvorgabe dar.
Daher müssen diese wissenschaftlichen Grundsätze in konkrete und praktisch umsetzbare Leitlinien für Anwender ausformuliert und auf kontinentaler, nationaler und regionaler Ebene umgesetzt werden.

Konkrete Handlungsempfehlungen

Zu diesem Zweck leiten die kontinentalen und nachfolgend nationale und regionale Institutionen und Organisationen ihre Leitlinien für Anwender (Guidelines) aus dem Consensus on Science (CoSTR) ab. Diese müssen natürlich mit den Grundsätzen des CoSTR übereinstimmen.

Diese Ableitung ist nötig, um allgemein gültige wissenschaftliche Erkenntnisse auf eine lokale medizinische Infrastruktur zu übertragen. Dabei sollen geografische, ökonomische und systemspezifische Faktoren berücksichtigt werden. Beispielsweise führen Verfügbarkeit von Medikamenten und medizinischen Gerätschaften (behördliche Zulassung) zu unterschiedlichen Anwenderleitlinien in verschiedenen Ländern – trotz gleichermaßen konsequenter Akzeptanz des internationalen Consensus on Science. Ein weiteres Beispiel liefern unterschiedliche Qualifikationen und Befugnisse des Rettungspersonals (z. B. Paramedic-System in den USA gegenüber Notarztsystem in Deutschland – Beispiel Todesfeststellung: in USA häufiger Transport unter Reanimation, wenn kein Protokoll für die Todesfeststellung existiert).

In Europa und den Vereinigten Staaten von Amerika sind im Wesentlichen der European Resuscitation Council (ERC) und die American Heart Association (AHA) als kontinentale Leitliniengeber anerkannt. Beide Organisationen verfügen über wissenschaftliche Arbeitsgruppen, renommierte Publikationsorgane (v. a. die Zeitschriften „Circulation" der AHA und „Resuscitation" des ERC) sowie ausgereifte Ausbildungskonzepte. AHA und ERC setzen in gewissen Punkten unterschiedliche Schwerpunkte, legen aber die ILCOR-Vorgaben vergleichbar seriös und konsequent aus.

Unmittelbar nach der Leitlinienkonferenz von Dallas (Januar 2005) wurden auch die auf dem CoSTR 2005 basierenden neuen ERC- und AHA-Anwenderleitlinien 2005 erarbeitet und gemeinsam mit dem CoSTR am 28. November 2005 veröffentlicht:

ERC **European Resuscitation Council Guidelines for Resuscitation 2005**

„a widely accepted view of how resuscitation can be undertaken both safely and effectively" (Seite 3)

Resuscitation 67 (2005) (Suppl. 1) S1 – S189

AHA **2005 American Heart Association Guidelines for Cardiopulmonary Resuscitation and Emergency Cardiovascular Care**

„based on the most extensive evidence review of CPR yet published, developed under a new structured and transparent process for ongoing disclosure and management of potential conflicts of interest, streamlined to reduce the amount of information that rescuers need to learn and remember and to clarify the most important skills that rescuers need to perform" (Seite IV-1)

Circulation 112 (2005) (Suppl. I) IV-1 – IV-211

Aussagen aus dem letztgenannten Werk, die von den ERC-Leitlinien 2005 abweichen oder diese ergänzen, werden in Reanimation kompakt mit **AHA** gekennzeichnet.

In Europa werden im Allgemeinen die Anwenderleitlinien des European Resuscitation Council (ERC) als verbindlich angesehen, die durch nationale Institutionen weiter spezifiziert werden können.

In Deutschland erfolgt eine solche Spezifizierung beispielsweise durch den Deutschen Beirat für Erste Hilfe und Wiederbelebung bei der Bundesärztekammer (ein Zusammenschluss von Vertretern der medizinischen Fachgesellschaften und Berufsverbände, der Bundes- und Landesministerien, der Hilfsorganisationen sowie der Ärzteschaft und notfallmedizinischen Experten). Im Mai 2006 hat sich der Deutsche Beirat für Erste Hilfe und Wiederbelebung bei der Bundesärztekammer im Sinne eines nationalen Konsens einstimmig dafür ausgesprochen, dass die Wiederbelebungsleitlinien des ERC 2005 die Basis für deutsche Reanimationsempfehlungen darstellen.

In der Schweiz hat der Swiss Resuscitation Council (SRC) die AHA-Leitlinien 2005 zur ab Ende 2006 allein verbindlichen Ausbildungsgrundlage erklärt (Stellungnahme vom 10.02.2006). Diese Entscheidung beruht vornehmlich auf historischen und vertraglichen Gründen.

Umsetzung neuer Leitlinien in die Praxis

Die Umsetzung neuer Leitlinien stellt einen Spagat zwischen schnellstmöglicher und koordinierter Implementierung in Ausbildung und Praxis dar:

1. Neue Leitlinien sollen den betroffenen Patienten die bestmögliche Überlebenschance und Überlebensqualität bieten. Dieser Gedanke zwingt – nicht zuletzt aus ethischen und juristischen Gründen – zu einer schnellstmöglichen Anwendung der neuesten Erkenntnisse, was in professionellen Rettungsdiensten und Kliniken auch möglich sein sollte.
2. Andererseits spricht vieles – gerade in der Breitenausbildung der Bevölkerung – für eine national koordinierte und synchronisierte Umsetzung neuer Leitlinien mit einer einheitlichen schriftlichen Grundlage. Eine koordinierte Umsetzung verhindert Übersetzungs- und Interpretationsfehler, persönliche Meinungsbildung, zeitgleich vermittelte unterschiedliche Lehrmeinungen und das Aufeinandertreffen von Helfern am Patienten, die unterschiedlich nach neuen oder alten Leitlinien geschult sind. Dies wirkt sich auf die Qualität der Patientenversorgung und die Motivation der Helfer aus, wenn auch in jeweils unterschiedlichem Ausmaß bei Laien und Fachpersonal. Eine koordinierte Umsetzung braucht aber nach Erscheinen neuer Leitlinien eine gewisse Zeit und die Festlegung einer Übergangsfrist oder die Festlegung eines verbindlichen Änderungsdatums.

In der Erste-Hilfe-Ausbildung von Laien ergeben sich weitere komplexe Aspekte:

- Es muss bei einer Leitlinienänderung nicht unbedingt sinnvoll sein, jede seit langer Zeit in der Ersten Hilfe gelehrte Maßnahme national zu verändern, wenn die Leitlinienänderung nicht auf einem nachgewiesenen Einfluss auf Patientenversorgung und –outcome beruht, sondern z. B. pädagogische Gründe hat.
  Zahlreiche oder nicht transparente Änderungen oder Widersprüche könnten Ausbilder und Kursteilnehmer zu Lasten der Hilfsbereitschaft unnötig verunsichern.
- Maßnahmen, die auf Grund der Evidenz unumgänglich sind (z. B. Maßnahmen zur Reduktion der „no-flow-time"), müssen durch alle ausbildenden Hilfsorganisationen absolut einheitlich vermittelt werden. Die Feststellung dieser notwendigen Veränderungen muss auf genauem Studium der Leitlinien und ggf. des CoSTR beruhen und darf nicht isoliert auf lokaler Ebene erfolgen.

Konsequenz muss eine zielgerichtete und zeitgerechte Adaptation der Ausbildungsinhalte sein. Hierzu stimmen sich u. a. die Hilfsorganisationen untereinander ab.

Nationaler Konsens in Deutschland

Im Februar 2006 erschien eine für Deutschland und Österreich autorisierte deutschsprachige Übersetzung der ERC-Leitlinien:

ERC **Leitlinien zur Reanimation 2005 des European Resuscitation Council**

„die auf Europa übertragene praktische Umsetzung des CoSTR"
(Einführung von B. Dirks und M. Baubin, Seite 4)

Notfall + Rettungsmedizin 9 (2006) (Heft 1) 4 – 170

Vielerorts begannen Schulungseinrichtungen, Gerätehersteller, Rettungsdienste und Kliniken damit, die Umsetzung der neuen Leitlinien vorzubereiten. Einige hatten schon in

der ersten Jahreshälfte wesentliche Bestandteile der neuen Leitlinien in die Praxis umgesetzt.
Im Widerspruch dazu empfahl die Bundesärztekammer am 24. 3. 2006 „allen“ bis zur Veröffentlichung der geplanten „Eckpunkte für die Wiederbelebung“ durch die Bundesärztekammer „die Beibehaltung des bisherigen und bundesweit konsentierten und einheitlichen Vorgehens bei der Wiederbelebung, wie in der 3. Auflage des Buches „Reanimation – Empfehlungen zur Wiederbelebung“ (Leitlinien 2000) „veröffentlicht“ [Deutsches Ärzteblatt 103, Ausgabe 12, Seite A-807/B-687/C-663]. Gerade unter dem Eindruck der Bedeutung der Leitlinienänderungen 2005 konnten viele Experten diese Haltung nicht nachvollziehen.
Sicherlich auch unter dem Druck der Fachwelt hat der Vorstand der Bundesärztekammer kurz darauf als Empfehlung für Deutschland die von einer „Ad-hoc-Arbeitsgruppe“ (Bundesärztekammer und deutsche Mitglieder der ERC-Arbeitsgruppen) vorgeschlagenen Änderungen der Reanimation im Erwachsenen- und Kindesalter, basierend auf den ERC-Leitlinien in Form von Eckpunkten beschlossen. Sie wurden am 7. 4. 2006 als Basis der Reanimation in Deutschland empfohlen, um allen Beteiligten „klare Informationen zur Verfügung“ zu stellen und „das Vorgehen im Erwachsenen- und Kindesalter so weit wie möglich zu vereinheitlichen und zu vereinfachen“ [Deutsches Ärzteblatt 103, Ausgabe 14, Seite A-960/B-813/C-785].

17 Monate nach Erscheinen der ERC-Leitlinien hat die Bundesärztekammer – auf letzteren basierend – nahezu gleichlautende Empfehlungen herausgegeben:

BÄK

Bundesärztekammer (Hg.)

Reanimation – Empfehlungen für die Wiederbelebung

„Dieses Buch ist die offizielle Basis für ein einheitliches Vorgehen bei der kardiopulmonalen Reanimation in Deutschland: erarbeitet von einer Arbeitsgruppe der Bundesärztekammer mit Beteiligung der Bundesarbeitsgemeinschaft Erste Hilfe (BAGEH).“ [Auszug aus dem Umschlagtext]

„Die Neuauflage dieses deutschen Standardwerkes der Maßnahmen zur kardiopulmonalen Reanimation gibt allen die notwendigen Empfehlungen für ein in Deutschland einheitliches Vorgehen an die Hand, um die Versorgung der Patienten zu verbessern.“ [Auszug aus dem Vorwort]

4. überarbeitete Auflage 2007, Deutscher Ärzte-Verlag, Köln

Aussagen aus diesem Werk, die von den ERC-Leitlinien 2005 abweichen oder diese ergänzen, werden in Reanimation kompakt mit **BÄK** gekennzeichnet.

Richtlinien, Leitlinien, Empfehlungen und Stellungnahmen

Die Bundesärztekammer hat zu diesen Begriffen die folgenden Erläuterungen herausgegeben (laut www.baek.de am 26. 7. 2007 weiterhin aktuell):

„Die Qualität der ärztlichen Berufsausübung orientiert sich an Maßstäben, die von Experten, insbesondere der Medizin, aber auch der Rechtswissenschaften, der Philosophie, der Ethik und der Theologie, erarbeitet werden. Im deutschen Sprachgebrauch haben sich Begriffe etabliert, deren Verbindlichkeit in der unten genannten Reihenfolge abnimmt:

Richtlinien
Richtlinien sind meist von [oft hierzu gesetzlich ermächtigten] Institutionen veröffentlichte Regeln des Handelns und Unterlassens, die dem einzelnen Arzt einen geringen Ermessensspielraum einräumen. Ihre Nichtbeachtung kann Sanktionen nach sich ziehen [z. B. TRBA = Technische Richtlinien für biologische Arbeitsstoffe, Richtlinien des Robert-Koch-Institutes, Richtlinie zur Hirntoddiagnostik der BÄK]. Eine ähnliche Verbindlichkeit wie Richtlinien haben Standards, die als normative Vorgaben bezüglich der Erfüllung von Qualitätsanforderungen verstanden werden und durch ihre in der Regel exakte Beschreibung einen mehr technisch-imperativen Charakter haben.

Leitlinien
Demgegenüber sind Leitlinien systematisch entwickelte Entscheidungshilfen über angemessene Vorgehensweisen bei speziellen diagnostischen und therapeutischen Problemstellungen. Sie lassen dem Arzt einen Entscheidungsspielraum und „Handlungskorridore", von denen in begründeten Einzelfällen auch abgewichen werden kann [z. B. ERC-Leitlinien, Leitlinien der BÄK zur Therapie mit Blutkomponenten und Plasmaderivaten].

Empfehlungen und Stellungnahmen wollen die Aufmerksamkeit der Ärzteschaft und der Öffentlichkeit auf änderungsbedürftige und beachtenswerte Sachverhalte lenken [z. B. Empfehlungen der BÄK für die Wiederbelebung (s. o.), Stellungnahme der BÄK zur Notkompetenz von Rettungsassistenten und zur Delegation ärztlicher Leistungen im Rettungsdienst, Empfehlungen der BÄK zur Defibrillation mit AED durch Laien]. Ein Memorandum dient mit seinem Inhalt der umfassenden Information und Aufklärung. Seine Inhalte sollen für die Urteilsbildung des Arztes über den aktuellen Stand des Wissens ggf. auch über veraltetes Wissen von Nutzen sein."

Evidenz: ILCOR- und AHA-Klassifikation

Der CoSTR 2005 wird als evidenzbasiert bezeichnet, d. h. er beruht auf offenkundigem Wissen auf der Basis wissenschaftlicher Daten. Dieses Wissen wurde in Studien und Experimenten gewonnen und dokumentiert.
In der Medizin wird die Evidenz bewertet und klassifiziert. Als hohe oder gesicherte Evidenz gelten Erkenntnisse, die aufgrund einer guten Datenqualität gewonnen wurden. Leider liegen gerade in der Reanimationsforschung zu vielen Themen zu wenige, qualitativ minderwertige oder widersprüchliche Daten vor (niedrige Evidenz).

Level of Evidence (LOE) nach ILCOR (CoSTR 2005)

Der Erstellung des „Consensus on Science" gingen viele Einzelschritte voraus. Nach Festlegung relevanter Fragestellungen (z. B. „Welches ist das ideale Verhältnis von Kompressionen zu Beatmungen?") wurden nach bestimmten Regeln aus Datenbanken und der wissenschaftlichen Literatur alle verfügbaren Dokumente herausgesucht, die Informationen zur Beantwortung der Fragestellung enthalten. Die Güte der verschiedenen Aussagen aus diesen Studien wurde mit einem Evidenzniveau (LOE = „Level of Evidence") bewertet. Ein LOE 1 ist der stichhaltige Nachweis einer Information, ein LOE 7 die schwächste Begründung einer Aussage. Mit LOE 8 werden Aussagen bewertet, die nicht auf wissenschaftlichen Untersuchungen basieren, sondern z. B. auf einer allgemein akzeptierten Expertenmeinung. Doch müssen selbst als „logisch" oder „nachvollziehbar" empfundene Empfehlungen, die oft schon jahrelang selbstverständlich in der Praxis umgesetzt werden, nicht zwangsläufig der genauen Kontrolle in wissenschaftlichen Untersuchungen standhalten. So war lange Zeit die Annahme völlig akzeptiert und „klar", dass man einen Herz-Kreislauf-Stillstand zuverlässig durch Tasten des Karotispulses feststellen könne, und zwar innerhalb von 5 bis 10 Sekunden. Erst als Wissenschaftler diese „logische" Lehraussage in den 1990er Jahren durch realitätsnahe Studien untersuchten, stellten sie fest, wie unzuverlässig dieses Zeichen tatsächlich ist (s. S. 83 f.).

Tabelle: Level of Evidence (LOE) nach ILCOR (CoSTR 2005)	
Level 1	Randomisierte klinische Studien mit substanziellen Therapieeffekten oder Metaanalysen solcher Studien
Level 2	Randomisierte klinische Studien mit geringeren oder weniger signifikanten Therapieeffekten
Level 3	Prospektive, kontrollierte, nicht-randomisierte Kohortenstudien
Level 4	Historische, nicht-randomisierte Kohorten- oder Fallkontrollstudien
Level 5	Fallserien – keine Kontrollgruppe
Level 6	Studien an Tiermodellen und mechanischen Modellen
Level 7	Extrapolationen von existierenden Daten, die für andere Fragestellungen gesammelt wurden; theoretische Analysen
Level 8	Allgemeine Meinung, logische Schlussfolgerung („gesunder Menschenverstand"); Expertenmeinung; allgemein akzeptierte Praxis vor evidenzbasierten Leitlinien

Die LOE-Einteilung bewertet also die Güte, Stichhaltigkeit und Beweiskraft von Informationen, die in wissenschaftlichen Arbeiten gewonnen wurden. Der LOE bezieht sich daher nicht pauschal auf die Güte eine Studie, sondern auf die Frage, wie hoch der Beweisgrad der Studie für eine klinische Fragestellung ist. Eine Studie kann verschiedene Aussagen hervorbringen, die unterschiedlich zuverlässig sind. Beispiel: Eine Studie zum Vergleich der Therapien A und B konnte auf höchstem Evidenzniveau zeigen, dass Therapie A besser ist als Therapie B – die Aussage „A ist besser als B" wird daher mit LOE 1 bewertet und gilt praktisch als bewiesen. Wurde in dieser Studie „nebenbei" ein besonderer positiver Effekt der Therapie B bei Patienten mit einer besonderen Eigenschaft beobachtet, so muss – weil die Studie nicht auf einen Nachweis dieses Effektes ausgelegt war – das Evidenzniveau dieser Erkenntnis niedriger sein, z. B. LOE 5. Aus diesem Grund werden im CoSTR einige Studien mehrfach, aber jeweils mit unterschiedlichen Evidenzleveln zitiert.

Eine Aussage, die mit dem höchsten Evidenzniveau LOE 1 bewertet wurde, ist kaum in Zweifel zu ziehen; sie kann aber – je nach Inhalt – völlig verschiedene Folgen haben, z. B.

eine bestimmte Maßnahme zu empfehlen oder abzulehnen. Ein Studienergebnis ist nicht automatisch eine Aussage für oder gegen eine Maßnahme. Beispielsweise kann eine Studie auch aussagen, dass eine Maßnahme in bestimmten Situationen ein besonderes Risiko hat oder eine bestimmte Ausbildung erfordert. Außerdem ist die Information, dass eine bestimmte Maßnahme in einer bestimmten Situation nützlich ist, zwar ein notwendiges aber kein hinreichendes Kriterium für eine Behandlungsempfehlung. Auch die Machbarkeit, die Risiken, die Kosten und andere Faktoren spielen eine Rolle, für die ebenfalls Studienergebnisse vorliegen müssen.

Damit Sie als Leser/in von „Reanimation kompakt“ einen Einblick in die Datengrundlage des CoSTR erhalten, haben wir bei der Darstellung ausgewählter Treatment Recommendations (TR, Behandlungsempfehlungen) aus dem CoSTR 2005 angegeben, welcher Evidenzstufe die Studien zugeordnet wurden, die der jeweiligen Empfehlung zugrunde lagen. Damit ist aber nicht zwingend gesagt, dass alle angeführten Studien die jeweilige TR stützen, da in der Diskussion dieser TR auch widersprechende Studien berücksichtigt wurden. Wenn hinter einer TR z. B. [LOE 2, LOE 4 (5x), LOE 5 (2x)] steht, bedeutet dies, dass die Evidenzbasis für diese TR in einer Studienaussage auf dem Niveau LOE 2, fünf Studienaussagen auf dem Niveau LOE 4 und zwei Studienaussagen auf dem Niveau LOE 5 besteht (zuweilen aber dem CoSTR nicht eindeutig zu entnehmen).

AHA-Klassifizierung zur Empfehlungsstärke

Bei der Erstellung ihrer Anwenderleitlinien hat die American Heart Association (AHA) ebenso wie der ERC die TR des ILCOR in eigene Handlungsanweisungen und Ablaufpläne umgesetzt und ergänzt. Im Unterschied zum ERC hat die AHA ihre Empfehlungen aber ergänzend einer eigenen Klassifizierung unterworfen, die sich in ihrer Zielsetzung deutlich von der LOE-Einteilung unterscheidet:
Die AHA-Klassifizierung gibt die „Gesamtstärke“ an, mit der eine bestimmte Behandlungsempfehlung ausgesprochen wird („overall strength of recommendations“). Während die LOE-Einteilung lediglich die Qualität der Datenbasis des CoSTR bewertet, also der Informationen, die in die Beurteilung der Experten während des ILCOR-Prozesses eingeflossen sind (gleich, ob sie für oder gegen etwas sprechen), bewerten die AHA-Experten die fertigen Empfehlungen und geben damit eine gewisse Verbindlichkeit für den Anwender an.
In diese AHA-Bewertung der Empfehlungen fließt auch die jeweilige LOE-Klassifizierung der zugrunde liegenden Daten ein, integriert sie aber in einen Kontext mit vielen weiteren Faktoren. D. h., die empfohlenen Maßnahmen unterliegen einer AHA-Expertenbewertung z. B. in Bezug auf den absoluten Nutzen, das Nutzen-Risiko-Verhältnis, die Effektivität, die entstehenden Kosten, die resultierenden Anforderungen an Ausbildung und Training und/oder voraussichtliche Schwierigkeiten bei der Umsetzung in der Praxis. Idealerweise sollte jede Leitlinien-Empfehlung mit einer Stärke „Class I“ abgegeben werden. Dies lassen weder die wissenschaftliche Datenlage noch die Realität der Anwendung zu (z. B. Kosten, Ausbildung, Verfügbarkeit, technische Machbarkeit). Damit hilft die Klassifizierung der AHA dem Anwender, Prioritäten zu erkennen: Eine AHA-Class-I-Maßnahme darf keinem

Patienten vorenthalten werden, eine AHA-Class-III-Maßnahme ist nicht indiziert und wäre möglicherweise ein Kunstfehler.

Tabelle: Klassifikation von Empfehlungen durch ECC-Experten der AHA 2005 (AHA/ACC)

AHA Class	Eigenschaft der Diagnose- oder Behandlungsmaßnahme	Verhältnis Nutzen zu Risiko	Umgang des Anwenders mit der klassifizierten Diagnose- oder Behandlungsmaßnahme	Beispiele (für HKS bei Erw.)
I	Bewiesener Nutzen, sicher, Goldstandard	Nutzen >>> Risiko (Nutzen überwiegt das Risiko bei weitem)	Sollte grundsätzlich durchgeführt/angewendet werden.	Effektive TK sind essenziell um einen Blutfluss während der CPR zu gewährleisten frühestmögliche Defibrillation adäquate Beatmung bei freiem Atemweg
IIa	Von Experten als Methode der Wahl angesehen; akzeptabel und nützlich	Nutzen >> Risiko (Nutzen überwiegt das Risiko deutlich)	Durchführung/Anwendung ist gut begründet, vernünftig und gerechtfertigt.	Magnesium bei Torsade de pointes
IIb	Alternative mit bewiesenem Nutzen	Nutzen ≥ Risiko (Nutzen überwiegt das Risiko); in die Class IIb fallen Empfehlungen grundsätzlich, wenn sie (bisher) nur Kurzzeitnutzen gezeigt haben oder wenn ein Nutzen nur mit geringer Evidenz nachgewiesen ist	Kann in Betracht gezogen werden: (1) optional („can be considered" / „may be useful") (2) von den AHA-Experten empfohlen, ohne dass höhergradige Evidenz vorliegt („we recommend")	Amiodaron bei therapierefraktärer VF/pVT Adrenalin 1 mg i.v./i.o. alle 3–5 min
III	Schädlich	Risiko > Nutzen (Risiko ist größer als der Nutzen)	Sollte nicht durchgeführt werden (nicht nützlich, evtl. schädlich, nicht empfohlen)	Schrittmachereinsatz bei Asystolie
Indeterminate	Unbestimmt	Maßnahmen zu denen noch unzureichende oder widersprüchliche Forschungsergebnisse vorliegen	keine Aussage möglich (weder dafür noch dagegen)	Atropin bei Asystolie Präkordialer Faustschlag durch Fachpersonal bei beobachtetem Eintritt von VF/pVT

Bei Maßnahmen, die aus mehreren Komponenten bestehen (z. B. Beatmung), können die Komponenten unterschiedlich klassifiziert werden (z. B. adäquate Beatmung bei CPR hat Priorität = Class I; Atemhubvolumen so bemessen, dass sich der Brustkorb sichtbar hebt

= Class II a; Inspirationszeit 1 s = Class II a; Beatmung mit Hilfsmitteln wie Larynxmaske oder Kombitubus durch Fachpersonal statt Beutel-Masken-Beatmung = Class II b).
Der Vorzug der AHA-Klassifikation liegt eindeutig in einer einfachen Orientierungshilfe für den Praktiker, der unter Zeitdruck entscheiden muss. Sie kann z. B. auch helfen, bei der Auswahl bereitgehaltener Notfallausrüstung und Ausbildungsschwerpunkten die richtigen Prioritäten zu setzen. Daher haben wir bei den Behandlungsempfehlungen in „Reanimation kompakt" auch – überall, wo vorhanden – die AHA-Klassifizierung angefügt. Diese Klassifizierung darf aber trotz ihrer augenscheinlichen Klarheit nicht zu einer unkritischen Akzeptanz führen. In diese Klassifizierung fließen – wie oben dargestellt – sehr viele Faktoren ein, die je nach Bewertung der zuständigen Experten einen unterschiedlichen Stellenwert haben können. Diese – durchaus subjektive – Gewichtung lässt sich trotz aller unternommener Anstrengungen nicht vermeiden. In Einzelfällen spielen auch Bewertungsfaktoren (z. B. Machbarkeit unter Berücksichtigung der Infrastruktur, des politischen Willens, der Finanzierung, der Möglichkeiten und Arbeitsschwerpunkte der AHA) eine Rolle, die spezifisch auf die Vereinigten Staaten von Amerika bezogen sind und damit nur eingeschränkt auf die Verhältnisse europäischer Länder übertragbar sind. Zuletzt ist anzufügen, dass diese Empfehlungen i. d. R. für einen „statistischen Durchschnittspatienten" ausgesprochen werden.
In der klinischen Realität erkennt der Arzt immer wieder, dass eine hoch eingestufte Behandlungsempfehlung (z. B. AHA Class II a) einem konkreten Patienten voraussichtlich mehr schaden als nützen wird, wohingegen ein bestimmter Patient von einer niedrig oder unbestimmt klassifizierten Maßnahme mit großer Wahrscheinlichkeit profitieren wird (individuelle Indikationsstellung). Weicht er hierbei von den Leitlinien ab, muss er dies allerdings begründen.

Ausblick

Das ILCOR und das damit verknüpfte internationale Zusammenwirken hunderter Experten sind in den vergangenen Jahren enorm gereift. Diese haben eine kaum vorstellbare Arbeit geleistet und die umfassenden Werke des CoSTR sowie der ERC- und AHA-Leitlinien 2005 hervorgebracht.

Bei aller Euphorie bleibt aber ehrlich und bescheiden festzustellen, dass die Wissenschaft der Reanimation noch weit von der Wahrheit und dem Ideal weltweit einheitlicher, konkreter Reanimationsleitlinien entfernt ist.
Einerseits besteht die Notwendigkeit, auf regionale und lokale Gegebenheiten Rücksicht zu nehmen. Andererseits ist die derzeitige Erkenntnis an vielen Stellen noch unzusammenhängend, widersprüchlich, unbeständig und lückenhaft. Ein Grund dafür ist sicherlich, dass zu zahlreichen brennenden Fragen keine Untersuchungen an Menschen vorliegen, die diese Fragen einleuchtend und überzeugend beantworten könnten und die wissenschaftlichen Kriterien für Evidenz erfüllen: prospektive, randomisierte, kontrollierte, möglichst verblindete klinische Studien mit ausreichender Patientenzahl. Solche Untersuchungen wird es für viele Fragestellungen der Reanimation wahrscheinlich auch in absehbarer Zeit nicht geben. Untersuchungen am Menschen kurz vor, während oder kurz

nach einem Herz-Kreislauf-Stillstand sind durch eine Vielfalt gravierender und zugleich berechtigter Hürden limitiert, die für die vielen grauen Haare langjähriger Reanimationsforscher verantwortlich sind.

Bei allen unbestrittenen Unzulänglichkeiten, die zu einem Großteil auf der objektiv bescheidenen und nur schwer zu verbessernden Datenlage in diesem Wissenschaftszweig beruhen, sind die Leitlinien 2005 also immer noch die beste Handreichung, die wir derzeit haben, um Patienten in kritischem Zustand zu versorgen.

Unter Umständen müssen die Leitlinien wie oben dargestellt auf lokale Verhältnisse übertragen oder durch autorisierte und sachkundige Entscheidungsträger vor Ort ergänzt werden.

Wer aber im Widerspruch zu klaren Leitlinienaussagen unbegründet und ohne den gesamten Hintergrund der Leitlinien 2005 zu kennen, abweichende, eigene Rezepte verbreitet, muss sich darüber im Klaren sein, dass er damit großen Schaden anrichten kann, meist weniger dadurch, dass diese Hausrezepte selbst einen Patienten schädigen könnten, sondern vor allem dadurch, dass ein solches Vorgehen schnell ausgedehnte Verwirrung stiftet und das Vertrauen in die Leitlinien schwächt.
Damit wird leider auch die Umsetzung derjenigen aktuellen Leitlinienaussagen behindert, die nachweislich zu einer Verbesserung der Patientenversorgung führen! Darüber hinaus wird so eine unberechtigte Skepsis gegenüber zukünftigen Leitlinien geschaffen, die dem erklärten Ziel wieder ein wenig näher kommen.

Unabhängig davon ist zu beachten, dass Leitlinien im Streitfalle den juristischen Stellenwert vorweggenommener Sachverständigengutachten erhalten können.

Den daraus abzuleitenden Appell, die aktuellen Leitlinien 2005 möglichst authentisch und unverfälscht zu vermitteln, haben wir uns für „Reanimation kompakt“ – hoffentlich erfolgreich – zur Maxime gemacht und möchten wir allen Lehrenden rund um die Reanimation mit auf den Weg geben, sei es im Rettungsdienst, in der Krankenpflege oder in der Aus- und Fortbildung der Ärzte.

Der vorliegende CoSTR und die daraus erwachsenen ERC- und AHA-Leitlinien 2005 sind auf dem Boden der weltweit verfügbaren wissenschaftlichen Erkenntnisse durch ambitioniertes und fruchtbares internationales Zusammenwirken entstanden. Diese Dokumente geben uns die besten verfügbaren Empfehlungen an die Hand, die es zur Verminderung von Sterblichkeit und menschlichem Leid durch akute kardiovaskuläre Erkrankungen gibt – bis zur neuerlichen Bestandsaufnahme im Jahr 2010.

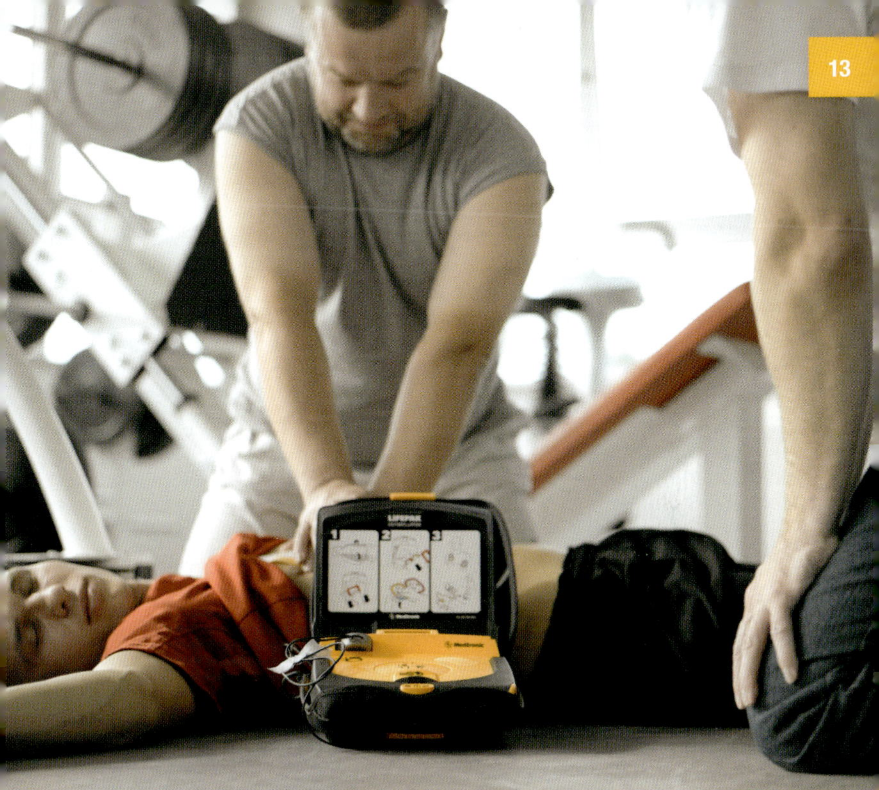

KAPITEL 2 Inhaltsübersicht

Reanimation bei Erwachsenen

BLS – Einführung

Unter BLS (basic life support) versteht man lebensrettende Basismaßnahmen, die von Laien und von Fachpersonal als Ersthelfer im Notfall sofort und ohne notwendige Ausrüstung, ggf. aber unter Nutzung schützender Hilfsmittel, ausgeführt werden können:

1. Freimachen/Freihalten der Atemwege (s. S. 19 ff.), Stabile Seitenlage (s. S. 56 ff.)
2. Erkennen eines plötzlichen Herz-Kreislauf-Stillstandes (s. u. und S. 22)
3. Aufrechterhaltung der Atemfunktion durch Atemspende/Beatmung (s. S. 36 ff.)
4. Aufrechterhaltung der Kreislauffunktion durch Thoraxkompressionen („Herzdruckmassage") (s. S. 27 ff.)
5. Maßnahmen bei Atemwegsverlegung durch Fremdkörper (s. S. 49)

Auch die Anwendung von automatisierten externen Defibrillatoren (AED), die z. T. auch in öffentlichen Einrichtungen verfügbar sind, wird mittlerweile den BLS-Maßnahmen zugeordnet (s. S. 60 ff.).

Ergänzungen zum BLS durch Fachpersonal (im Krankenhaus/im Rettungsdienst) sowie zur Benutzung manueller Defibrillatoren im Rahmen der erweiterten Maßnahmen sind ab S. 80 ff., 97 ff. und 113 ff. zu finden.

Erkennen eines plötzlichen Herz-Kreislauf-Stillstandes

Das schnellstmögliche Erkennen eines eingetretenen Herz-Kreislauf-Stillstandes ist die Grundlage für die Frühbehandlung dieses Notfalls. Daher spielt die Festlegung der richtigen Diagnosemethode – also des Vorgangs, wie und woran man den Herz-Kreislauf-Stillstand erkennen soll – in den Leitlinien eine Schlüsselrolle.

Der Herz-Kreislauf-Stillstand muss vom Ersthelfer sicher, einfach und außerdem schnell erkannt werden können, um die Zeit ohne Organdurchblutung (Zeit bis zum Beginn der Wiederbelebungsmaßnahmen) möglichst kurz zu halten. Somit muss der Zeitraum zur Feststellung des Herz-Kreislauf-Stillstandes begrenzt werden. Die gleichzeitige Forderung, den Herz-Kreislauf-Stillstand auch sicher und zuverlässig zu erkennen, fokussiert in der Diskussion der Experten weniger auf das Problem, dass unter Umständen bei vorhandenem Kreislauf Wiederbelebungsmaßnahmen durchgeführt würden, sondern vor allem auf die Gefahr, dass ein Herz-Kreislauf-Stillstand übersehen oder zu spät erkannt werden könnte. Es soll also unbedingt vermieden werden, dass im Falle eines Herz-Kreislauf-Stillstandes keine Wiederbelebungsmaßnahmen durchgeführt werden. Details zu dieser Problematik s. a. S. 26.

Aufgrund der derzeitigen Erkenntnisse lautet daher die erste und mutmaßlich wichtigste Behandlungsempfehlung des ILCOR 2005:

TR 1 *(188) Ersthelfer (Laien und Profis) sollen mit der Wiederbelebung (CPR) beginnen, wenn der Patient bewusstlos (nicht ansprechbar) ist, sich nicht bewegt und nicht mehr atmet [LOE 3 (3x)]. Auch wenn der bewusstlose Patient noch gelegentliche Schnappatmung zeigt, soll der Ersthelfer davon ausgehen, dass ein Herz-Kreislauf-Stillstand eingetreten ist, und mit der Wiederbelebung (CPR) beginnen [LOE 5 (2x)] [AHA Class I].*

Alg. 1 – Einfache lebensrettende Maßnahmen

nach ERC, 2005

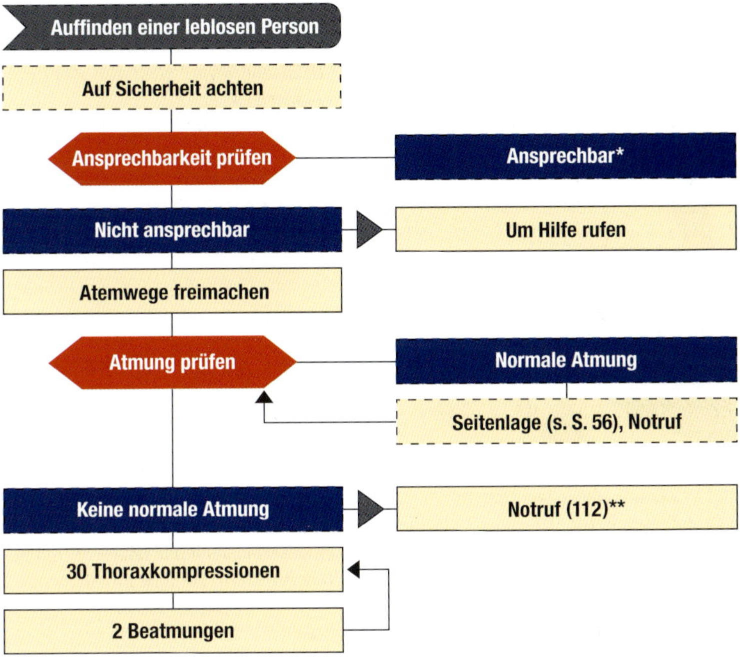

* Ansprechbare Betroffene
- In der vorgefundenen Lage belassen, sofern ihnen so keine weitere Gefahr droht
- Herausfinden, worin das Problem besteht und ggf. Hilfe holen.
- Patientenzustand weiterhin regelmäßig überprüfen.

** Oder nationale Notrufnummer für den Rettungsdienst, z. B. Österreich auch 144, Schweiz auch 144, Deutschland teilweise auch 19222, Italien auch 118, Belgien auch 100, Frankreich auch 15.
Bei Notfällen in bestimmten Betrieben und Einrichtungen kann es sinnvoll sein, zuerst oder ausschließlich eine spezielle interne Notrufnummer anzuwählen, insbesondere wenn der Zugang zum Patienten für den öffentlichen Rettungsdienst erschwert oder verzögert ist (schwierige Orientierung, fehlende Zugangsberechtigung in Sicherheitsbereichen), besondere Gefahren bestehen und/oder ein geeignetes Rettungsteam schneller zur Verfügung steht (z. B. Rettungsdienst einer Werkfeuerwehr).

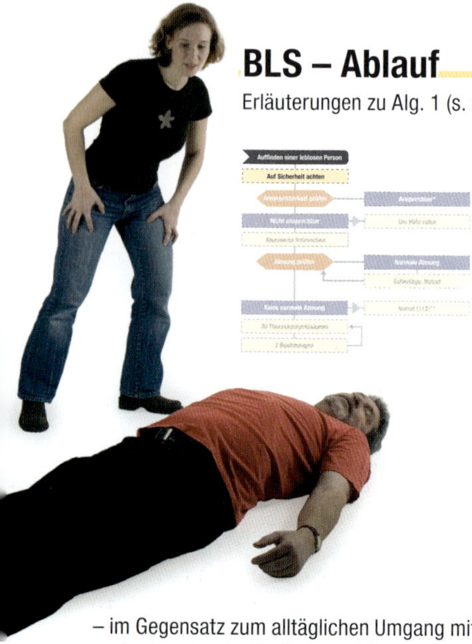

BLS – Ablauf

Erläuterungen zu Alg. 1 (s. vorangehende S.)

Das Auffinden einer anscheinend leblosen oder hilfsbedürftigen Person löst das Handlungsschema aus.

Die Anweisung „Auf Sicherheit achten“ ist im Original-ERC-Algorithmus nicht als eigener Schritt enthalten, wurde aber aufgrund ihrer Bedeutung und der festen Integration in den ERC-Kursen in unserer Darstellung ausdrücklich in den Algorithmus aufgenommen.

Die meisten relevanten Gefahren bei der Versorgung einer leblosen Person, sowohl in der Öffentlichkeit als auch im Büro oder Privathaushalt, dürften vor allem dadurch bedeutsam werden, dass der Ersthelfer sie – im Gegensatz zum alltäglichen Umgang mit ihnen – durch die Notfallsituation nicht mehr wahrnimmt, z. B. Straßen- und Schienenverkehr, Treppen, Rutschgefahr, lose Gegenstände, unachtsame Passanten, gewaltbereite Personen. Diese Gefahren lassen sich meist durch einfache Maßnahmen und vor allem **bewusste Aufmerksamkeit** verringern.

ERC-Praxis Auf Sicherheit achten!

In der Handlungsanweisung des ERC 2005 („adult BLS sequence“) wird ausdrücklich an erster Stelle betont, dass der Ersthelfer zunächst „die eigene Sicherheit, die Sicherheit des Betroffenen und die Sicherheit der Anwesenden sicherstellen soll“.

Der überragenden Bedeutung, die der Sicherheit aller Beteiligten in den Leitlinien (zu Recht) zugeschrieben wird, steht (zum Glück) nur eine geringe Zahl berichteter Helferschäden durch tatsächliche Wiederbelebungsmaßnahmen gegenüber.

Eine der am meisten diskutierten Gefahren bei Erster Hilfe ist das Infektionsrisiko, obwohl Fälle von Infektionsübertragung im Zusammenhang mit Wiederbelebungsmaßnahmen in Wirklichkeit sehr rar sind (z. B. Einzelfallberichte der Übertragung von Tuberkulose oder SARS). Berichte über HIV-Übertragungen bei Wiederbelebungsmaßnahmen liegen nicht vor (abgesehen von Nadelstichverletzungen und exzessivem Blutkontakt).

Hingegen sind nicht isolierter elektrischer Strom, gefährliche Chemikalien in der Umgebung, freilaufende, giftige oder aggressive Tiere, Brände oder Explosionsgefahr eher seltene Anlässe oder Rahmenbedingungen für Erste Hilfe bei einer leblosen Person.

Auch wenn Schäden des Ersthelfers während Erster Hilfe insgesamt eine Seltenheit darstellen, muss der Ersthelfer schon vor oder bei der Annäherung an den mutmaßlichen Notfallpatienten jegliche potenzielle Gefahr bedenken und – soweit möglich – erkennen.

Stellt der Ersthelfer im Ernstfall eine erhebliche Gefahr fest, muss er entscheiden, ob er
a) dieser Gefahr gewachsen ist (ausschalten, minimieren, abschirmen, warnen, den Verletzten aus dem Gefahrenbereich retten) oder
b) zur Gefahrenabwehr neben dem Rettungsdienst auch einen Fachdienst alarmieren muss (z.B. Feuerwehr, Polizei) und er selbst bis zur Abwendung der Gefahr zum eigenen Schutz möglicherweise keine oder nur verzögert Hilfe leisten kann, z.B. brennende Gebäude, verrauchte Räume, Gärgasunfälle in Weinkellern und Silos, ungeschützter direkter Körperkontakt bei Kontaktgiften (Zyanide, bestimmte Pflanzenschutzmittel wie E605).

Bei den meisten Maßnahmen der Ersten Hilfe ist der zwischenmenschliche Hautkontakt nicht wesentlich intensiver als bei den zahlreichen alltäglichen Berührungen von Menschen (Händeschütteln) oder bei der Berührung potenziell „keimbelasteter" Gegenstände (Telefonhörer). Auch im Alltag ist stets ein Risiko gegeben, durch Teilen der Atemluft mit anderen Menschen und bei jedem Gespräch aerogen übertragbare Infektionserreger auszutauschen. Insofern sollte aus unserer Sicht der Ersthelfer in Erste-Hilfe-Kursen zwar einerseits ermuntert werden, für Notfälle – insbesondere mit blutigen Verletzungen – Infektionsschutzmaßnahmen (Handschuhe, Beatmungshilfen) bereitzuhalten und – wenn verfügbar – auch zu benutzen. Auch die Empfehlung deutscher **HiOrg** an Erste-Hilfe-Ausbilder und Erste-Hilfe-Kursteilnehmer, bei Demonstrationen und Übungen Handschuhe zu tragen, stützt diese Lehraussage. Andererseits sollte auch klargestellt werden, dass Erste Hilfe in den meisten Fällen nicht mehr Infektionsgefahren birgt als üblicher zwischenmenschlicher Kontakt und i.d.R. nicht aus Mangel an Handschuhen unterlassen werden sollte. Aufforderungen an Laien, Handschuhe oder Beatmungshilfen immer mitzuführen, werden erfahrungsgemäß selten langfristig umgesetzt (Bequemlichkeit, Kosten, Seltenheit eines Notfallereignisses) und sollten daher nicht zum Dogma erhoben werden. In dieser Weise legen wir auch die Tatsache aus, dass das ERC (wie auch die AHA) in den BLS-Abbildungen der Originalleitlinien die Ersthelfer grundsätzlich keine Handschuhe tragen lässt. Daher tragen die Ersthelfer auch in unseren BLS-Abbildungen keine Handschuhe. Da die **BÄK** in ihren Empfehlungen – ohne weitere Kommentierung zur Handschuhproblematik – mehrere betreffende Originalabbildungen des ERC verwendet, ist wohl in diesem Sachverhalt inhaltliche Übereinstimmung anzunehmen. Widersprüchlicherweise tragen die Helfer in den Ausbildungsunterlagen deutscher **HiOrg** bei der Atemspende Handschuhe, bei den Thoraxkompressionen jedoch nicht.

(Im Gegensatz dazu sollen professionelle Notfallhelfer natürlich stets angemessene Schutzausrüstung einsetzen, auch weil bei erweiterten Notfallmaßnahmen ein erhöhtes Infektionsrisiko anzunehmen ist, z. B. Blutkontakt bei Venenpunktion. Dementsprechend trägt das Personal auf ALS-Abbildungen sowohl in den Originalleitlinien als auch in diesem Werk zumindest Einmalschutzhandschuhe.) Zu schützenden Beatmungshilfen mit Filter oder Einwegventilen s. S. 45.

ERC-Praxis

Überprüfen, ob der Betroffene reagiert: Den Betroffenen vorsichtig an den Schultern rütteln und laut fragen: „Geht es Ihnen gut?"/„Sind Sie in Ordnung?"
Wenn der Betroffene nicht reagiert: Um Hilfe rufen!

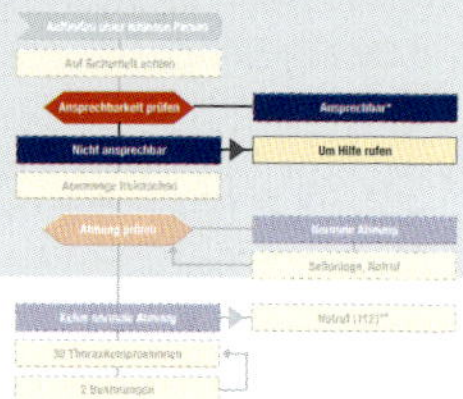

Die **BÄK** beschreibt die Prüfung der Bewusstseinslage ausdrücklich in zwei Schritten, wobei der Patient zuerst laut und deutlich anzusprechen ist und erst danach – nur bei Fehlen der Reaktion auf Ansprache (z. B. Augenöffnung) – ein Reiz in Form leichten Schüttelns an den Schultern gesetzt werden soll. Für das Vorgehen des ERC spricht die Schnelligkeit und sprachlich griffige englische Formel „Shake and shout!". Die Variante der BÄK schützt den Helfer vor der möglicherweise aggressiven (Abwehr-) Reaktion eines nur vermeintlich Bewusstlosen (Schlafende, Betrunkene), wenn dieser abrupt wachgerüttelt wird.

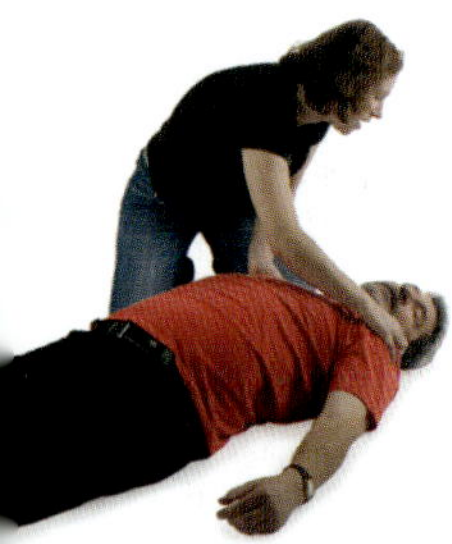

Abb. 2.2 Ansprechen und rütteln („shake and shout") – reagiert der Patient?

Wenn der Patient nicht auf Ansprache und Rütteln reagiert, muss eine lebensbedrohliche Situation angenommen werden. Daher sollen sofort weitere in der Nähe befindliche Personen zur Hilfe gerufen werden. Der Patient wird aber noch nicht verlassen! Zum einen können schnell eintreffende weitere Helfer den Notruf übernehmen, sodass der Ersthelfer den Patient überhaupt nicht verlassen muss und ohne Zeitverlust weitere Maßnahmen durchführen kann. Zum anderen kann – falls noch Eigenatmung vorhanden ist (Feststellung erst beim nächsten Schritt) – die Stabile Seitenlage (s. S. 56 ff.) während der Abwesenheit des notrufenden Helfers durch Freihalten der Atemwege und Aspirationsprophylaxe die Überlebenschancen des Patienten verbessern.

Im Gegensatz zum ERC empfiehlt die **AHA** – auch bei allein auf sich gestelltem Helfer –, den Notruf direkt nach Feststellung der Bewusstlosigkeit zu tätigen. Ferner soll gemäß AHA-Empfehlung der Ersthelfer auf dem Weg zum/vom Notruf nach einem sofort verfügbaren AED Ausschau halten und diesen ggf. mitbringen.

Abb. 2.3 Um Hilfe rufen

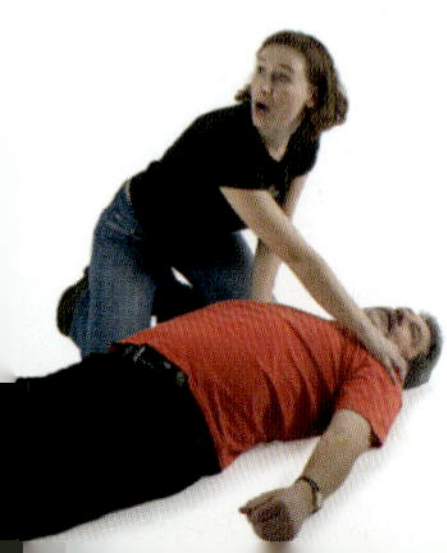

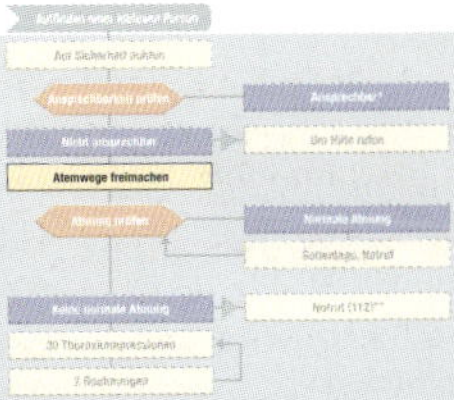

ERC-Praxis

- Den Betroffenen auf den Rücken drehen
- Seitlich neben dem Betroffenen knien
- Atemwege frei machen:
  1. Eine Hand auf die Stirn des Patienten legen und den Kopf vorsichtig überstrecken (zu diesem Begriff s. u.). Daumen und Zeigefinger bleiben frei (für den Fall, dass die Nase des Betroffenen zur Mund-zu-Mund-Beatmung geschlossen werden muss).
  2. Mit zwei Fingerspitzen der anderen Hand unter den Kinnvorsprung des Betroffenen fassen und den Unterkiefer anheben, d. h. nach vorne oben ziehen.

Durch die Kombination beider Handgriffe werden die Atemwege optimal durchgängig (geöffnet), wie es die Abbildungen zeigen.

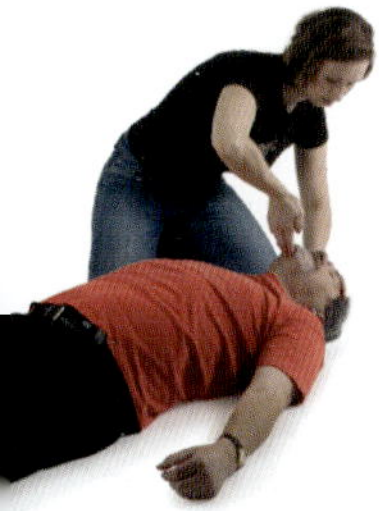

Abb. 2.4 Atemwege frei machen: Kopf überstrecken und Kinn anheben

Lagerung des Patienten zur Atemkontrolle

Untersuchungen zufolge wird die Atemkontrolle erschwert und verzögert, wenn der Patient mit dem Gesicht nach unten liegt und die optimale Kopfposition zur Atemkontrolle nicht möglich ist.

Atemwege frei machen – Begrifflichkeiten

In der notfallmedizinischen Umgangssprache ist die Bezeichnung „Kopf überstrecken" weithin gebräuchlich, wenn auch sachlich durchaus unzutreffend, da ja nicht der Kopf in sich überstreckt wird, sondern die gewünschte Gelenkbewegung orthopädisch korrekt durch „Reklinieren" oder „Dorsalextension" der Halswirbelsäule stattfindet (davon bis ca. 10° im oberen Kopfgelenk). Auch in den englischen Originalleitlinien wird diese Bewegung allerdings – vor allem für den Laien nachvollziehbar – hauptsächlich als Bewegung des Körperteils Kopf beschrieben: „head tilt". Als alternative und korrekte deutschsprachige Wendungen wären Formulierungen wie „den Kopf rückwärts neigen" oder „den Kopf in den Nacken legen" geeignet, deren Ausführung die Mitbewegung der Halswirbel impliziert (die BÄK verwendet die Übersetzung „Hals überstrecken"). Wir werden aus praktischen Gründen im Folgenden bei der im Alltag vielfach verwendeten Formulierung „Kopf überstrecken" bleiben.

TR 18 *(194) Ein Patient, der auf Ansprache nicht reagiert und mit dem Gesicht nach unten liegt, soll zur Atemkontrolle vorsichtig auf den Rücken gedreht werden [LOE 5, LOE 7(2x)].*

TR 2 A *(188) Ersthelfer (Laien und Profis) sollen die Atemwege frei machen, indem sie den Kopf des Patienten überstrecken und sein Kinn anheben (s. Abb. 2.5 a–d) [LOE 3(5x), LOE 5] [AHA Class II a].*

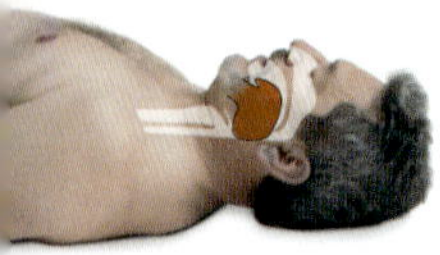

Abb. 2.5 a Atemwege beim Bewusstlosen: Kopf in Neutralstellung, die erschlaffte Zunge verlegt den Rachenraum

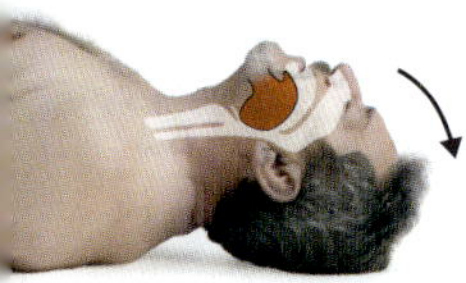

Abb. 2.5 b Atemwege beim Bewusstlosen: Kopf überstreckt; der Zungengrund entfernt sich von der Rachenhinterwand

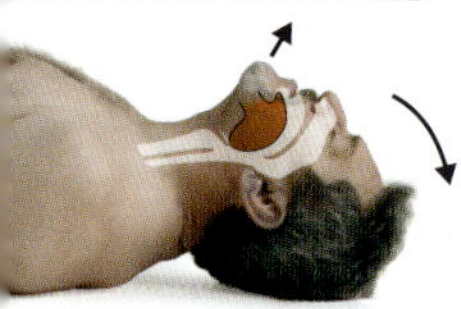

Abb. 2.5 c Atemwege beim Bewusstlosen: Kopf überstreckt + Kinn angehoben; der Atemweg ist frei

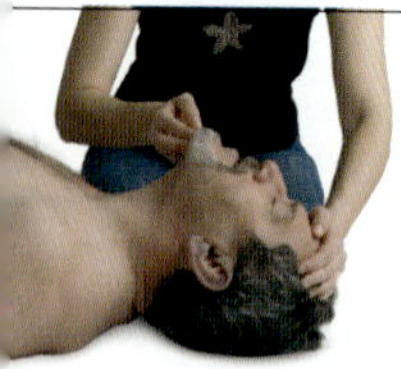

Abb. 2.5 d Atemwege frei machen (Atemwege öffnen) = Kopf überstrecken + Kinn anheben

Wirkung der Handgriffe zum Freimachen der Atemwege

Bei Bewusstlosen erschlafft die Muskulatur, auch die der Zunge und anderer Rachenanteile. Daher kann – besonders in Rückenlage – die Atemfunktion dadurch behindert oder vollständig blockiert sein, dass aufgrund der Stellung von Kopf, Unterkiefer und Wirbelsäule die erschlaffte Zunge (zusammen mit weiteren Weichteilen) den Mund-Rachenraum (Oropharynx) verlegt (s. Abb. 2.5 a). Durch das Manöver „Kopf überstrecken + Kinn anheben“ entfernt sich die Zunge automatisch von der Rachenhinterwand und der Luftstrom kann ungehindert passieren (s. Abb. 2.5 c und Abb. 2.5 d). Sowohl die Atemkontrolle als auch die Atemspende oder Beatmung mit einfachen Hilfsmitteln darf nur bei freiem Atemweg durchgeführt werden; sonst könnte bei der Atemkontrolle eine vorhandene schwache Eigenatmung des Patienten weiter unterdrückt und unerkannt bleiben oder bei Beatmung die Aspirationsgefahr durch erhöhten Beatmungsdruck mit Magenblähung steigen.

Keine routinemäßige Kontrolle des Mund-Rachenraumes:

„Atemwege frei machen“ im Algorithmus bedeutet also lediglich, die korrekte Kopfposition herzustellen, um den Luftweg durchgängig zu machen (im Englischen: „open airway“ = „Öffnen der Atemwege“). Studien haben gezeigt, dass diese Maßnahme einfach durchführbar, sicher und effektiv ist.

Dagegen gibt es über den Nutzen eines routinemäßigen Auswischens des Mund-Rachen-Raumes mit den Fingern bei Patienten ohne Hinweis auf Atemwegsverlegung keine Untersuchungen. Eine Mundraumkontrolle wird nur bei wahrscheinlicher oder offensichtlicher Verlegung empfohlen (z. B. Erstickungsanfall beim Essen, Schwierigkeiten bei Beatmung unter optimaler Kopfposition, höhere Wahrscheinlichkeit bei hospitalisierten Patienten). Ausräumen mit den Fingern erfolgt nur dann, wenn tatsächlich feste Fremdkörper im Mund-Rachenraum sichtbar sind. Ein korrekt und fest sitzendes Gebiss sollte nicht routinemäßig entfernt werden, da es i. d. R. die Gesichtsform für die Atemspende/Beatmung verbessert.

Instrumentelles Ausräumen bzw. das Absaugen von Flüssigkeiten durch professionelle Helfer sollten ebenfalls nur unter direkter Sicht erfolgen.

***TR 2B** (188) Falls bei bewusstlosen Patienten der Verdacht auf eine Atemwegsverlegung besteht, sollte ein Auswischen oder Ausräumen des Mund-Rachenraumes mit dem Finger nur dann erfolgen, wenn dort festes Material sichtbar ist [ohne LOE-Angabe] [AHA Class Indeterminate für professionelle Helfer].*

Gut sitzende Gebisse/Gebissteile sind zu belassen, da sie die Gesichts- und Mundkonturen formen und damit eine gute Abdichtung bei der Beatmung vereinfachen (gilt für Atemspende und Maskenbeatmung)

ERC-Praxis **Verdacht auf Wirbelsäulentrauma**

Kopf überstrecken – auch bei bewusstlosen Verunfallten. Ein abweichendes Vorgehen bei Verunfallten (insbesondere bei Verdacht auf ein Wirbelsäulentrauma) wird für Laienhelfer nicht empfohlen, da der hierzu dienende Esmarch-Handgriff schwierig zu erlernen ist und ebenfalls zu relevanten Bewegungen der Halswirbelsäule führt.

Professionelle Helfer sollen bei Verdacht auf ein Trauma der Halswirbelsäule den Esmarch-Handgriff (ohne den Kopf zu überstrecken) unter manueller In-line-Stabilisierung (MILS) als Alternative anwenden (s. Abb. 2.6). Wenn der Esmarch-Handgriff bei lebensbedrohlicher Verlegung keinen Erfolg bringt, dann soll durch einen zweiten Helfer der Kopf vorsichtig und langsam überstreckt und das Kinn angehoben werden, aber nur soweit wie für einen freien Atemweg nötig. Ebenso bietet sich der Esmarch-Handgriff an, wenn die Wirbelsäule durch Krankheit oder Operation versteift ist. Für den Transport ist eine Wirbelsäulenimmobilisation empfohlen.

MILS und HWS-Stützkragen (durch professionelle Helfer angewendet) können Wirbelsäulenbewegungen nicht verhindern; die manuelle In-Line-Stabilisierung kann aber das Ausmaß der Bewegungen bei Atemwegsmanövern reduzieren und ist dabei sicherer anwendbar als HWS-Stützkragen. HWS-Stützkragen können das Atemwegsmanagement erschweren und erhöhen den intrakraniellen Druck [LOE 4 (3x), 5 (1x)].
Zur Reanimation von Patienten mit Verdacht auf Halswirbelsäulentrauma liegen keine Untersuchungen vor. Ein freier Atemweg hat eine höhere Priorität als Bedenken wegen einer möglichen HWS-Verletzung.
Ferner gibt es keine evidenzbasierten Aussagen zur Effektivität von technischen Hilfsmitteln zur Atemwegspositionierung.

Abb. 2.6 Unterkiefer vorziehen

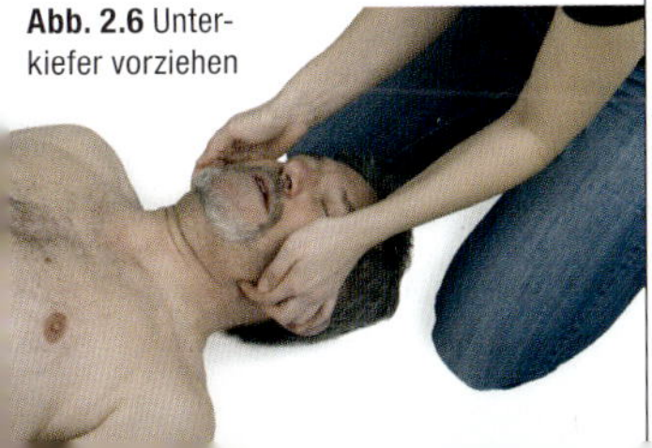

__TR 17 A__ (194) Bei der Versorgung von Patienten mit Verdacht auf eine Wirbelsäulenverletzung genießt die Sicherstellung freier Atemwege und adäquater Beatmung vorrangige Priorität [AHA Class I bei CPR]. Bei Patienten mit Verdacht auf eine Wirbelsäulenverletzung und verlegtem Atemweg sind das Manöver „Kopf überstrecken und Kinn anheben" [AHA Class II a] sowie der Esmarch-Handgriff (mit überstrecktem Kopf) [AHA Class II b] anwendbar und können die Atemwege effektiv frei machen. Beide Techniken führen zu Bewegungen der Halswirbelsäule [LOE 5, LOE 6 (3x), LOE 7 (2x)].

__TR 17 B__ (194) Die manuelle In-line-Stabilisierung zur Minimierung von Kopfbewegungen ist sinnvoll, wenn eine genügende Zahl ausreichend ausgebildeter Helfer zur Verfügung steht [LOE 3 (2x), 5 (2x), LOE 6] [AHA Class II b].

ERC-Praxis

Während die Atemwege weiter frei gehalten werden, überprüft der Helfer, ob der Betroffene normal atmet. Die Atemkontrolle besteht aus gleichzeitigem

- **Sehen** (Bewegungen des Brustkorbs?)
- **Hören** (Atemgeräusche am Mund des Betroffenen?)
- **Fühlen** (Luftbewegung an der Wange des Helfers?).

Die Atemkontrolle soll **nicht länger als 10 Sekunden** dauern.
Der Helfer muss entscheiden, ob eine „normale Atmung“ vorliegt.

Der Begriff „normale Atmung“ schließt die sog. **Schnappatmung** aus, die in den ersten Minuten nach Herz-Kreislauf-Stillstand auftreten kann. Der Ersthelfer muss daher im Erste-Hilfe-Kurs lernen, spärliche oder unregelmäßige, geräuschvolle Schnappatemzüge als „nicht normal“ einzuschätzen und die daraus folgenden Maßnahmen abzuleiten [AHA Class IIa]. Im Zweifelsfall soll er sich für „nicht normal“ entscheiden. Bei Schnappatmung ist CPR indiziert [AHA Class I] – vgl. S. 14.

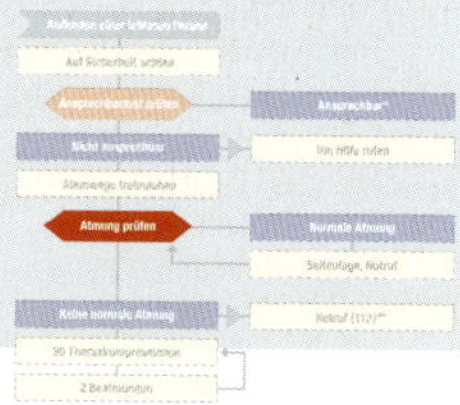

Wenn nach wenigen Sekunden feststeht, dass der Patient ausreichend atmet, kann die Atemkontrolle beendet und der Patient in die Stabile Seitenlage gebracht werden. Die BÄK weist aber auch darauf hin, dass die Atemkontrolle – solange keine Atmung festgestellt wird – bis auf das Maximum von 10 Sekunden (aber nicht länger) ausgedehnt werden sollte, um eine sehr langsame, aber möglicherweise noch ausreichende Atmung nicht als Atemstillstand zu interpretieren (z. B. 6-mal pro Minute → Einatmung alle 10 Sekunden).

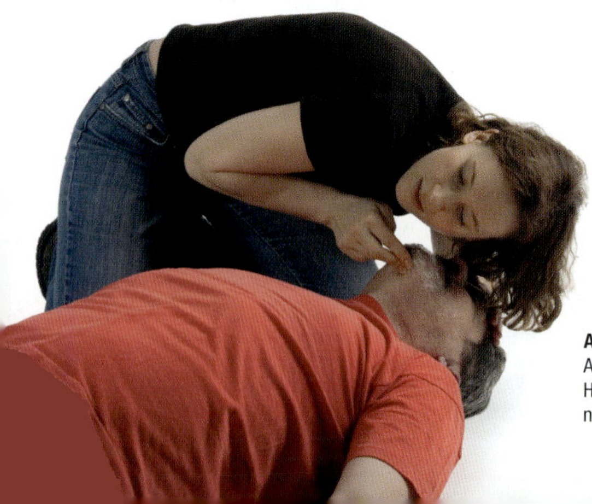

Abb. 2.7
Atemkontrolle: Sehen, Hören, Fühlen – normale Atmung?

ERC-Praxis

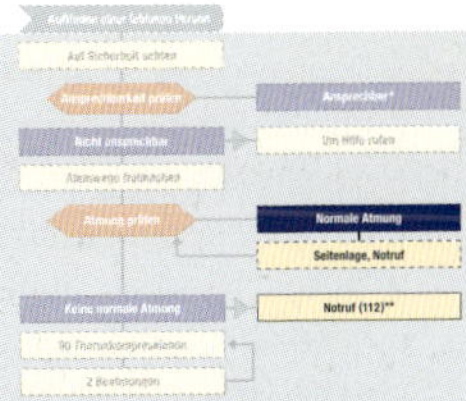

Eine bewusstlose Person, die normal atmet, ist in die Stabile Seitenlage zu bringen (Details s. S. 56 ff.) [AHA Class II b].
Danach veranlasst der Helfer den Notruf oder tätigt ihn selbst (Details s. u.).
Die Atmung des Patienten muss weiterhin kontinuierlich überprüft werden.

Wenn der Patient in Seitenlage nicht mehr normal atmet, wird er auf den Rücken gedreht, um Atmung und Kreislaufzeichen korrekt prüfen zu können. Fehlen diese, werden direkt nach der Kontrolle Thoraxkompressionen durchgeführt (s. S. 27 ff.).

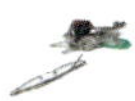

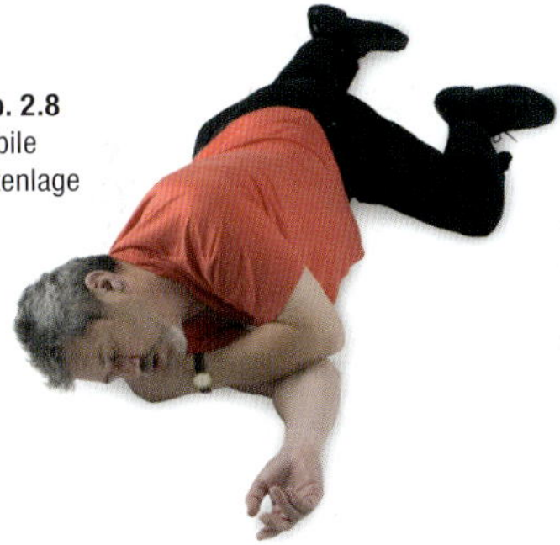

Abb. 2.8 Stabile Seitenlage

Notrufzeitpunkt

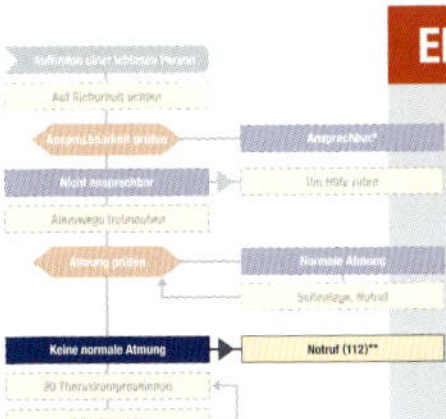

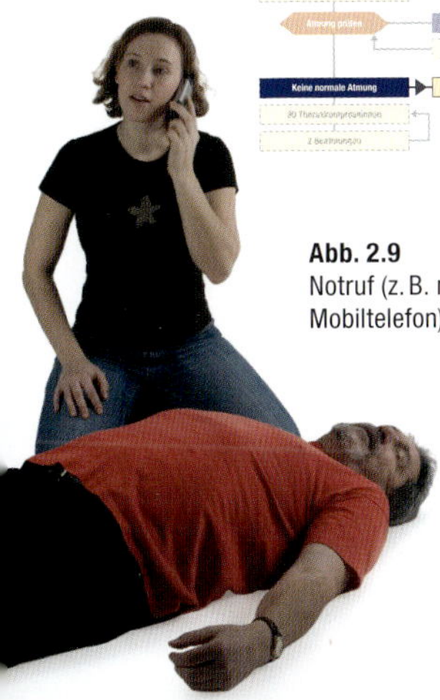

Abb. 2.9 Notruf (z. B. mit Mobiltelefon)

ERC-Praxis

Wird „keine normale Atmung“ festgestellt, ist – sofern noch nicht geschehen – der Rettungsdienst zu alarmieren (Notrufnummer 112 oder andere national gültige Notrufnummer, s. S. 15):

- Der auf sich allein gestellte Helfer soll gleich nach der Feststellung, dass „keine normale Atmung“ vorliegt, sofort den Patient verlassen, um den Notruf zu tätigen (s. Alg. 1).
- Wenn weitere Personen anwesend sind, soll der Ersthelfer jemanden schicken, um Hilfe zu holen bzw. den Notruf zu tätigen. Dann kann der Ersthelfer selbst zum nächsten Punkt des Notfallschemas übergehen (Thoraxkompressionen, s. u.).

Das Vorgehen in einer Situation, in der (zunächst) nur ein Helfer anwesend ist, wurde bei der Leitlinienerstellung berücksichtigt:
In den meisten Fällen eines plötzlichen Herz-Kreislauf-Stillstandes außerhalb von Krankenhäusern handelt es sich um Erwachsene, die aufgrund einer Herzerkrankung Kammerflimmern entwickeln. Die Sauerstoffspeicher sind initial noch nicht erschöpft. Solche Patienten profitieren vom schnellstmöglichen Eintreffen des Rettungsdienstes, z. B. Defibrillator, suffizienter BLS, erweiterte Reanimationsmaßnahmen. → Sofortiger Notruf = „call first".

Frühere Leitlinien versuchten auch, den pathophysiologischen Bedingungen solcher Patienten Rechnung zu tragen, bei denen ein Sauerstoffmangel zum Herz-Kreislauf-Stillstand geführt hat (Herz-Kreislauf-Stillstand durch Ersticken/Asphyxie – z. B. Ertrinken, Trauma, Vergiftung); in diesen Fällen sind die Sauerstoffspeicher bereits im Augenblick des Kollapses erschöpft. Für diese Fälle wurde ein kurzes Intervall Basisreanimation empfohlen, bevor ein auf sich allein gestellter Helfer den Betroffenen verlassen sollte, um Hilfe zu holen (dieses Konzept wurde „call fast" genannt). Diese Differenzierung erhöhte jedoch den Schwierigkeitsgrad für den Ersthelfer deutlich, obwohl die abweichende Vorgehensweise nur für eine kleine Patientengruppe relevant war. Insofern bestand die Gefahr, mit erhöhter Komplexizität die Wahrscheinlichkeit lebensrettender Maßnahmen durch Ersthelfer zu verringern; deshalb bleibt es grundsätzlich beim Standardvorgehen („call first", Alg. 1).

Inhalt des Notrufs

Wo? Genaue Ortsangabe

Was? Art des Notfallereignisses

Wieviele?
Anzahl der Betroffenen

Welche Art der Erkrankung/Verletzung?
Zustand des Patienten?

Warten auf Rückfragen
des Disponenten der Leitstelle/Notrufzentrale?

Möglichkeiten für Notrufe

Öffentliche Telefone (kostenlos ohne Münzen/Telefonkarten)

Mobiltelefone
(112 ohne PIN-Eingabe und ohne SIM-Karte möglich)

Notrufsäulen

Spezielle Notfallmeldewege
in Betrieben, Krankenhäusern usw. (unbedingt bei Aufnahme einer neuen Tätigkeit informieren!)

Dienstleister mit Funk-/Telefonanbindung zu Einsatzzentralen
(Busfahrer, Taxifahrer usw.)

ERC-Praxis Standardvorgehen bei asphyktischem Kreislauf-Stillstand

Trauma und Vergiftungen sind für den Laien als direkte Ursache eines (asphyktischen) Herz-Kreislauf-Stillstandes schwer zu erkennen; solche Patienten sind deshalb ausdrücklich nach dem Standardvorgehen zu behandeln („call first", Alg. 1). Ein Sonderfall betrifft speziell ausgebildete Helfer bei Ertrinkungsunfällen (siehe eigener Absatz auf der folgenden Seite).

Die **AHA** empfiehlt bei asphyktischem Herz-Kreislauf-Stillstand jeder Art 2 min Basisreanimation (5 Zyklen 30 : 2) vor dem Notruf, wenn Fachpersonal als Ersthelfer tätig wird und auf sich allein gestellt ist.

ERC-Praxis **Sonderfall: Speziell ausgebildete Helfer bei Ertrinkungsunfällen**

Helfer, die speziell für die Rettung Ertrinkender ausgebildet werden, sollen zusätzlich gelehrt werden, bei Erwachsenenen im Rahmen von Ertrinkungsunfällen folgendermaßen vorzugehen:

1. Beginn der Reanimation mit 5 Beatmungen (vor den Thoraxkompressionen).
2. Ein auf sich allein gestellter Helfer soll für 1 Minute die Basisreanimation (Thoraxkompressionen und Beatmung) fortführen, bevor er den Notruf absetzt.

Diese Leitlinienaussage kann beispielsweise für folgende Personengruppen von Relevanz sein: Fachangestellte und Meister für Bäderbetriebe, Sportlehrer sowie Fachkräfte der DLRG, DGzRS und Wasserschutzpolizei.

ERC-Praxis **Anwendung der Erwachsenen-Empfehlungen auf Kinder**

Leider erhalten betroffene Kinder oft keine frühzeitige Hilfe, weil die anwesenden Helfer Angst haben, Reanimationsmaßnahmen nicht korrekt durchzuführen. Um dieser – zwar unbegründeten, aber letztlich folgenschweren – Angst entgegen zu wirken sowie das Erlernen und Behalten der Anweisungen zu vereinfachen und zu verbessern, sollen Laien grundsätzlich unterrichtet werden, dass das Handlungsschema für Erwachsene (Alg. 1) auch auf Kinder anwendbar ist, die nicht ansprechbar sind und nicht atmen. Dies ist weitaus besser, als nichts zu tun!

Trotzdem kann im Falle eines kindlichen Patienten das Erwachsenenschema durch folgende Abwandlungen besser an die kindlichen Verhältnisse angepasst werden:

1. Beginn der Reanimation mit 5 Beatmungen (vor den Thoraxkompressionen).
2. Ein auf sich alleine gestellter Helfer sollte für 1 Minute die Basisreanimation (Thoraxkompressionen und Beatmung) fortführen, bevor er den Notruf absetzt.
3. Der Brustkorb wird zu einem Drittel des Gesamtdurchmessers (Brust-Rücken) eingedrückt. Dies geschieht bei einem Säugling (< 1 Jahr) mit zwei Fingern, bei Kindern ab 1 Jahr mit einer oder zwei Händen (je nachdem, ob die geforderte Tiefe erreicht wird).

ERC-Praxis

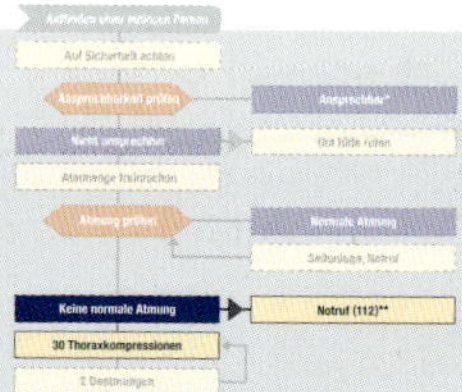

Direkt nach der Feststellung „keine normale Atmung“ (sofern Notruf durchgeführt/veranlasst) wird die Reanimation begonnen.

Laien sollen daher geschult werden, Reanimationsmaßnahmen sofort zu beginnen, wenn ein bewusstloser (nicht ansprechbarer) Patient „nicht normal“ atmet (siehe TR 1 des ILCOR 2005 auf S. 14). Während der praktischen Übungen soll der Ausbilder betonen, dass Schnappatmung gewöhnlich während der ersten Minuten nach plötzlichem Herz-Kreislauf-Stillstand auftritt. Sie ist ein Zeichen für die sofort notwendige Wiederbelebung und darf nicht mit normaler Atmung verwechselt werden.

Untersuchungen zeigen, dass die Karotispulskontrolle zur Feststellung eines Herz-Kreislauf-Stillstandes – sowohl bei Laien-Ersthelfern als auch bei professionellen Helfern – sehr unzuverlässig ist. Dennoch ist eine höhere Zuverlässigkeit der Überprüfung auf „Zeichen der Kreislauffunktion“ (Bewegung, Atmung, Husten) bislang keineswegs erwiesen. Vielmehr bereitet Laien und Fachpersonal das Erkennen „normaler“ Atmung bei Bewusstlosen gleichermaßen Schwierigkeiten (nicht frei gemachte Atemwege, Schnappatmung). Gerade in der Frühphase eines Herz-Kreislauf-Stillstandes können solche Phänomene mit Kreislaufzeichen verwechselt werden (z. B. Schnappatmung, Krampfanfall). Insbesondere kann Schnappatmung den Ersthelfer schnell von wirkungsvollen Wiederbelebungsmaßnahmen abhalten, wenn sie als Lebenszeichen gewertet wird. Sie wird von Augenzeugen oft als „spärlich“, „kaum wahrnehmbar“, „schwer“, „angestrengt“, „keuchend“, „lautschnarchend“ oder eben „wie nach Luft schnappend“ beschrieben. Schnappatmung wird bei bis zu 40 % aller Herz-Kreislauf-Stillstände beobachtet (bis 55 % bei beobachtetem Kollaps oder initialem Rhythmus Kammerflimmern).
Zudem ist es tragisch, wenn gerade bei Patienten mit Schnappatmung eine Reanimation wegen dieser verzögert wird, da Patienten mit initial festgestellter Schnappatmung an sich eine deutlich bessere Überlebensprognose haben als solche ohne Schnappatmung (Entlassungsraten 27 % gegenüber 9 %, $p < 0{,}001$) [Clark et al., Ann Emerg Med, 1992].

ERC-Praxis **Karotispulskontrolle**

Professionelle Helfer dürfen – parallel zur Atemkontrolle – den Karotispuls prüfen, sodass sich die maximale Zeit für die Kontrolle der Lebenszeichen (10 s) nicht verlängert (Technik/Abb. 2.41 auf S. 83).

Ist der Puls – trotz fehlender Atmung – sicher vorhanden (professionelle Helfer), so ist eine isolierte Beatmung notwendig (1 Atemhub alle 5–6 s). Die Ursache des Atemstillstands

sollte schnellstmöglich herausgefunden und gezielt behandelt werden (z. B. Vergiftung/Überdosierung mit Opioiden). Weiterhin regelmäßige Pulskontrolle! In den Empfehlungen der BÄK bleibt die Karotispulskontrolle ebenfalls nur noch den professionellen Helfern vorbehalten; für diese Helfer wird die Karotispulskontrolle – bei gleichfalls kritischer Wertung wie oben dargestellt – aber als fester Bestandteil der Erstuntersuchung einer bewusstlosen Person dargestellt (max. 10 Sekunden, gleichzeitig auf andere Zeichen eines Kreislaufs achten). Auch wenn nicht klar ausgesprochen, liest sich die Empfehlung der BÄK dergestalt, dass der professionelle Helfer erst nach der Atemkontrolle (max. 10 s) zusätzlich für max. 10 s Puls und Kreislaufzeichen prüfen soll (→ insges. max. 20 s!), wohingegen das ERC für professionelle Helfer die (fakultative!) Pulskontrolle nur gleichzeitig mit der Atemkontrolle und der Suche nach Lebenszeichen erlaubt (→ insges. max. 10 s!).
Die AHA sieht in ihrem Basis-Algorithmus für professionelle Helfer ebenfalls weiterhin eine Pulskontrolle (max. 10 s) fest vor, und zwar nach den zwei Initialbeatmungen, die in den aktuellen ERC-Leitlinien nicht mehr enthalten sind (Näheres s. u.).
Zum Zweck und zur Wirkung von Thoraxkompressionen siehe auch Kapitel 1 (Grundlagen der Reanimation).

ERC-Praxis

Die Reanimation beginnt mit 30 Thoraxkompressionen.

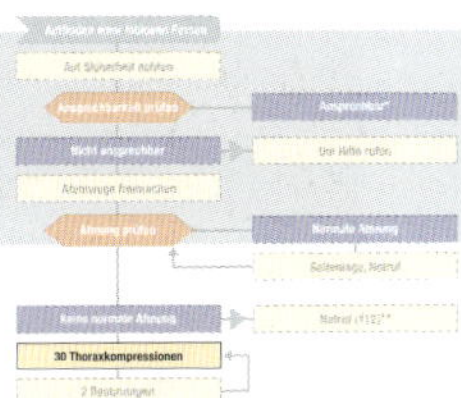

In den ersten Minuten nach einem Herz-Kreislauf-Stillstand, der nicht auf Sauerstoffmangel (Ersticken/Asphyxie) beruht, bleibt der Sauerstoffgehalt des (arteriellen) Blutes hoch, der Sauerstoff wird aber nicht weiter transportiert. In dieser Zeit hängt die Sauerstoffversorgung von Herz und Gehirn also stärker vom Blutfluss als von der Sauerstoffzufuhr durch Beatmung ab (die Lunge enthält zu Beginn der Reanimation noch ein sauerstoffhaltiges Residualvolumen). **Thoraxkompressionen (Zirkulation) sind initial somit wichtiger als Beatmung (Ventilation)!**
Der Beginn der Reanimation mit Thoraxkompressionen wird daher zum einen der Pathophysiologie gerecht, zum anderen fällt es so dem Ersthelfer leichter, eine Reanimation einzuleiten, als zuerst den Widerstand gegen die Mund-zu-Mund-Beatmung überwinden zu müssen (Ekel, Angst vor Infektion, Technik).
Es muss festgehalten werden, dass der ERC mit dieser Empfehlung vom ILCOR-Universal-Algorithmus abweicht, der zwei Initialbeatmungen vor den Thoraxkompressionen enthält (vgl. TR 14, S. 40). Allerdings setzt der ERC mit dieser begründeten Abweichung (Start mit Thoraxkompressionen) die aktuellen Erkenntnisse aus Studien, pathophysiologischen Überlegungen und den Diskussionen der Leitlinienkonferenz in Dallas 2005 konsequenter um als ILCOR und AHA. Die AHA empfiehlt weiterhin zwei Initialbeatmungen, die zu einer sichtbaren Brustkorbbewegung führen, räumt aber Laienhelfern, die dies nicht durchführen wollen oder können, die Möglichkeit ein, mit Thoraxkompressionen zu beginnen. „Thoraxkompressionen in bestmöglicher Qualität“ sind neben „effektiver und sicherer Defi-

brillation zum richtigen Zeitpunkt“ nach heutigem Wissensstand eine der beiden Hauptsäulen eines Erfolg versprechenden Wiederbelebungsversuchs!
Es sei aber betont, dass die Beatmung im Verlauf der Reanimation (zunehmende Sauerstoffausschöpfung) sowie bei asphyktischen Herz-Kreislauf-Stillständen eine größere Bedeutung bekommt und nach heutigem Kenntnisstand wesentlicher Bestandteil der Laienreanimation ist (zur „Reanimation nur mit Thoraxkompressionen“ s. S. 46 ff.).

Technik der Thoraxkompressionen

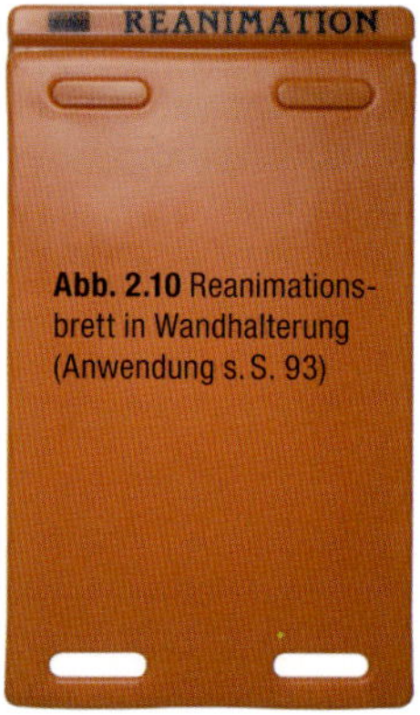

Abb. 2.10 Reanimationsbrett in Wandhalterung (Anwendung s. S. 93)

ERC-Praxis **Widerlager für Thoraxkompressionen**

Der Betroffene wird, sofern noch nicht geschehen, flach auf dem Rücken auf einer harten, unnachgiebigen Unterlage gelagert.

Damit eine effektive Drucktiefe der Thoraxkompressionen erreicht werden kann, darf der Patient nicht unter Kompression in einen weichen Untergrund einsinken, wodurch der Druck durch die Stauchung der Unterlage abgefangen wird und nicht zur intrathorakalen Druckerhöhung führt. Auch die notfallmäßige Entlüftung von druckentlastenden, luftgefüllten Matratzen zeigte in Studien keine Verbesserung der Wirkung von Thoraxkompressionen.
Die flache Lagerung des Notfallpatienten auf dem Fußboden stellt im Rettungsdienst eine eingeübte Routinesituation dar und kann je nach Situation logistische Vor- und Nachteile mit sich bringen. Im Zweifelsfall hat die Wirksamkeit der Thoraxkompressionen in jeder Reanimationssituation (Krankenhaus, Rettungsdienst, Arztpraxis, Wohnung) höchste Priorität!
Die BÄK und deutsche Hilfsorganisationen betonen, dass sowohl eine Hochlagerung des Kopfes als auch eine Hochlagerung der Beine vermieden werden sollen, da sonst die Durchblutung der lebenswichtigen Organe nachteilig verändert werden kann.

TR 10 *(191) Patienten mit Herz-Kreislauf-Stillstand sollen zur Optimierung der Effektivität von Thoraxkompressionen auf dem Rücken und auf einer harten Unterlage, d. h. auf einem Reanimationsbrett oder auf dem Fußboden, gelagert werden [LOE 6(2x)].*

ERC-Praxis **Körperhaltung des Helfers**

An der Seite des Betroffenen knien.

Eine alternative Kompressionstechnik ohne Hilfsmittel wird in den Leitlinien als Standardverfahren weder empfohlen noch erwähnt! Lediglich für die Reanimation in sehr engen Räumen weisen die ERC-Leitlinien 2005 zwei Alternativtechniken aus:

- Ein auf sich allein gestellter Helfer: Überkopfreanimation
- Zwei Helfer: Thoraxkompressionen aus dem Grätschstand/Grätschsitz über dem Patienten („straddle-CPR").

Aufgrund der aktuellen Prioritäten (wirksamer BLS und effektive Defibrillation vor Medikamenten und Atemwegssicherung!), Zeitvorgaben und Kompressionsverhältnisse fällt es heute nicht mehr schwer, auch in Megacode-Szenarien mit zwei professionellen Helfern die Thoraxkompressionen von der Seite zu bewerkstelligen:

- 30 Kompressionen in Folge bieten dem Helfer am Kopf genug zeitlichen Spielraum, um weitere Maßnahmen vorzubereiten und durchzuführen.
- Jegliche Verlängerung der Beatmungspause verbietet sich (z.B. durch erneutes/zu spätes Aufsetzen der Beatmungsmaske oder Druckpunktsuche). Hier sind bereits Verzögerungen im Sekundenbereich nicht mit den aktuellen Leitlinien vereinbar; gefordert ist ein flüssiges Hand-in-Hand-Arbeiten von Kopf- und Seitposition (Maske rechtzeitig aufgesetzt, Hände bleiben während der Beatmung über dem Druckpunkt).

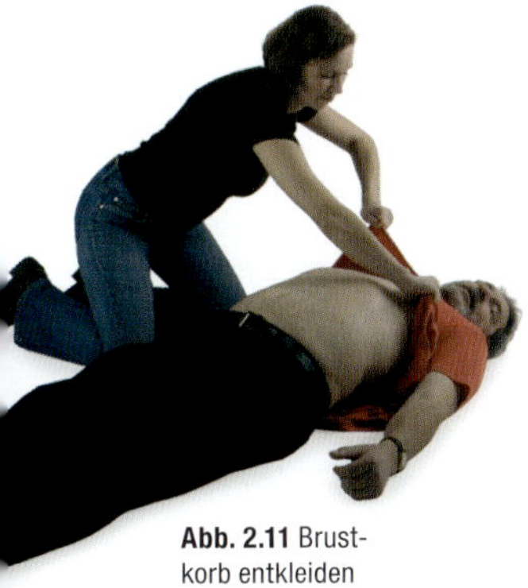

Abb. 2.11 Brustkorb entkleiden

Daher kann auch die – in der Vergangenheit teilweise vehement geführte – Diskussion um die Überkopfreanimation nun getrost ad acta gelegt werden (→ keine Überkopfreanimation in Standardsituationen!).

ERC-Praxis **Brustkorb freimachen**

Den Brustkorb des Betroffenen entkleiden. (Kleidung hochschieben, aufreißen oder mit einer Kleiderschere aufschneiden.)

Diese Aussage entspricht der ERC-Empfehlung, kommt aber in den Originalleitlinien nur durch Bilder und nicht im Text zum Ausdruck.

Die **BÄK** betont die Gründe des Entkleidens: sichere Lokaliation des Druckpunktes und Vermeidung eines Effektivitätsverlustes der Thoraxkompressionen durch ein (winterliches) Kleiderpolster. Ausbildungsunterlagen deutscher Hilfsorganisationen zählen ferner die Gefahr eines Abrutschens vom Druckpunkt bei nicht entkleidetem Oberkörper auf.

Das Entkleiden kann durch Hochschieben, Öffnen von Reißverschlüssen oder Knöpfen, Zerreißen dünner Stofflagen oder Auftrennen mit einer geeigneten Schere erfolgen. In jedem Fall sollte das Entkleiden nur wenige Sekunden dauern. Die Wahrung der Intimsphäre des Patienten kann allenfalls mittelbar geschützt werden (Fernhalten von Schaulustigen), tritt aber im Zweifelsfall hinter den Versuch der Lebensrettung zurück.

ERC-Praxis **Druckpunktsuche**

„Setze den Ballen einer Hand auf den Mittelpunkt des Brustkorbes des Betroffenen.“ Diese neuere, einfachere und schneller umsetzbare Regelung gilt für Laien und Fachpersonal; Ziel bleibt weiterhin der Druckpunkt auf der unteren Brustbeinhälfte (s. Abb. 2.12). Bei der Schulung ist eine Demonstration unerlässlich.

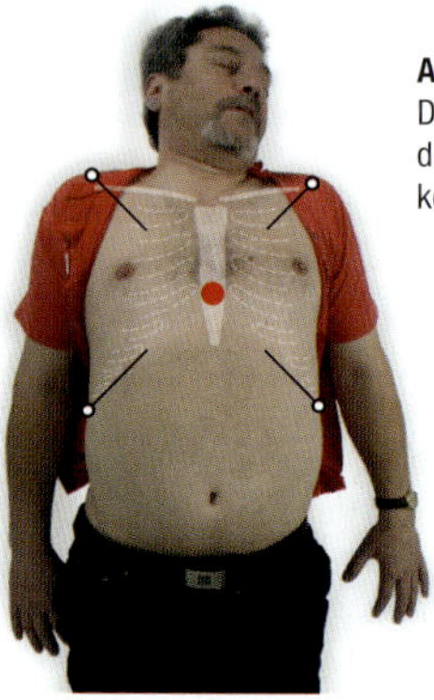

Abb. 2.12 Druckpunkt für die Thoraxkompressionen

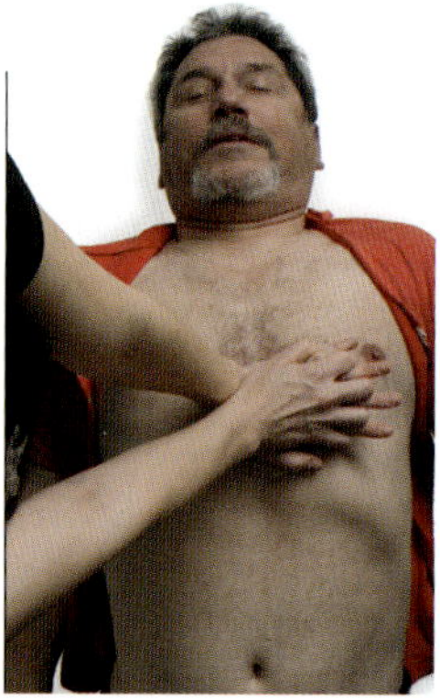

Abb. 2.13 Einen Handballen in der Mitte des Brustkorbs platzieren. Den Handballen der anderen Hand auf die erste Hand setzen und die Finger verschränken.

Bei der Bestimmung des „Mittelpunktes des Thorax“ ist der Brustkorb in seiner gesamten Größe zugrunde zu legen (d. h. u. a. bis zum fußwärts tiefsten Punkt der Rippen), s. Abb. 2.12. Ausbildungsunterlagen deutscher HiOrg formulieren die Druckpunktsuche folgendermaßen: „Der Ballen einer Hand wird auf das untere Drittel des Brustbeins platziert.“

TR 8 *(190) Laien und Fachpersonal sollen unterwiesen werden, zur Durchführung der Thoraxkompressionen bei Erwachsenen zuerst den Handballen der dominanten Hand [LOE 6] in der Mitte des Brustkorbes [LOE 6] aufzusetzen und darüber den Handballen der nicht-dominanten Hand zu platzieren.*

ERC-Praxis **Handhaltung**

Den Ballen der zweiten Hand auf den Rücken der ersten Hand setzen.

Die Finger beider Hände sind zu verschränken.

Es muss darauf geachtet werden, dass kein Druck auf die Rippen ausgeübt wird. Ebenso darf keinerlei Druck auf den Oberbauch oder das untere Brustbeinende ausgeübt werden.

Die BÄK gibt die vom ERC empfohlene Handhaltung als Alternative an (und zeigt nur diese Bilder), aber empfiehlt wie die AHA [AHA Class II a], dass die Finger beider Hände

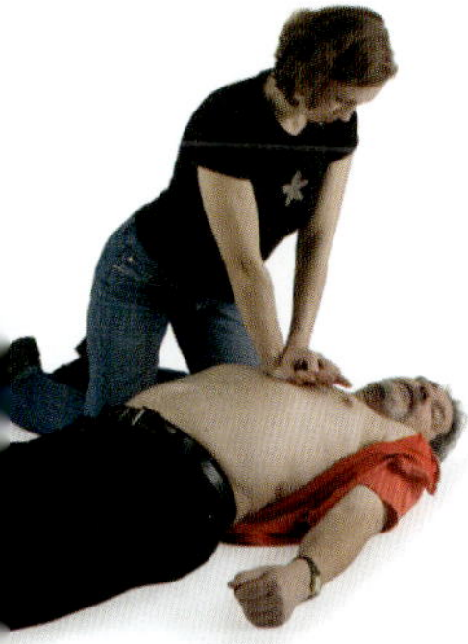

Abb. **2.14** Durchführung der Thoraxkompressionen

gestreckt und angehoben bleiben (die Richtung der Finger ist bei der BÄK etwas gekreuzt, bei der AHA parallel); die Finger (inkl. Grundgelenke) dürfen keinen Druck auf die Rippen ausüben. Aktuelle Ausbildungsunterlagen deutscher HiOrg stellen ebenfalls die Variante der BÄK mit den gestreckten, überkreuzten (aber nicht verschränkten) und angehobenen Fingern dar. Helfer mit kurzen und dicken Fingern können evtl. die vom ERC empfohlene Fingerhaltung nicht einwandfrei einnehmen.

ERC-Praxis **Körperhaltung und Drucktiefe**

Die Schultern und durchgedrückten Arme des Helfers bilden eine gerade, senkrechte Linie zum Boden bzw. zum Brustkorb des Patienten.

Das Brustbein bei jeder Thoraxkompression unbedingt 4–5 cm tief eindrücken.

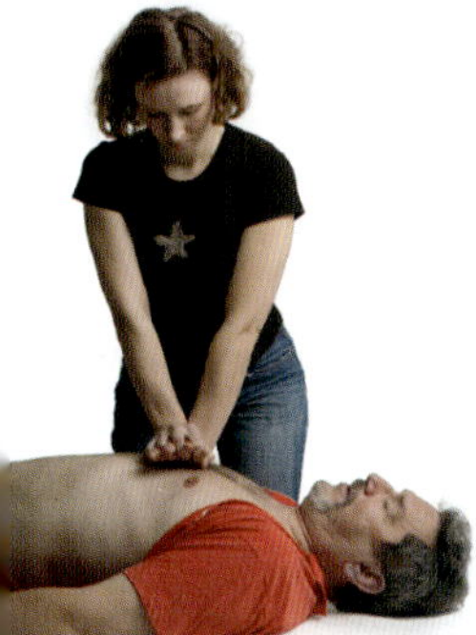

Abb. 2.15 Körperhaltung für Thoraxkompressionen: Durch Verlagerung des Körpergewichts das Brustbein des Patienten 4–5 cm tief eindrücken.

Studien (s. S. 33) belegen, dass in der bisherigen Praxis – auch bei professionellen Helfern – ein hoher Prozentsatz der Thoraxkompressionen bei Erwachsenen zu flach (< 4 cm) durchgeführt wird und somit ineffektiv ist. Daher wurde die Anweisung, auf die richtige Drucktiefe zu achten, in den aktuellen Leitlinien bewusst verschärft.

Zur Technik: Druck und Entlastung werden durch Gewichtsverlagerung des Oberkörpers bei stets gestreckten Ellenbogen erreicht, nicht durch (Arm-) Kraft; die Gelenkbewegung findet hauptsächlich in der Hüfte statt. Thoraxkompressionen müssen – z. B. in einem Erste-Hilfe-Kurs – am Übungsphantom trainiert werden, da nur mit korrekter Technik eine ausdauernde, wirksame Wiederbelebung über 100 und mehr Kompressionen hinweg möglich ist. Mit der korrekten Technik erreichen auch weniger kräftige Helfer die notwendige Drucktiefe.

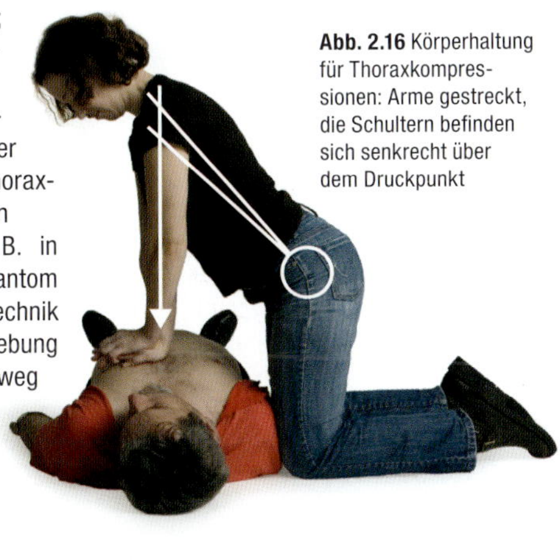

Abb. 2.16 Körperhaltung für Thoraxkompressionen: Arme gestreckt, die Schultern befinden sich senkrecht über dem Druckpunkt

ERC-Praxis **Entlastung**

Nach jeder Kompression ist der Druck vom Brustkorb zu nehmen (komplette Entlastung) [AHA Class II b], ohne jedoch den Kontakt zwischen Hand und Brustwand zu verlieren.

Reanimationsstudien haben gezeigt, dass manche Helfer den Brustkorb am Ende der Kompressionen nicht ausreichend entlasten. Dies mindert die für den Blutfluss entscheidenden Druckschwankungen im Brustkorb und somit die Effektivität der CPR.

ERC-Praxis **Arbeitsfrequenz**

Arbeitsfrequenz der Thoraxkompressionen: etwa 100 pro Minute (etwas weniger als 2 Kompressionen pro Sekunde) [AHA Class II a].

Sofern durchgehende Thoraxkompressionen ohne Pausen durchgeführt werden (z.B. nach erweiterter Atemwegssicherung), finden im Optimalfall tatsächlich 100 Kompressionen in einer Minute statt.
Wenn die Thoraxkompressionen unterbrochen werden, z.B. zur zweimaligen Beatmung nach jeweils 30 Kompressionen, bleibt die Kompressionsfrequenz bei 100/min, sodass eine Serie von 30 Thoraxkompressionen jeweils 18 Sekunden dauern soll. Wegen der Unterbrechungen durch die Beatmungen werden aber weniger als 100 Kompressionen pro Minute erreicht (bei optimalem Ablauf im Verhältnis 30:2 resultieren 75 Kompressionen pro Minute). 5 Zyklen CPR 30:2 dauern bei korrekten Arbeitsfrequenzen etwa 2 min.

ERC-Praxis **Belastungszyklus**

Kompression und Entlastung sollen jeweils gleich lang dauern [AHA Class II b].

Für den Patienten ist es nicht nur wichtig, dass Thoraxkompressionen durchgeführt werden, sondern vor allem, wie sie durchgeführt werden! Es ist die Qualität der Thoraxkompressionen, die über die resultierenden Blutdrücke und vor allem den Blutfluss (Durchblutung, Perfusion, „flow") entscheidet und damit sowohl Überlebenschance als auch Überlebensqualität beeinflusst [AHA Class I].

Die Anforderungen an die Qualität der Thoraxkompressionen haben sich im Vergleich zu den früheren Leitlinien (z.B. 2000/2001) nicht geändert. Allerdings wurde seitdem in Untersuchungen an Laien und Fachpersonal – auch in tatsächlichen Reanimationssituationen – wiederholt nachgewiesen, dass die geforderten Zielwerte leider in der Praxis im Durchschnitt grob verfehlt werden, sodass nicht von effektiven Thoraxkompressionen gesprochen werden kann. So stellte z. B. Wik fest [Wik et al., JAMA, 2005]:

1. In der Regel wird zu flach gedrückt (im Durchschnitt 3,4 cm). Weniger als 30 % der Kompressionen erzielen die in den Leitlinien geforderte Tiefe!
2. In der Regel wird zu schnell gedrückt (Durchschnittsfrequenz 121/min). Trotzdem werden aufgrund zahlreicher Unterbrechungen insgesamt zu geringe Kompressionszahlen erreicht (in dieser Untersuchung durchschnittlich nur 64/min).

Kriterien für wirksame Thoraxkompressionen

- **harte, unnachgiebige Unterlage**
- **Brustkorb entkleidet**
- **Druckpunkt** Mitte des Thorax
- **Drucktiefe** 4–5 cm (Erwachsene)
- **Frequenz** 100/min
- **Belastung:Entlastung** 1:1
- **komplette Entlastung am Ende jeder Kompression**
- **Unterbrechungen minimieren**
- **Helferwechsel spätestens alle 2 min**

Eigene Beobachtungen der Autoren von „Reanimation kompakt“ dokumentierten bei ausgebildeten, sehr eifrigen Helfern im Training durchaus regelmäßig Arbeitsfrequenzen bis 160/min! Dadurch dürften Kompressionstiefe, Entlastung und die Ausdauer des Helfers relevant beeinträchtigt werden. Umgekehrt haben wir besonders bei Laienhelfern und wenig geschulten Fachkräften des Öfteren deutlich zu niedrige Arbeitsfrequenzen festgestellt (→ mutmaßlich breite Streuung).
Ferner zeigten Studien bei manchen Helfern unzureichende Entlastung des Brustkorbs am Ende der einzelnen Kompressionen.
Eine weitere Studie zeigte eine Verschlechterung der Hämodynamik und der Überlebensraten durch höhere Beatmungsraten und längere Beatmungszeiten.

Gerade die Basisreanimation, für die – neben der Defibrillation – der beste Beweis für die Erhöhung von Überlebensraten und anschließender Lebensqualität besteht, darf nicht vernachlässigt werden. Die einwandfreie Durchführung der Basisreanimation muss das vorrangige Ziel in der Praxis sein; die vorliegenden Daten und Erfahrungen belegen den Handlungsbedarf.

Insofern fordern die aktuellen Leitlinien folgerichtig mehr Überwachung und Rückmeldung der geleisteten Qualität bei der Durchführung von Thoraxkompressionen in Ausbildung und Praxis:
Mehrere Hersteller entwickelten und vertreiben bereits entsprechende Hilfsmittel. Diese sind teil-

TR 9 *(191) Laien und Fachpersonal sollen Thoraxkompressionen bei Erwachsenen mit einer Frequenz von mindestens 100 Kompressionen pro Minute durchführen [LOE 4, 5 (5x), 6 (5x)] [AHA Class IIa – etwa 100/min] und das Brustbein (Sternum) bei jeder Kompression mindestens 4–5 cm tief eindrücken [LOE 5 (2x), 6 (3x)]. Nach jeder Kompression soll der Helfer den Brustkorb vollständig entlasten, um die komplette Rückstellung des Brustkorbes zu ermöglichen [LOE 5, 6 (2x)] [AHA Class IIb].*
Wann immer machbar, soll der komprimierende Helfer in kurzen Zeitabständen ausgewechselt werden, und zwar unabhängig davon, ob er sich bereits erschöpft fühlt oder noch nicht, damit trotz Anstrengung genügend wirksame Thoraxkompressionen erzielt werden [LOE 6].
Das Zeitverhältnis von Kompression zu Entlastung soll 1:1 betragen [LOE 6 (7x), LOE 7] [AHA Class IIb].

weise als Taktgeber gedacht (z.B. Metronome, die optische und/oder akustische Signale aussenden; für Ausbildungszwecke stehen auch geeignete musikalische Rhythmuswerke zur Verfügung, die durchaus für Abwechslung und Motivation im Unterricht sorgen können). Andere Geräte stellen interaktive Feed-back-Mechanismen bereit, sodass die tatsächlich angewendete Frequenz oder Tiefe (z.B. durch Drucksensoren auf dem Brustkorb, Widerstandsmessung oder EKG-Registrierung) angezeigt wird, ggf. auch mit automatischer Sprachanweisung an den Helfer, die Maßnahmen zu korrigieren. Nicht alle Hilfsmittel sind aber für Ausbildung oder Praxis gleichermaßen geeignet oder in Studien geprüft.

TR 11 *(191) Ausbilder, Auszubildende, ausgebildete Notfallhelfer und Notfalleinrichtungen sollen gleichermaßen daran arbeiten, durch Überwachung und Verbesserung des Reanimationsablaufes die Angleichung an die empfohlenen Arbeitsfrequenzen und -tiefen bei Thoraxkompressionen und Beatmungen sicherzustellen [LOE 5 (3x), LOE 6] [AHA Class IIb für Feed-back-Instrumente, innerklinisch und präklinisch].*

ERC-Praxis **Keine unnötigen Pausen!**

Unterbrechungen der Thoraxkompressionen müssen auf ein Minimum reduziert werden! Der Wert dieser Aussage ist durch Studien untermauert.

Thoraxkompressionen sorgen bis zur Wiederherstellung der Herztätigkeit für eine Minimaldurchblutung lebenswichtiger Organe (besonders Gehirn, Herz), die sonst unweigerlich zugrunde gingen oder dauerhaft schweren Schaden nähmen (besonders neurologische Folgeschäden). Thoraxkompressionen müssen daher frühestmöglich einsetzen und dürfen nur kurz, z.B. für Analyse und Defibrillation, unterbrochen werden. Umlagerungen unter Reanimation sind außer bei vitaler Notwendigkeit für den Patienten oder wegen äußerer Gefahr zu unterlassen – die Reanimation findet im Regelfall dort statt, wo der Patient aufgefunden wurde. Thoraxkompressionen erhöhen auch die Defibrillationswahrscheinlichkeit und sind besonders entscheidend, wenn der Defibrillationsversuch erst später als etwa 4–5 min nach dem Kollaps erfolgen kann (Näheres s.S. 64ff.). Schon Pausen im Sekundenbereich, besonders kurz vor oder nach einem Defibrillationsversuch können fatale Auswirkungen haben (vgl. S. 101f.).

TR 13 *(192) Helfer sollen Unterbrechungen der Thoraxkompressionen minimieren [LOE 5(4x), LOE 6(3x)] [AHA Class IIa].*

ERC-Praxis **Keine Pulskontrolle während der Reanimation**

Es soll keine Karotis- oder Femoralispulskontrolle zur Effektivitätsbeurteilung der Reanimation durchgeführt werden – ein tastbarer Puls ist kein verlässliches Zeichen eines effektiven arteriellen Flusses; umgekehrt kann aus einem fehlenden oder schwachen Puls nicht auf ineffektive Thoraxkompressionen geschlossen werden.

Alternative CPR-Methoden

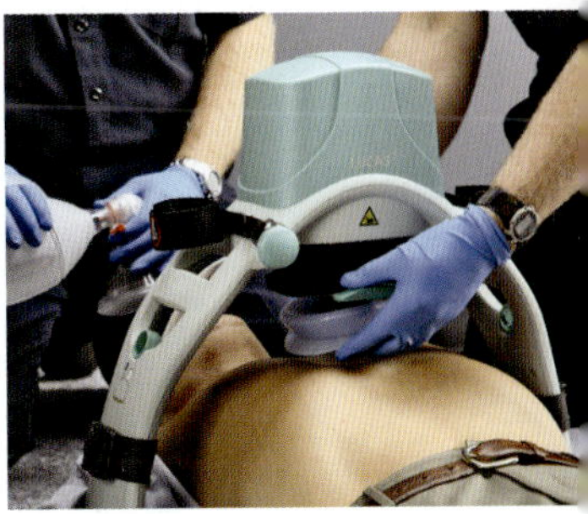

Abb. 2.17 LUCAS-CPR®, Firma Medtronic

Diese Methoden können die hämodynamische Wirksamkeit von TK verbessern. Ihre Anwendung ist aus vielen Gründen nur durch trainiertes Fachpersonal in ausreichender Zahl und unter professionellen Arbeitsbedingungen (Rettungsdienst/Klinik) mgl. und erfolgversprechend. Im CoSTR 2005 wurde nur die bisherige Studienlage beschrieben (oft noch gering oder inkonsistent), ohne Therapieempfehlungen zu formulieren.

- **ACD-CPR** (active compression-decompression CPR): Mit einer Sauglocke wird der Thorax komprimiert und aktiv dekomprimiert (Unterdruck im Thorax verstärkt den venösen Rückstrom → verstärkter kardialer Auswurf bei der nächsten Kompression). ACD-CPR alleine hat für die präklinische Anwendung bis auf eine einzelne Studie mit verbesserten Langzeitüberlebensraten keine signifikant erhöhten Überlebensraten gezeigt (Cochrane-Report). [AHA Class II b für innerklinisch; präklinisch AHA Class Indeterminate]
- **IAC-CPR** (interposed abdominal compression CPR): In der Entlastungsphase der TK wird das Abdomen komprimiert, wodurch der venöse Rückstrom gesteigert werden kann. [AHA Class IIb innerklinisch; präklinisch AHA Class Indeterminate]
- **Impedanzventil** (ITD, impedance threshold device): Das ITD verschließt unter TK in der Phase der Entlastung den Atemweg und verhindert somit den Ausgleich des negativen intrathorakalen Drucks durch einströmende Luft → gesteigerter venöser Rückstrom s. o. Beatmung und Exspiration werden durch das Ventil nicht behindert. Untersuchungen zeigten verbesserte Kurzzeitüberlebensraten. [nach Intubation: AHA Class II a]
- **Mechanische Systeme,** die automatisiert TK ausführen (LUCAS® = Lund University Cardiac Arrest System CPR – gasgetrieben mit Saugglocke; Westen-CPR/Autopulse® – komprimierender Gurt um den Thorax; mechanische Stempel-CPR/Piston-CPR – gasgetrieben): Bei Entstehung des CoSTR waren noch keine randomisierten Outcome-Daten verfügbar. [AHA Class II b für mechanische Stempel-CPR und Westen-CPR]

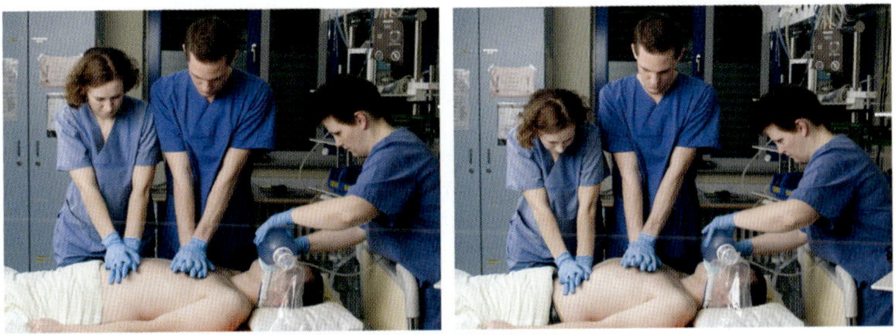

Abb. 2.18 IAC-CPR: links Phase der Thoraxkompression; rechts Phase der abdominellen Kompression

ERC-Praxis

Nach 30 Thoraxkompressionen werden die Atemwege zur Mund-zu-Mund-Beatmung erneut frei gemacht (s. S. 19 ff):

- Kopf überstrecken und Kinn anheben (der Mund soll sich etwas öffnen können – trotzdem muss das Kinn angehoben bleiben).
- Nasenflügel mit Zeigefinger und Daumen (der Hand an der Stirn) zusammendrücken.

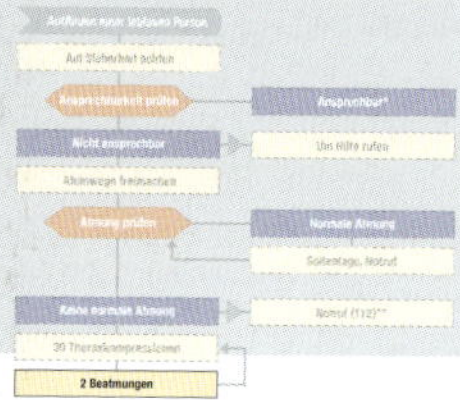

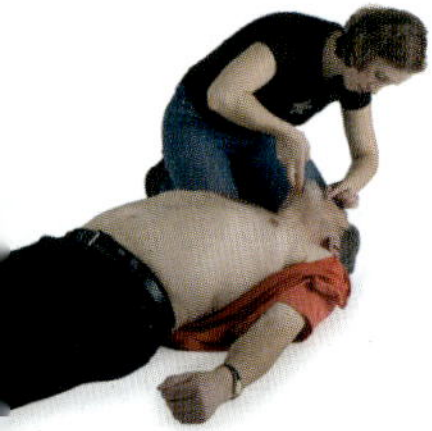

Abb. 2.19 Mund-zu-Mund-Beatmung 1: nach 30 Kompressionen Atemwege wieder frei machen und Nase des Patienten zuhalten

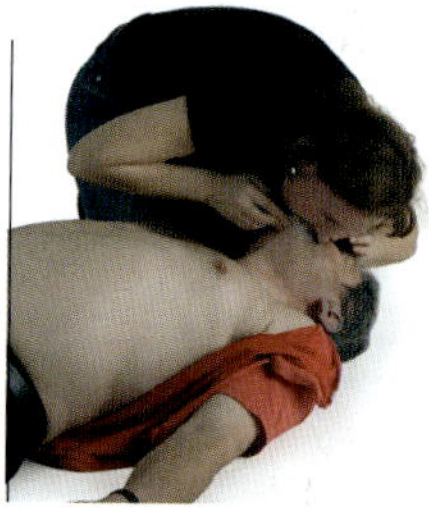

Abb. 2.20 Mund-zu-Mund-Beatmung 2: gleichmäßig Luft über 1 Sekunde in den Mund des Patienten einblasen und dabei beobachten, wie sich der Brustkorb hebt

Ausbildungsunterlagen deutscher **HiOrg** betonen, dass die Knieposition beim Wechsel zwischen Thoraxkompressionen und Atemspende nicht verändert werden muss; die Knie sollen sich etwa in Schulterhöhe dicht am Körper des Betroffenen befinden.

ERC-Praxis **Mund-zu-Mund-Beatmung: Inspiration**

- Nach normalem Einatmen die eigenen Lippen gut abdichtend um den Mund des Betroffenen legen.
- Über etwa 1 Sekunde – wie bei normaler Atmung – gleichmäßig Luft in den Mund des Betroffenen einblasen und dabei den sich hebenden Brustkorb beobachten (= effektive Beatmung). Eine besonders schnelle oder kräftige Beatmung ist zu vermeiden.

Das sichtbare Heben des Brustkorbs während der Beatmung gilt in den Leitlinien als Ziel und Indikator für ein ausreichendes Atemhubvolumen. Ein anderes exakteres, praxistaugliches und stets verfügbares Maß existiert nicht. Diesem Umstand sollte auch im Training Rechnung getragen werden. Ein Heben des Brustkorbs kann bei Erwachsenen ab einem Atemhubvolumen von etwa 400 mL wahrgenommen werden [Baskett et al., Resuscitation, 1996], was aber etwas unter den Volumina liegt, die in Untersuchungen eine ausreichende Oxygenierung gezeigt haben und empfohlen werden (500 – 600 mL).

Wie schon L. Wik bereits in einem Vortrag im Dezember 2005 in Mainz zu Recht kritisch anmerkte, ist die ILCOR-Angabe der Inspirationszeit („innerhalb 1 s"), die von früheren Empfehlungen abweicht, nur mäßig evidenzorientiert und weicht zudem von der Empfehlung des zu Grunde liegenden Worksheets (Leitlinienkonferenz in Dallas, 2005) ab, in der von 2 s und 1–2 s (ungeschützter Atemweg) die Rede war. Die Angabe der Inspirationszeit in den einschlägigen Leitlinien, Empfehlungen und Handlungsanweisungen differiert nur leicht (ERC 2005: „über etwa 1 s"; AHA 2005: „über 1 s"; BÄK 2007: „in etwa 1 s"; die aktuellen Ausbildungsunterlagen deutscher HiOrg (2007) verzichten ganz auf eine Zeitangabe und schreiben, die Luft „langsam" einzublasen, so stark, „dass sich der Brustkorb des Betroffenen deutlich hebt"). Hoffentlich schaffen zukünftig aussagekräftige Untersuchungen und die darauf aufbauenden Leitlinien 2010 mehr Klarheit im Widerstreit zwischen kürzeren Beatmungen (z. B. zugunsten der Zirkulation) und längeren Beatmungen (z. B. geringeres Aspirationsrisiko), ggf. auch besser differenziert nach geschütztem/ungeschütztem Atemweg und Sauerstoffanteil der Inspirationsluft.

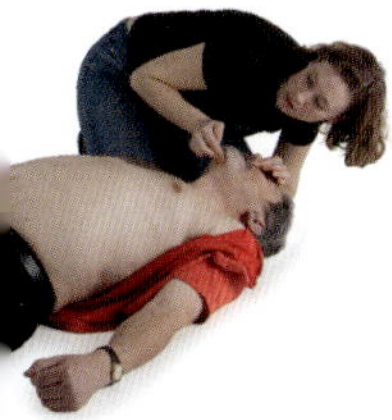

Abb. 2.21 Nach der Mund-zu-Mund-Beatmung beobachten, wie sich der Brustkorb wieder senkt, während der Patient passiv ausatmet

ERC-Praxis **Mund-zu-Mund-Beatmung: Exspiration**

Danach hebt der Ersthelfer seinen Kopf vom Mund des Betroffenen weg und wendet seinen Blick zum Brustkorb des Patienten, um genau zu beobachten, wie der Patient ausatmet und dessen Brustkorb wieder in die Ruhelage zurückkehrt. Damit der Patient ungehindert ausatmen kann, ist seine überstreckte Kopfpostion mit angehobenem Kinn auch während der Ausatmung beizubehalten.

Die BÄK weist (ohne Widerspruch zu den ERC-Leitlinien) ausdrücklich darauf hin, dass der Helfer während der Ausatmung des Betroffenen (die er auch durch Hören und Fühlen kontrollieren soll) gleichzeitig wieder einatmen soll. Dabei soll er darauf achten, durch seine abgewendete Kopfhaltung Umgebungsluft und nicht die Ausatemluft des Patienten für die nächste Beatmung einzuatmen.

ERC-Praxis **Zweite Beatmung**

- Anschließend wird eine zweite Beatmung nach exakt dem gleichen Schema abgegeben.
- Nach der zweiten Beatmung ist ohne Zeitverzug die korrekte Handposition für die folgenden 30 Thoraxkompressionen einzunehmen (keine Pause)! Eine Überprüfung des Patientenzustandes wird nur durchgeführt, wenn der Helfer erkennt, dass der Patient wieder anfängt, normal zu atmen.

ERC-Praxis **Sonderfall: Beatmungsproblem**

Wenn die erste Beatmung nicht gelingt, also kein Heben des Brustkorbes wie bei normaler Atmung beobachtet werden kann, ist vor der zweiten Beatmung zügig

1. eine Mundraumkontrolle durchzuführen und jegliche Verlegung zu beseitigen und
2. die korrekte Kopfposition sicherzustellen (Kopf überstreckt/Kinn angehoben).

Es wird – auch bei Misslingen des zweiten Beatmungsversuchs – kein dritter Beatmungsversuch unternommen! Ohne Zeitverzug werden nach der zweiten Beatmung (bzw. dem zweiten Beatmungsversuch) in jedem Fall erneut 30 Thoraxkompressionen durchgeführt.

Die BÄK erlaubt es, um zwischen den Thoraxkompressionen zwei erfolgreiche Beatmungshübe zu erzielen, abweichend von den ERC-Leitlinien bis zu fünf Beatmungsversuche durchzuführen, bevor die Thoraxkompressionen wieder aufgenommen werden. Diese Empfehlung resultiert aber ggf. in längeren und potenziell schädlichen Unterbrechungen der Zirkulation, die nch den Aussagen aller Fachgesellschaften (auch der BÄK selbst) auf ein Minimum zu reduzieren sind.

ERC-Praxis **Richtwerte Beatmung: Zeit und Volumen**

Nach den derzeit verfügbaren Daten gelten folgende Empfehlungen für alle Formen der Beatmung während der Reanimation (einschließlich Mund-zu-Mund-Beatmung sowie Beutel-Masken-Beatmung mit und ohne Sauerstoffzufuhr):

- Jede Beatmung (Inspiration) ist über etwa 1 Sekunde auszuführen [AHA Class IIa, Mund-zu-Mund IIb]. Schnelle oder besonders kräftige Beatmungen sind zu vermeiden (erhöhtes Aspirationsrisiko). Andererseits dürfen die Unterbrechungen der Thoraxkompressionen zur Beatmung nicht länger als unbedingt nötig sein.
- Das Volumen soll so bemessen sein, dass sich der Brustkorb des Betroffen sichtbar hebt [AHA Class IIa] (höhere Volumina verursachen bei ungeschütztem Atemweg deutlich mehr Magenblähung). Tidalvolumina von etwa 500–600 mL (6–7 mL/kg KG) gelten als ausreichend [AHA Class IIa; AHA Class IIb für Patienten mit Herz-Kreislauf-Stillstand nach Asphyxie oder Arrhythmie].

Diese Angaben sind bei der Einstellung von Transportbeatmungsgeräten und Trainingsphantomen zu berücksichtigen.
Ziel der Beatmung unter Reanimation ist eine adäquate Oxygenierung. Die hierfür erforderlichen, optimalen Werte für Tidalvolumen, Atemfrequenz und inspiratorische Sauerstoff-

konzentration sind nicht im Einzelnen bekannt. Folgende Aussagen zu Atemhubvolumen und Atemfrequenz unter Reanimation sind belegt:

- Bei reduziertem Blutfluss kann ein adäquates Ventilations-Perfusions-Verhältnis mit einem niedrigeren Atemminutenvolumen erzielt werden [Baskett et al., Resuscitation, 1996].
- Hyperventilation (Atemfrequenz > 10–12/min und/oder erhöhtes Atemhubvolumen) ist unnötig und schädlich (Anstieg des intrathorakalen Drucks → Behinderung des venösen Rückstroms, Verminderung der Herzauswurfleistung, schlechtere Überlebensrate) [Aufderheide et al., Circulation, 2004; Aufderheide et al., Crit Care Med, 2004].
- Ein höheres Atemhubvolumen von 1000 mL verursacht bei ungeschütztem Atemweg mehr Magenblähung (erhöhtes Aspirationsrisiko) als ein kleineres von 500 mL [Wenzel et al., Crit Care Med, 1998; Wenzel et al., Resuscitation 1999].
- Niedrige Atemminutenvolumina (niedrigere Atemfrequenzen und Atemhubvolumina als normal) können eine ausreichende Oxygenierung und Ventilation aufrecht erhalten. Bei der Erwachsenenreanimation sind Atemhubvolumina von 500–600 mL (6–7 mL/kg KG) ausreichend [z. B. Dorges et al., Resuscitation, 2000; Langhelle et al., Resuscitation, 2000; Winkler et al., Eur J Emerg Med, 1998].

Auch nicht mehr in den Leitlinien empfohlen ist tiefes Einatmen vor der Beatmung wegen der Gefahr einer Hyperventilation für den Helfer [Thierbach et al., Resuscitation, 2005], auch wenn diese Gefahr mittlerweile aufgrund der etwa halbierten Anzahl von Beatmungen pro Minute (ca. 5/min vs. 10/min) etwas reduziert sein dürfte. Der vormaligen Empfehlung lag die Überlegung zugrunde, den Sauerstoffgehalt der Beatmungsluft zu erhöhen.

Zu anderen, speziellen Beatmungstechniken s. S. 43.

TR 6 *(189 f) Bei der Mund-zu-Mund-Beatmung (Atemspende mit Ausatemluft) und zur Beutel-Masken-Beatmung (mit Raumluft oder mit Zufuhr von reinem Sauerstoff) soll jeder Beatmungshub innerhalb 1 Sekunde (Inspirationszeit) abgegeben werden [AHA Class IIa (Beatmungshub über 1 s)], mit dem Ziel, bei jedem Atemhub ein sichtbares Heben des Brustkorbs zu bewirken [LOE 6 (3x), 7 (2x)] [AHA Class II a].*

Nach einer erweiterten Atemwegssicherung (z. B. endotracheale Intubation, Kombitubus, Larynxmaske) soll mit zusätzlichem Sauerstoff beatmet werden, weiterhin mit dem Ziel, bei jedem Atemhub ein Heben des Brustkorbs zu bewirken [LOE 2] [AHA Class II a].

Nach der erweiterten Atemwegssicherung mit o. g. Hilfsmitteln sollen während der Herz-Lungen-Wiederbelebung 8–10 Atemhübe pro Minute verabreicht werden, ohne die Thoraxkompressionen für Beatmungen zu unterbrechen [LOE 5, 6 (2x)] [AHA Class II a].

Die Angaben zu Atemhubvolumen (Tidalvolumen) und Beatmungsfrequenz gelten einheitlich für alle Patienten unabhängig von der Ursache des Herz-Kreislauf-Stillstands [ohne LOE-Angabe] [AHA Class II b].

ERC-Praxis

Thoraxkompressionen und Beatmungen erfolgen bei erwachsenen Patienten im Verhältnis 30 : 2.

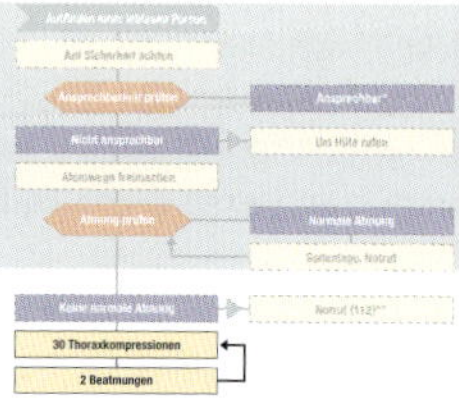

Unter den verschiedenen an tierexperimentellen und mathematischen Modellen getesteten Verhältnissen scheint 30 : 2 den besten Kompromiss zwischen Blutfluss und Sauerstoffangebot darzustellen; dieses Verhältnis gewährleistet geringe Unterbrechungen der Thoraxkompressionen bei adäquater Oxygenierung und vermeidet eine für den Patienten schädliche Hyperventilation.

ERC-Praxis **Helferwechsel ist Pflicht**

Sobald zwei oder mehr Helfer für Reanimationsmaßnahmen zur Verfügung stehen, ist der Helfer für Thoraxkompressionen alle 1 bis 2 Minuten auszuwechseln, ohne dass Verzögerungen oder Pausen der Basisreanimation während des Wechsels entstehen [AHA Class IIb für das Ziel, beim Wechsel weniger als 5 s Pause zu verursachen].

Diese gegenüber früheren Empfehlungen verschärfte Regel zum Helferwechsel soll einem Effektivitätsverlust der Reanimationsmaßnahmen (z. B. durch Ermüdung) vorbeugen. Es wurde schon vor geraumer Zeit durch Studien aufgezeigt, dass bereits nach kurzer Zeit die Anzahl korrekter Kompressionen deutlich abnimmt. So sank in einer Studie mit reanimationserfahrenen Personen die Quote korrekter Kompressionen von 93 % in der ersten Minute, auf 67 % in der zweiten Minute, 39 % in der dritten, 31 % in der vierten und 18 % in der fünften Minute [Hightower et al., Ann Emerg Med, 1995]. Angesichts der Bedeutung der Kompressionsqualität für Überlebensrate und Überlebensqualität ist es nicht akzeptabel, dass selbst von reanimationserfahrenen

TR 14 *(193) Die aktuelle Datenlage reicht nicht aus, um festzustellen, ob ein bestimmtes Kompressions-Beatmungs-Verhältnis ein verbessertes Outcome bei Patienten mit Herz-Kreislauf-Stillstand bewirkt.*

Um die Anzahl tatsächlich durchgeführter Thoraxkompressionen zu steigern, Unterbrechungen der Thoraxkompressionen zu minimieren, Instruktionen für Anwender zu vereinfachen und die längerfristige Merkbarkeit zu erleichtern, wird für den auf sich allein gestellten Ersthelfer durchgehend ein einziges Kompressions-Beatmungs-Verhältnis von 30 : 2 empfohlen. Dabei ist es gleich, ob es sich bei dem Betroffenen um einen Säugling, ein Kind oder einen Erwachsenen handelt [LOE 5 (4x), LOE 6 (11x), LOE 7] [AHA Class IIa].

Die ersten Schritte der Reanimation können Folgendes enthalten:

(1) Freimachen der Atemwege, dabei Überprüfen der Notwendigkeit einer Reanimation

(2) Beginn der Reanimation mit 2–5 Beatmungen

(3) Durchführen von Kompressionen und Beatmungen im Wechsel mit einem Verhältnis von 30 : 2

Personen nach ca. 3 Minuten nur noch ein Drittel der Kompressionen korrekt durchgeführt wird. Interessant ist auch, dass die Studienteilnehmer subjektiv eine körperliche Erschöpfung mit gefühlter Verschlechterung der Kompressionsqualität erst viel später angaben (nach 4–5 min), sodass für den Qualitätsverlust möglicherweise nicht nur Kraft und Ausdauer eine Rolle spielen, sondern z. B. auch die abnehmende Konzentration eine gleichbleibend gute Arbeitsleistung verhindert. Daher gilt die Empfehlung, unabhängig von Erschöpfungsgefühlen spätestens alle 2 min zu tauschen, folgerichtig für alle komprimierenden Helfer und nicht nur für schwächere oder weniger trainierte.

Ein- oder Zwei-Helfer-Methode?

Eine Zwei-Helfer-Methode (ein Helfer Beatmung und ein anderer Thoraxkompressionen) wird im Rahmen der Laienreanimation in den Leitlinien 2000 und 2005 nicht beschrieben. Mutmaßlich liegt dieser alleinigen Darstellung der Ein-Helfer-Methode der didaktische Gedanke zugrunde, dass auf diese Weise dem Ersthelfer in entsprechenden Kursen nur eine Vorgehensweise beigebracht werden muss, diese intensiver trainiert werden kann und keine wesentlichen Koordinationsprobleme zwischen zwei Helfern auftreten können, die dies im Gegensatz zu Fachpersonal nicht regelmäßig zusammen üben/praktizieren (außer beim Wechsel nach 1–2 min, wenn ein zweiter Helfer anwesend ist). Außerdem ist eine eventuell anwesende zweite Person dann zunächst für andere Aufgaben frei (z. B. Notruf, Einweisen des Rettungsdienstes, Türen öffnen). Es ließen sich jedoch auch Argumente für eine Zwei-Helfer-Methode bei der Laienreanimation finden.

Die BÄK empfiehlt wie das ERC für die Erste-Hilfe-Breitenausbildung ausdrücklich nur die Ein-Helfer-Methode: ein Helfer führt die Thoraxkompressionen und Beatmung alleine im Verhältnis 30 : 2 durch. Wenn ein weiterer Helfer zur Verfügung steht, löst dieser nach 1–2 min den ersten Helfer ab und führt alleine die Reanimation im Verhältnis 30 : 2 fort, bis er wiederum abgelöst wird. Beim Ablösen darf keine Reanimationspause entstehen! Daher nimmt der neu anfangende Helfer zweckmäßigerweise die Position zur Beatmung ein, während der erste Helfer noch Thoraxkompressionen durchführt – direkt nach der 30. Thoraxkompression beatmet der neue Helfer zweimal und führt dann eigenständig Thoraxkompressionen und Beatmungen im Verhältnis 30 : 2 fort.

Für speziell geschultes Personal empfiehlt die BÄK dagegen explizit die Zwei-Helfer-Methode: ein Helfer (am Kopf des Patienten) beatmet jeweils zweimal, im Wechsel führt der zweite Helfer (von der Seite des Patienten her) jeweils Serien von 30 Thoraxkompressionen durch. Das Verhältnis von Thoraxkompressionen zu Beatmungen bei der Zwei-Helfer-Methode ist also ebenfalls 30 : 2. Die Zwei-Helfer-Methode ist effektiver als die Ein-Helfer-Methode, da zwischen Thoraxkompressionen und Beatmungen kein Positionswechsel (Körperhaltung, Druckpunkt, Atemwege frei machen) notwendig ist (→ geringere Pausen, weniger anstrengend, Maßnahmen werden präziser und wirksamer durchgeführt). Der Helfer, der die Thoraxkompressionen durchführt, muss ebenfalls nach 1–2 min abgelöst werden (die BÄK schreibt hierzu trotz der berechtigten und deutlichen Forderung der Leitlinien sehr zurückhaltend: „sollte evtl. nach 2 min ausgetauscht werden"), entweder durch einen dritten Helfer oder durch Aufgabentausch mit dem beatmenden Helfer. Auch hier gilt wieder: Beim Ablösen darf keine Reanimationspause entstehen!

Sinnvolle Helferwechsel-Strategien

- Wenn ein dritter Helfer den komprimierenden Helfer ablöst, geschieht der Wechsel natürlich am besten während der Beatmung, im Optimalfall (genug Platz vorhanden) nimmt der neue komprimierende Helfer seine Arbeitsposition schon während der letzten Kompressionen seines Vorgängers von der gegenüberliegenden Patientenseite ein (die Händigkeit des Helfers spielt keine Rolle für die Wahl der Seite, von der komprimiert wird).
- Wenn der beatmende Helfer mit dem komprimierenden Helfer tauscht (Standardsituation für eine RTW-Besatzung!), findet der Aufgabenwechsel entweder während der Kompressionen statt (muss vorher eingeübt werden, Ansage notwendig, z. B. „auf 15“, Vorteil: im Optimalfall praktisch keine Verzögerung) oder nach der Beatmung (sowohl bei Atemspende, als auch bei Beutel-Masken-Beatmung): der beatmende Helfer kann sehr schnell nach zwei Beatmungen die Position zur Kompression einnehmen (umgekehrt dauert es länger, bis der komprimierende Helfer die Atemwege freigemacht hat und seinen eigenen Mund bzw. eine Beatmungsmaske korrekt platziert hat).

Lagerung des Kopfes während der Thoraxkompressionen

Bei der Reanimation nach der Zwei-Helfer-Methode besteht grundsätzlich die Möglichkeit, den Kopf während der Thoraxkompressionen bewusst in Neutralposition zu bringen oder sogar das Kinn auf die Brust zu legen (Inklination), was zu einem Verschluss der oberen Atemwege führt.

Alternativ kann der Kopf während der Thoraxkompressionen kontinuierlich überstreckt gehalten werden, wodurch die Atemwege freigehalten werden.

Die Leitlinien enthalten keine konkrete Handlungsempfehlung für die korrekte Kopfposition während der Thoraxkompressionen. Trotzdem sehen die Autoren von „Reanimation kompakt“ in dieser Frage durchaus eine Bedeutung für die Wirksamkeit der Reanimationsmaßnahmen:

- Ein **offener Atemweg** unter Thoraxkompressionen führt über die thorakalen Druckschwankungen zu einem erheblich gesteigerten Atemzeitvolumen; ob diese Ventilationszunahme aber tatsächlich zu einer entscheidend verbesserten Oxygenierung oder zu Vor-/Nachteilen durch CO_2-Abatmung führt, ist nicht ausreichend untersucht. Der Gasaustausch unter Thoraxkompressionen ist nicht mit der normalen Physiologie vergleichbar, da z. B. regelmäßig ausgedehnte Atelektasen bestehen und da z. B. die Art und Höhe der Druckschwankungen in Kombination mit der Kompressionsfrequenz und veränderten Durchblutung die Gasaustauschbedingungen stark verändern.
- Für einen **geschlossenen Atemweg** während der Thoraxkompressionen könnte der Umstand sprechen, dass auf diese Weise die intrathorakalen Druckschwankungen weniger durch Bewegen von Atemgasen sondern vielmehr durch Bewegen von Blut ausgeglichen werden, sodass die in den Leitlinien so hoch priorisierte Zirkulation (Blutfluss, „flow“) verbessert werden könnte. Eine ausreichende Oxygenierung sollte ja nach obigen Überlegungen bereits durch die intermittierende zweimalige Beatmung sichergestellt werden (initial noch oxygeniertes Blut und Sauerstoff im Lungenresidualvolumen).

Hier kann diese Diskussion natürlich nicht abgeschlossen werden. Die Studienlage ist zur Beurteilung dieser Frage unzureichend. Bei der Heranziehung von tierexperimentellen Arbeiten für diese Diskussion muss strengstens berücksichtigt werden, ob und wann bei der jeweiligen Arbeit der Atemweg des Tieres offen oder geschlossen war, da z. B. der Atemweg von Schweinen und Hunden in Rückenlage (im Gegensatz zu Menschen) in der Regel offen ist (auch ohne Atemwegssicherung).
Abschließend erscheint uns in diesem Zusammenhang eine Abbildung der Original-ERC-Leitlinien 2005 erwähnenswert (Originalleitlinientext, S. 102, Fig. 6.5): Hier führt die Helferin bei einem Kind gemäß Bildunterschrift einhändige Thoraxkompressionen durch, während sie mit der anderen Hand deutlich sichtbar den Kopf des Kindes überstreckt. Ob dies als generelle Lehraussage des ERC zu dieser Frage gelten darf, bleibe dahingestellt…

ERC-Praxis

Thoraxkompressionen und Beatmungen (30 : 2) müssen ohne Unterbrechung weitergeführt werden, bis
- qualifiziertere Hilfe eintrifft und die Reanimation übernimmt,
- der Betroffene normal atmet oder
- der Ersthelfer erschöpft ist.

Eine erhebliche Gefährdung des Ersthelfers kann ausnahmsweise ebenfalls die Nichtdurchführung/die Unterbrechung von Wiederbelebungsmaßnahmen rechtfertigen (s. Abschnitt „Auf Sicherheit achten“ auf S. 16 ff.).

Besondere Beatmungstechniken

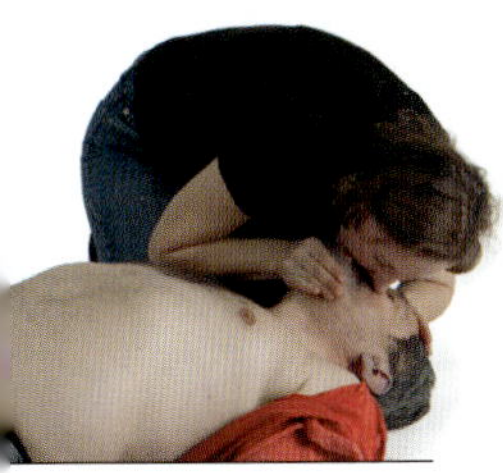

Abb. 2.22 Mund-zu-Nase-Beatmung

ERC-Praxis **Mund-zu-Nase-Beatmung**

Die Mund-zu-Nase-Beatmung kann insbesondere in folgenden Fällen als Alternative zur Mund-zu-Mund-Beatmung erwogen werden [AHA Class II a]:
- schwere Mundverletzung
- Mundöffnung erschwert
- Beatmung im Wasser
- Schwierigkeit ausreichender Abdichtung bei der Mund-zu-Mund-Beatmung

Eine Untersuchung in Form einer Fallserie zeigte, dass die Mund-zu-Nase-Beatmung praktisch durchführbar, sicher und effektiv ist. Sie war in dieser Untersuchung jedoch

nicht zu 100% durchführbar (im Vergleich zur Mund-zu-Mund-Beatmung). Grund könnten verlegte Nasengänge gewesen sein. Daher ist die Mund-zu-Nase-Beatmung in den Leitlinien nur eine Alternative und nicht das Standardverfahren.
In den Empfehlungen der BÄK stehen Mund-zu-Mund- und Mund-zu-Nase-Beatmung dagegen gleichberechtigt nebeneinander, ergänzt durch die Aussage: „Grundsätzlich gilt, dass auf die jeweils andere Methode übergegangen wird, wenn sich die initial gewählte Form als undurchführbar erweist."

TR 4 *(189) Die Mund-zu-Nase-Beatmung ist eine akzeptable Alternative zur Mund-zu-Mund-Beatmung [LOE 5].*

TR 5 *(189) Bei Patienten mit Tracheostoma ist es begründet, die Beatmung entweder als direkte Mund-zu-Tracheostoma-Beatmung auszuführen (s. Abb. 2.23) [ohne LOE-Angabe] [keine Angabe der AHA] oder als Verbindungshilfsmittel eine gut abdichtende, runde Kinder-Beatmungsmaske zu benutzen [LOE 4] [AHA Class IIb].*

Abb. 2.23 Mund-zu-Tracheostoma-Beatmung

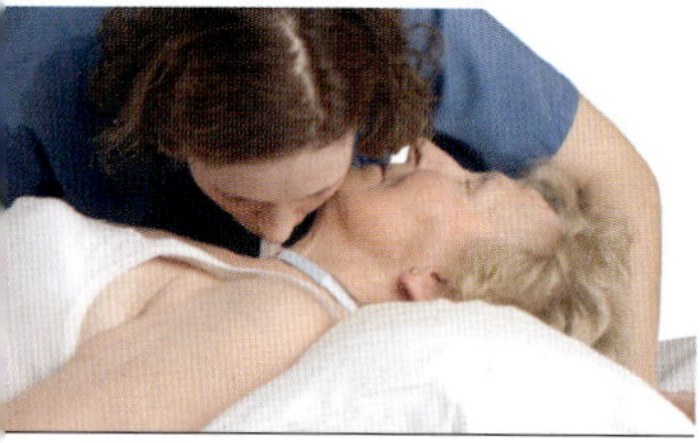

Abb. 2.24 Beutel-Masken-Beatmung durch einen Helfer (C-Griff)

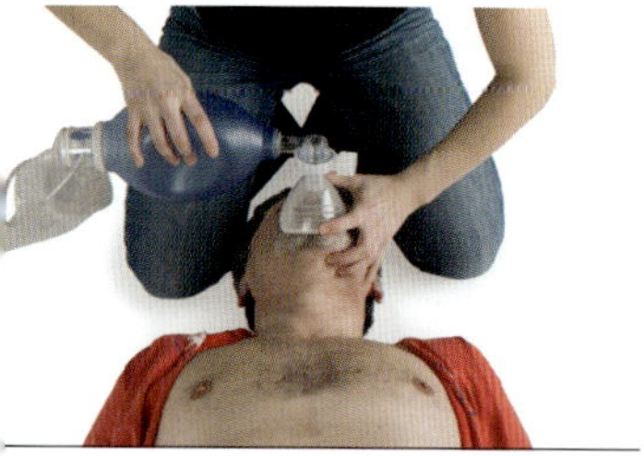

Abb. 2.25 Beutel-Masken-Beatmung durch einen Helfer (C-Griff)

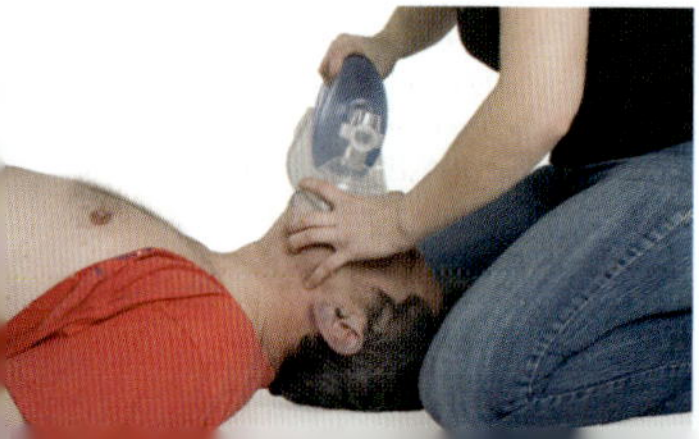

ERC-Praxis **Beatmung über Tracheostoma**

Untersuchungen zur Durchführbarkeit, Sicherheit und Effektivität dieser Beatmungsform existieren nicht; sie wird aus vernünftigen Überlegungen für den Fall empfohlen, dass ein Patient mit Tracheostoma beatmet werden muss.

Eine Studie bei laryngektomierten Patienten ergab, dass eine runde Kinder-Gesichtsmaske als Verbindung zwischen Standardbeatmungsbeutel und Tracheostoma besser abdichtet als eine Standard-Beatmungsmaske für Erwachsene.

ERC-Praxis **Beutel-Masken-Beatmung**

Diese Beatmungstechnik setzt beträchtliche Erfahrung und Übung voraus. Empfehlung zum Erlernen der Technik und zur Bereithaltung der Hilfsmittel für Laien nur ausnahmsweise, z. B.
- wenn das Risiko einer Vergiftung mit Zyanid oder anderen Chemikalien besteht oder
- wenn Laienersthelfer ein erweitertes Erste-Hilfe-Training mit regelmäßiger Wiederholung erhalten (intensive Übung der Technik).

Für das medizinische Fachpersonal ist die Beatmung mit Maske und Beatmungsbeutel nach wie vor Mittel der Wahl (Details S. 94ff).

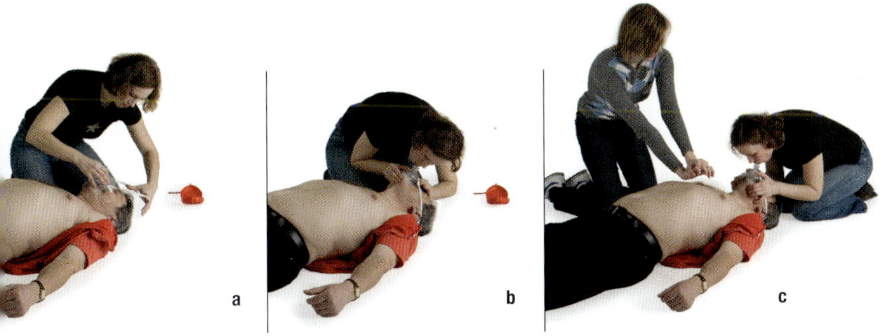

Abb. 2.26 a–c Beatmung mit Beatmungsmaske (hier gezeigt: Modell Res-Cue Mask™, Firma Ambu®): Vor Gebrauch muss die Maske aufgefaltet und das Ventil aufgesteckt werden.
a) Maske auf das Gesicht des Patienten setzen (Spitze zur Nase)
b) Atemwege freihalten, Maske dicht aufdrücken und beatmen; der Ausatemluftstrom des Patienten verlässt die Maske durch ein Ventil (seitlich-unten)
c) Beatmung von kopfwärts (bei der Zwei-Helfer-Methode sinnvoll)

ERC-Praxis **Atemspende mit schützenden Hilfsmitteln**

Schützende Beatmungshilfen mit Filter oder Einwegventil können laut Laboruntersuchungen die Bakterienübertragung vom Betroffenen auf den Ersthelfer bei Mund-zu-Mund-Beatmung minimieren, Studien unter Realbedingungen gibt es dazu bislang aber nicht. Dennoch lautet hierzu die ILCOR-Empfehlung, die vom ERC gleichlautend wiedergegeben wird:

Während einer Ausbruchssituation hochinfektiöser Krankheiten (z. B. SARS) sind umfassende Übertragungsschutzmaßnahmen essenziell.

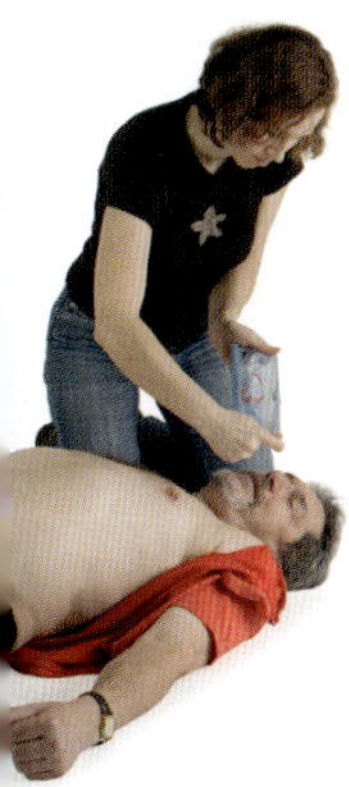

Abb. 2.27 a Beatmung mit Beatmungstuch (hier gezeigt: Modell LifeKey™, Firma Ambu®)

Abb. 2.27 b Atemwege frei machen, eigenen Mund dicht schließend auf das Beatmungstuch aufsetzen, beatmen

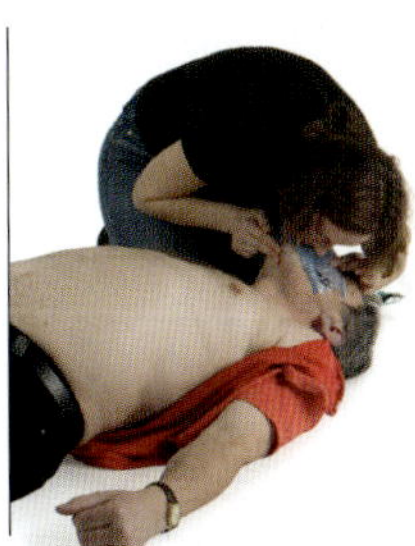

TR 24 *(195) Ersthelfer sollten – wenn möglich und verfügbar – geeignete Sicherheitsvorkehrungen treffen, besonders wenn der Patient bekanntermaßen unter einer ernsten Infektion leidet (z. B. HIV, TBC, HBV oder SARS) [LOE 5 (3x), LOE 6 (2x), LOE 7].*

Reanimation nur mit Thoraxkompressionen

ERC-Praxis **Beatmung nur im Ausnahmefall weglassen**

Ersthelfer, die nicht in der Lage oder nicht willens sind, Mund-zu-Mund-Beatmung oder eine andere Form der Atemspende durchzuführen, sollen ihre Wiederbelebungsmaßnahmen auf durchgehende Thoraxkompressionen (100/min) beschränken [AHA Class IIa]. Die Thoraxkompressionen sind solange ununterbrochen durchzuführen, bis

- der Helfer erkennt, dass der Patient wieder beginnt, normal zu atmen, oder
- qualifizierte Helfer die Weiterführung der Reanimation übernehmen oder
- der Helfer erschöpft ist.

Die Kombination von Beatmung und Thoraxkompressionen (TK) ist nach derzeitiger Überzeugung der Experten die beste Reanimationsmethode! Aber nur TK durchzuführen, bedingt immerhin deutlich bessere Überlebenschancen als gar keine Reanimation.

Die Wirksamkeit der Reanimation nur mit TK ist bislang nicht ausreichend in prospektiven Humanstudien untersucht. TK allein dürften zumindest in den ersten Minuten nach einem plötzlichen, nicht-asphyktischen Herz-Kreislauf-Stillstand eine gewisse Wirkung haben, da noch Sauerstoff in der Restluft der Lungen (Residualvolumen) und im arteriellen Gefäßsystem des großen Kreislaufs vorhanden ist, der lediglich durch Zirkulation (TK) verteilt werden muss. Diesen Effekt konnten tierexperimentelle Studien auch nachweisen, allerdings wurde eine noch deutlich bessere Sauerstoffversorgung erzielt, wenn auch beatmet wurde. Ein wesentliches Problem ist jedoch die Übertragbarkeit dieses Wissens vom Tiermodell auf den Menschen, da die verwendeten Versuchtierarten (z. B. Schweine) anatomisch immer einen freien Atemweg haben. So produzieren die Druckschwankungen der TK automatisch auch ein Pendeln von Atemluft (Sauerstoffversorgung). Dies ist beim Menschen nicht der Fall, da beim Menschen in Rückenlage die Zunge die Atemwege verlegt und somit ein Nachführen von Sauerstoff unterbleibt.

Zwei Studien an Patienten werden zur Frage der „Beatmung bei CPR durch Laienhelfer“ gerne zitiert (für professionelle Helfer steht diese Frage generell nicht zur Debatte!):

1. Hallstrom et al., N Engl J Med, 2000
2. SOS-KANTO study group, Nagao et al., Lancet, 2007)

Auf den ersten Blick scheint in beiden Studien die Beatmung bei Laien-CPR nicht notwendig zu sein. Bei genauerem Betrachten ist diese Interpretation jedoch stark einzuschränken: So zeigte die erste Studie (Hallstrom, 2000), in der Laienhelfer während des Notrufes instruiert wurden, entweder nur TK (N = 241) oder Beatmungen und TK (N = 279) durchzuführen, keine signifikanten Unterschiede bei den Überlebensraten (Krankenhausentlassung 14,6% vs. 10,4%, p = 0,18). Diese Ergebnisse beweisen jedoch keineswegs die Überlegenheit (oder zumindest die Gleichwertigkeit) der alleinigen TK; sie könnten nämlich auch darauf zurückgeführt werden, dass die Anweisungen für TK und Beatmungen im Schnitt 1,4 Minuten (!) länger dauerten als für die TK alleine (bei 4 min Eintreffzeit des Rettungsdienstes). Somit wurden die Patienten mit TK schon deutlich früher wirksam reanimiert, was die statistisch nicht unterschiedlichen Überlebensrate ebenfalls erklären könnte. Vielleicht wäre die genauso früh durchgeführte Reanimation mit Beatmung noch erfolgreicher.

Die zweite, erst kürzlich veröffentlichte Studie aus Japan (SOS-KANTO, Nagao et al., 2007) fand ebenfalls nicht nur in den Fachzeitschriften Beachtung, sondern wurde aufgrund reißerischer Kommentare („Müssen die CPR-Leitlinien neu geschrieben werden?“) auch von den Massenprintmedien aufgegriffen. Es handelt sich hierbei um eine groß angelegte, prospektive multizentrische Fallserie/Beobachtungsstudie (LOE 3). In dieser Studie wurde u. a. untersucht, wie sich unterschiedliche CPR-Maßnahmen durch Ersthelfer bei Patienten mit Herz-Kreislauf-Stillstand vor Eintreffen des Rettungsdienstes auf das neurologische Outcome auswirkten (s. Tabelle). Von 9592 initial erfassten Patienten erfüllten weniger als die Hälfte (4068) die Einschlusskriterien der Studie (Alter > 18 Jahre, beobachteter Herz-Kreislauf-Stillstand vor Eintreffen des Rettungsdienstes, Laien-CPR-Technik eindeutig dokumentiert). Ergebnisse:

Art der Laienreanimation vor Eintreffen des Rettungsdienstes	Anzahl der Patienten [Anteil an den eingeschlossenen 4068 Patienten]	Anzahl der Patienten mit gutem neurologischem Outcome (CPC 1 oder 2 nach 30 Tagen)*** [relative Häufigkeit in der Untergruppe]	
gar keine Ersthelfer-CPR	2917 [72%]	63 [2,2%]	63 [2,2%]
nur Thoraxkompressionen	439 [11%]	27 [6,2%]*	57 [5,0%] (p<0,0001)**
Thoraxkompressionen und Beatmung	712 [18%]	30 [4,2%]	

* = Unterschied zur Behandlung mit Thoraxkompressionen und Beatmung statistisch nicht signifikant.
** = Unterschied zu „gar keine Ersthelfer-CPR“ statistisch signifikant.
*** = ein gutes neurologisches Outcome war definiert als Überleben mit einem CPC-Wert von 1 oder 2; die Skala der Cerebral Performance Category hat 5 Stufen und reicht von 1=guter neurologischer Status bis 5=Hirntod

Bezüglich der Fragestellung „nur TK“ oder „TK und Beatmung“ konnten also nur 1151 Patienten aus einem Kollektiv von 9592 Patienten ausgewertet werden. Zwischen beiden Gruppen gab es keine signifikanten Unterschiede bezüglich des neurologischen Outcomes nach 30 Tagen. In Subgruppenanalysen zeigte sich jeweils ein Vorteil für „nur TK“ bei Patienten mit initialem Kammerflimmern oder VT bei Eintreffen des Rettungsdienstes (19,4 % vs. 11,2 %, p=0,041), bei Apnoe (statt Schnappatmung; 6,2 % vs. 3,1 %, p=0,0195) sowie bei kurzem Zeitintervall bis zum Beginn der Basis-CPR < 4 min (10,1 % vs. 5,1 %, p=0,0221). Man könnte nun die SOS-KANTO-Studie dergestalt zusammenfassen, dass die Beatmung (in Kombination mit TK) in keiner Subgruppenanalyse einen

Vorteil gegenüber alleinigen TK gezeigt habe und damit zumindest überflüssig sei. Diese naheliegende Interpretation wäre aber voreilig: Problematisch ist beispielsweise die Tatsache, dass die Standardgruppe (TK + Beatmung) überwiegend nach älteren (vermutlich schlechteren) Leitlinien gearbeitet hat (Verhältnis TK:Beatmung im besten Falle 15:2, teilweise muss noch 5:1 angenommen werden!). Dies wird leider von den Autoren der Studie nicht diskutiert. Damit ist eine Übertragbarkeit auf die heutige Situation (30:2) in Frage gestellt; auch die Übertragbarkeit der vorliegenden Studienbedingungen auf die Gegebenheiten in anderen Rettungsdienstbereichen muss mit Zurückhaltung gesehen werden; zur kritischen Betrachtung der SOS-KANTO-Studie s. a. [Ruppert et al., Notfall & Rettungsmedizin, 2007]. Daher und weil es sich lediglich um eine LOE-3-Studie handelt, hat das ERC in einer ersten Stellungnahme eine vorzeitige Leitlinienänderung anlässlich dieser Studie ausgeschlossen! [Zideman u. Koster für das ERC am 18.3.2007, online unter http://www.erc.edu/index.php/doclibrary/en/86/1/ – Stand: 30.4.2007].

Die SOS-KANTO-study group ist der Empfehlung TR 15 des ILCOR (s. u.) nachgekommen, konnte aber die strengen wissenschaftlichen Gütekriterien der Leitliniengeber nicht erreichen, die sich anlässlich der Leitlinien 2005 schon ausführlich mit diesem Problem und der aktuellen Datenlage beschäftigt haben (widersprüchliche Theorien und hinweisende, aber unzureichende Studien). Das Weglassen der Beatmung in der Laienreanimation (und nur hier wird es ernsthaft diskutiert) könnte auch die Hemmschwelle der Laien gegenüber der Reanimation senken und damit die dramatisch niedrige Quote durchgeführter Laienreanimationen erhöhen (in der KANTO-SOS-Studie nur etwa ¼ !). Dies soll aber nicht auf Kosten einer qualitativ schlechteren CPR geschehen, sodass ein unanfechtbarer wissenschaftlicher Beweis für oder gegen die Ebenbürtigkeit oder Überlegenheit der „Reanimation ohne Beatmung“ in der Frühphase des Herz-Kreislauf-Stillstandes weiter aussteht. 30:2 ist der aktuell gültige Leitlinienstandard, mit der in der Ausbildung von Laien zu betonenden Einschränkung: „Jede Wiederbelebung ist besser als keine Wiederbelebung!“

Bei Patienten, deren Herz-Kreislauf-Stillstand nicht aufgrund eines plötzlichen Ausfalls der Herzfunktion (z. B. Kammerflimmern) eintritt, sondern durch Sauerstoffmangel (Ersticken, Asphyxie – z. B. Ertrinken, Bolusgeschehen, Atemlähmung), dürfte nach obigen Überlegungen die Beatmung von größter Wichtigkeit sein.

Die **BÄK** erlaubt in ihren Empfehlungen die „Reanimation ohne Beatmung“ nur für Laienhelfer bei Herz-Kreislauf-Stillständen ohne vorangehenden Sauerstoffmangel. Die Originalformulierung der BÄK lautet: „Bei einem nicht-asphyktischen Stillstand kann, sofern der Laienhelfer nicht will oder nicht kann, auf die Beatmung unter der Vorgabe verzichtet werden: besser eine isolierte Herzdruckmassage als keine Reanimation.“

TR 15 *(193) Ersthelfer, die nicht bereit sind, Atemspende zu leisten, oder die nicht in Wiederbelebungsmaßnahmen ausgebildet sind, oder die sich unsicher sind, wie die Wiederbelebung durchzuführen sei, sollen dennoch ermutigt werden, wenigstens Thoraxkompressionen durchzuführen [LOE 3, 4, 6 (3x), 7] [AHA Class II a].*

Wissenschaftler sind aufgerufen, die Wirksamkeit von Reanimation allein durch Thoraxkompressionen näher zu untersuchen.

Alg. 2 – Behandlung der Atemwegsverlegung

nach ERC, 2005

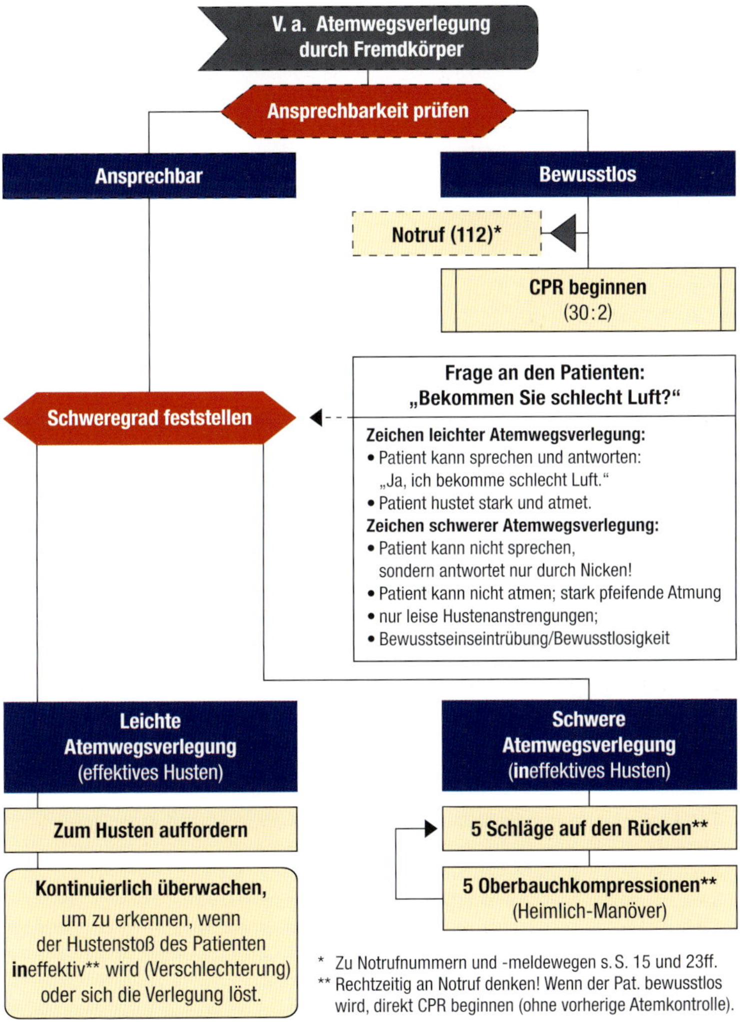

* Zu Notrufnummern und -meldewegen s. S. 15 und 23ff.

** Rechtzeitig an Notruf denken! Wenn der Pat. bewusstlos wird, direkt CPR beginnen (ohne vorherige Atemkontrolle).

Atemwegsverlegung durch Fremdkörper

Erläuterungen zu Alg. 2 (s. vorangehende S.)

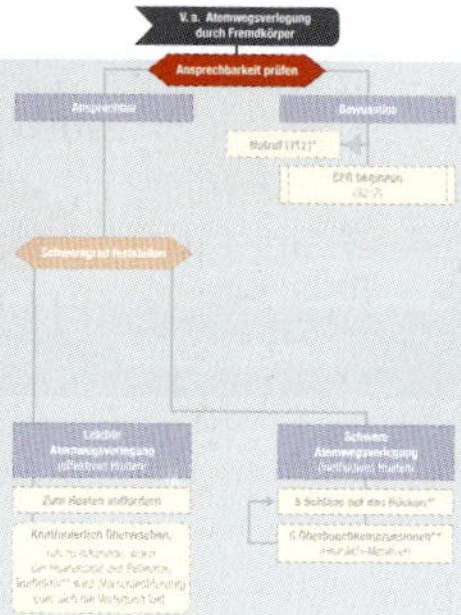

ERC-Praxis

An eine Atemwegsverlegung durch Fremdkörper muss bei einem plötzlichen Notfall gedacht werden,

- der sich während der Nahrungsaufnahme ereignet und/oder
- wenn sich der Patient selbst dabei an den Hals fasst.

Auch wenn aus anderen Gründen der Verdacht auf eine Atemwegsverlegung besteht,
wird diese Handlungssequenz eingeleitet (anwendbar auch bei Kindern ab dem ersten Lebensjahr).

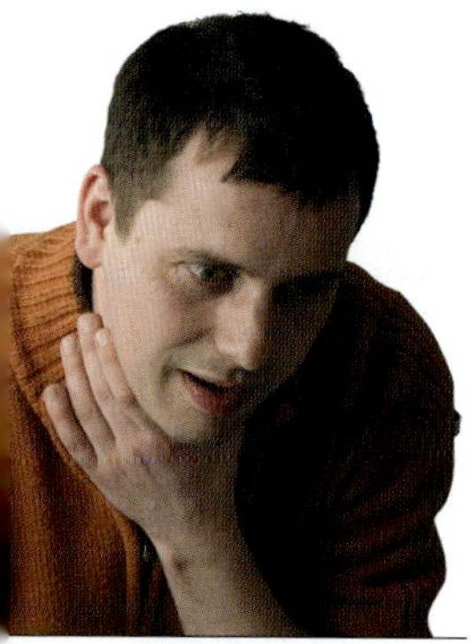

Abb. 2.28 Verdacht auf Atemwegsverlegung

Eine Atemwegsverlegung durch Fremdkörper ist eine seltene, aber prinzipiell abwendbare Todesursache. Einfache Maßnahmen können lebensrettend sein, wenn die Notfallursache sofort erkannt wird. Es besteht eine gewisse Verwechslungsgefahr mit anderen Notfällen, deren Leitsymptome plötzliche Atemnot, Zyanose oder Bewusstseinsverlust sind, so z.B. Ohnmachtsanfälle, „Herzanfälle". Häufig liefert die Situation den entscheidenden Hinweis: ein spielendes Kind lutscht ein Bonbon, stolpert, „verschluckt" sich, röchelt, läuft blau an…

Da der Beginn des Erstickungsanfalls (z.B. beim gemeinsamen Essen) häufig beobachtet wird, besteht oft die Chance auf eine frühzeitige Erste Hilfe, während der Betroffene – auch bei schwerer Atemwegsverlegung – zunächst noch bei Bewusstsein ist! Eine sofortige Rettungsdienstalarmierung ist für den Fall einer anhaltenden Verlegung ebenfalls essenziell.

Häufigste Ursachen bei Erwachsenen sind Verlegungen durch (unzureichend zerkaute) Nahrungsmittel (Obstruktion oft als Bolusgeschehen im Rachen direkt über dem Kehlkopfeingang oder in der Speiseröhre), bei Kindern und Kleinkindern kommen ebenfalls häufig Verlegungen durch Nahrungsmittel vor (meist Naschwerk), aber auch in den Mund genommene Münzen und kleine Spielzeuge kommen in jüngeren Jahren als Aspirationsgut häufiger vor. Hinweis: Bei Kleinkindern als Nasenatmern können auch nasale Verlegungen zu Anfällen von Atemnot führen.

Statistiken aus England zufolge enden Atemwegsverlegungen, die in Notfallambulanzen behandelt werden, in weniger als 1 % der Fälle tödlich. Allerdings dürfte der Ausgang einer Atemwegsverlegung häufig schon am Notfallort entschieden werden (Erste Hilfe).

Zu Beginn der Ersten Hilfe bei Verdacht auf eine Atemwegsverlegung durch Fremdkörper steht die Frage nach deren Schweregrad, da bei schwerer Atemwegsverlegung Maßnahmen mit besonders schneller und hoher Wirksamkeit angewendet werden müssen, die aber auch mit größeren Gefahren für den Patienten einhergehen und somit bei leichter Atemwegsverlegung nicht zu rechtfertigen sind.
Bei der schweren Atemwegsverlegung unterscheidet der ERC weiter zwischen bewusstlosen und ansprechbaren Patienten. In der grafischen Originaldarstellung des ERC sieht man so die Abstufung der drei Schweregrade und die angemessenen Maßnahmen nebeneinander, wobei der bewusstlose Patient die schwerste Atemwegsverlegung aufweist:

Schweregrad der Atemwegsverlegung ermitteln		
Schwere Atemwegsverlegung (ineffektiver Husten)		Leichte Atemwegsverlegung (effektiver Husten)
Patient bewusstlos	Patient bei Bewusstsein	
CPR beginnen	5 Rückenschläge 5 Bauchstöße	Zum Husten auffordern Kontinuierlich überwachen

Im Alg. 2 haben wir die Abfrage der Ansprechbarkeit vorangestellt, um das einheitliche, praktische Vorgehen bei Notfallpatienten (vgl. Alg. 1) deutlich zu machen: immer zuerst ansprechen (Bewusstsein prüfen).

ERC-Praxis

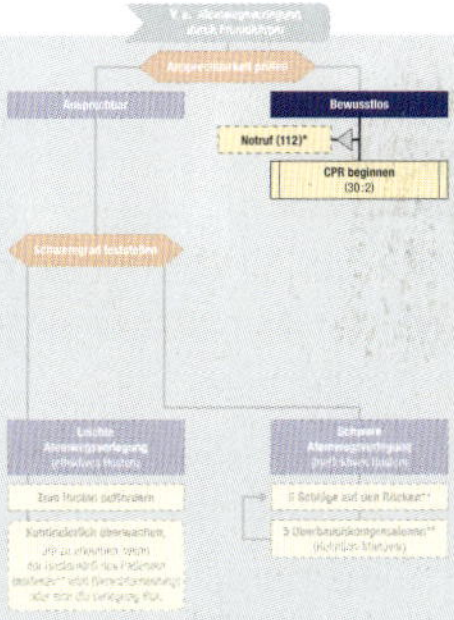

Wenn der Patient mit Verdacht auf Atemwegsverlegung durch Fremdkörper bewusstlos ist oder zu irgendeinem Zeitpunkt bewusstlos wird:

1. den Patienten vorsichtig auf den Boden legen
2. sofort den Rettungsdienst alarmieren
3. Reanimation starten: direkt (ohne Mundraumkontrolle) mit Thoraxkompressionen beginnen! Fachpersonal beginnt in diesem Fall ebenfalls sofort mit Thoraxkompressionen (auch wenn ein Puls tastbar sein sollte): Jeweils 30 Thoraxkompressionen mit 2 Beatmungen abwechseln. Jeweils vor der Beatmung: kurze Mundraumkontrolle und ggf. ausgestoßene Fremdkörperteile aus dem Mund-Rachenraum entfernen!

Beachte, dass es sich bei diesem Patienten nicht nur um einen Bewusstlosen handelt, sondern schon aufgrund der Situation eine Atemwegsverlegung angenommen wird! Daher beginnt man die CPR unmittelbar mit Thoraxkompressionen, die in diesem Fall vor allem die Atemwege frei machen sollen (Fremdkörper lösen und in Richtung Mund-Rachenraum bewegen). Thoraxkompressionen können höhere Atemwegsdrücke erzeugen als Oberbauchkompressionen.

ERC-Praxis **Keine routinemäßige Mundraum-Kontrolle**

Bewusstlos oder mit Herz-Kreislauf-Stillstand aufgefundene Patienten haben wahrscheinlich selten ursächlich eine Atemwegsverlegung durch Fremdkörper. Daher ist während der Standardreanimation ohne Verdacht auf eine Atemwegsverlegung keine routinemäßige Mundraumkontrolle nötig (s. Alg. 1).
Blindes Auswischen mit dem Finger kann den Patienten und den Helfer gefährden und ist daher zu unterlassen.
Nur sichtbare feste Fremdkörper sollten manuell entfernt werden! [AHA Class Indeterminate]

Die früheren Leitlinien (2000/2001) wiesen darauf hin, dass insbesondere gut sitzende Gebisse und Gebissteile zur Reanimation nicht entfernt werden sollen (bessere Gesichtsform zur Maskenabdichtung, Zeitverlust).

TR 3 B *(189) Bewusstlose Betroffene (einer Atemwegsverlegung durch Fremdkörper) sollten CPR erhalten [LOE 5, LOE 7 (3x)]. Das Auswischen des Mund-Rachenraums mit dem Finger kann bei bewusstlosen Patienten mit Verlegung der Atemwege durchgeführt werden, wenn feste Fremdkörper in den Atemwegen sichtbar sind [LOE 5 (3x), LOE 7 (4x)].*

ERC-Praxis

Kriterien für die Unterscheidung zwischen schwerer und leichter Atemwegsverlegung sind direkt im Alg. 2 (s. S. 49) angegeben.

Wenn von einer leichten Atemwegsverlegung auszugehen ist, soll der Betroffene zu effektivem Husten aufgefordert werden. Darüber hinaus sind keine Maßnahmen zur Fremdkörperentfernung zu ergreifen!

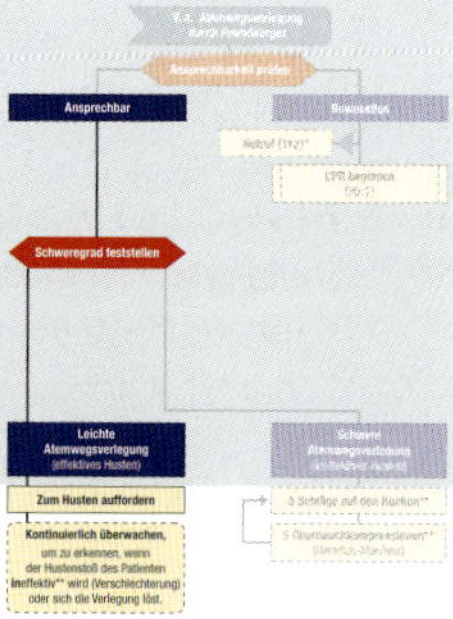

Maßnahmen zur Fremdkörperentfernung

Effektive Notfallmaßnahmen zur Fremdkörperentfernung aus den Atemwegen bergen zum einen ein relevantes Risiko für Komplikationen, deren Inkaufnahme nur bei lebensbedrohlichen Situationen gerechtfertigt werden kann:

- Thoraxkompressionen: z. B. Rippen- und Brustbeinluxationen und –frakturen, Hämato-/ Pneumothorax, Herz-/Lungenkontusion mit Gewebseinblutungen, Herzrhythmusstörungen
- Oberbauchkompressionen: z. B. Erbrechen, Aspiration, Organrupturen (bes. Milz, Leber) mit Blutungs- und/oder Peritonitisgefahr
- Kräftige Rückenschläge: z. B. knöcherne Verletzungen (bes. bei Vorschädigung/Vorerkrankung wie Osteoporose oder Wirbelsäulenoperation), Luxationen der Wirbelgelenke, Nervenschäden

Zum anderen ist die Lokalisation und Verklemmung von Fremdkörpern, die nur leichte Symptome verursachen, oft dergestalt, dass eine ruckartige Druckerhöhung in den Atemwegen den Fremdkörper gar nicht zu bewegen vermag, da z. B. die Luft am Fremdkörper vorbeiströmt oder dieser sich in der Speiseröhre befindet (Mittel der Wahl: gezielte endoskopische Entfernung im Krankenhaus).

Wichtig ist es, einen Betroffenen gerade mit leichter Atemwegsverlegung zu beruhigen (Sauerstoffbedarf senken!), kontinuierlich zu überwachen (falls doch eine Verschlechterung eintritt) und ggf. rasch, aber ohne Hektik der endoskopischen Behandlung zuzuführen.

Beachte, dass Ausbildungsunterlagen deutscher **HiOrg** unter dem Notfall „Verschlucken" z. T. nur die Symptomatik und adäquate Erste Hilfe bei schwerer Atemwegsverlegung beschreiben. Dass bei der „leichten Form" keine manuellen Maßnahmen ergriffen werden sollen, wird nicht herausgestellt!

Nimmt man die einschlägige **BÄK**-Handlungsanweisung beim Wort, so werden hier – auch bei leichter Atemwegsverlegung – bei Erfolglosigkeit der patienteneigenen Hustenstöße abweichend von den ERC-Leitlinien zunächst auf jeden Fall bis zu 5 Rückenschläge angewendet, bei deren Erfolglosigkeit wiederum 5 Oberbauchkompressionen sowie ggf. weitere 5er-Serien Rückenschläge und Oberbauchkompressionen im Wechsel. In den Erläuterungen kennzeichnet die BÄK die Oberbauchkompressionen allerdings mit der Bezeichnung „Ultima Ratio". Im Widerspruch dazu steht, dass die Bundesärztekammer den Original-ERC-Algorithmus (in deutscher Übersetzung) abbildet, der für eine leichte Atemwegsverlegung keine Rückenschläge vorsieht – insofern könnte es sich hier auch nur um eine missverständliche Ausdrucksweise im BÄK-Text handeln, der sich dann allein auf die schwere Atemwegsverlegung bezöge.

ERC-Praxis

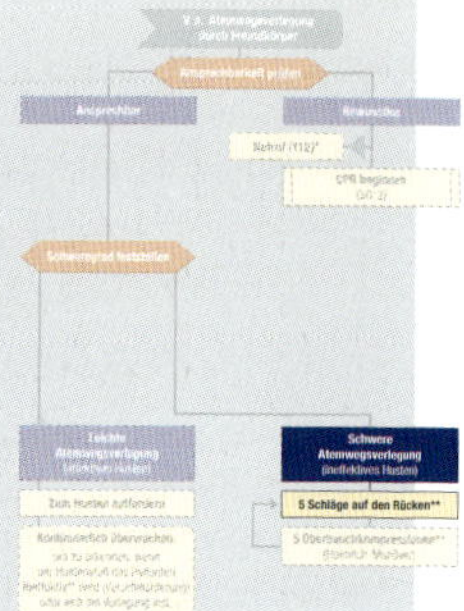

Wenn der Betroffene Zeichen einer schweren Atemwegsverlegung zeigt und noch bei Bewusstsein ist:

- seitlich und etwas hinter den Betroffenen stellen
- den Brustkorb des Betroffenen mit einer Hand stützen und den Oberkörper des Betroffenen weit nach vorne beugen (damit der durch die folgenden Maßnahmen gelockerte Fremdkörper eher aus dem Mund gestoßen wird, als tiefer in die Atemwege hineinzurutschen)
- mit dem Handballen der anderen Hand bis zu 5-mal kräftig zwischen die Schulterblätter schlagen
- nach jedem Schlag Erfolgskontrolle (Ziel jedes einzelnen Schlages ist die Beseitigung der Verlegung, sodass nicht zwingend 5 Schläge erforderlich sind)

In den Ausbildungsunterlagen deutscher **HiOrg** wird zur Durchführung effektiver Rückenschläge bei Erwachsenen beschrieben und empfohlen, den Betroffenen „übers Knie zu legen“ (s. Abb. 2.30). Dies stellt einerseits sicher, dass Oberkörper und Kopf tatsächlich eine abfallende Linie bilden und die Schwerkraft am Fremdkörper wie gewünscht angreifen kann. Andererseits dürfte diese Lagerung im Ernstfall bei einem panischen Patienten mit lebensbedrohlicher Atemwegsverlegung nicht einfach herzustellen sein. Für Schulkinder empfehlen diese Unterlagen, den Betroffenen ganz „auf den Arm zu nehmen“ und mit der anderen Hand die Rückenschläge auszuführen (s. Abb. 2.31).

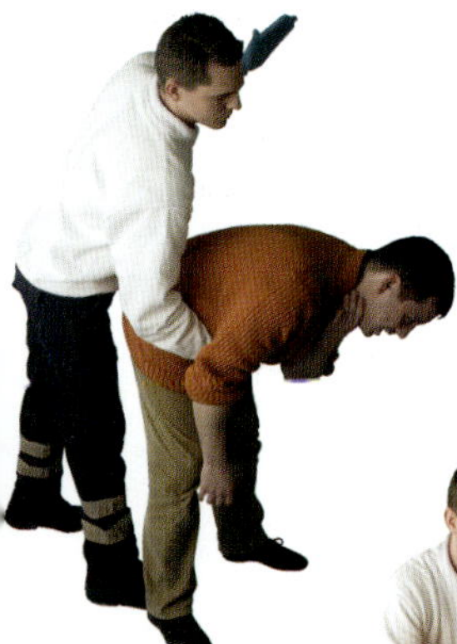

Abb. 2.29 Schläge auf den Rücken

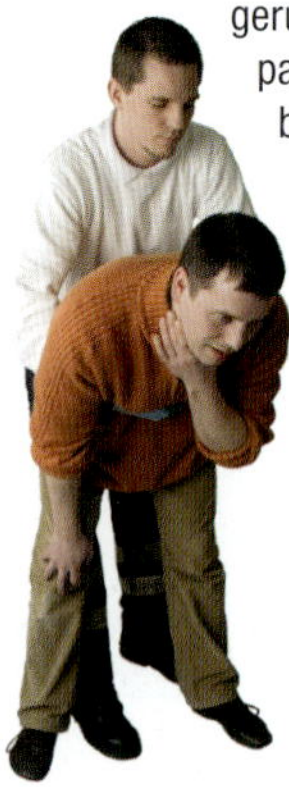

Abb. 2.32 Heimlich-Manöver

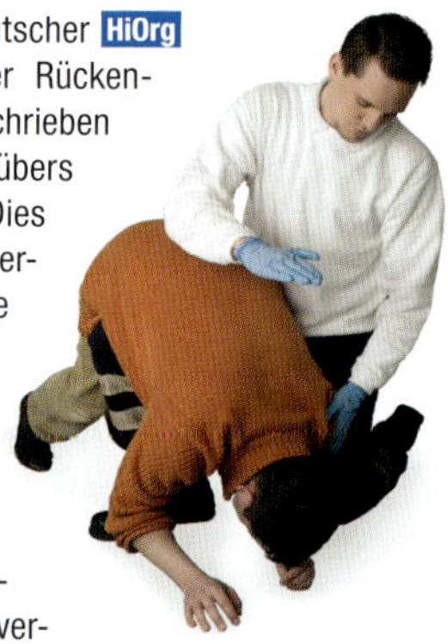

Abb. 2.30 Schläge auf den Rücken bei Erwachsenen

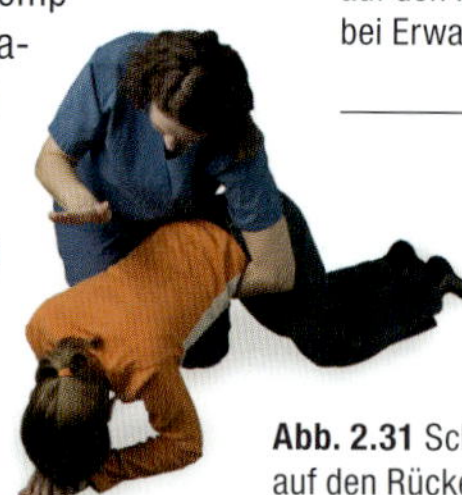

Abb. 2.31 Schläge auf den Rücken bei Schulkind

ERC-Praxis

Nach 5 erfolglosen Schlägen auf den Rücken werden bis zu 5 Oberbauchkompressionen durchgeführt:

- hinter den Patienten stellen
- den Oberbauch des Betroffenen mit beiden Armen umfassen
- den Patienten nach vorne beugen
- eine Hand zur Faust ballen und diese zwischen Nabel und Schwertfortsatz des Betroffenen mit der anderen Hand umfassen
- kräftig und ruckartig nach innen und oben ziehen
- nach 5 erfolglosen Oberbauchkompressionen: nach Notwendigkeit weitere Schläge auf den Rücken (bis zu 5) im Wechsel mit Oberbauchkompressionen (bis zu 5)

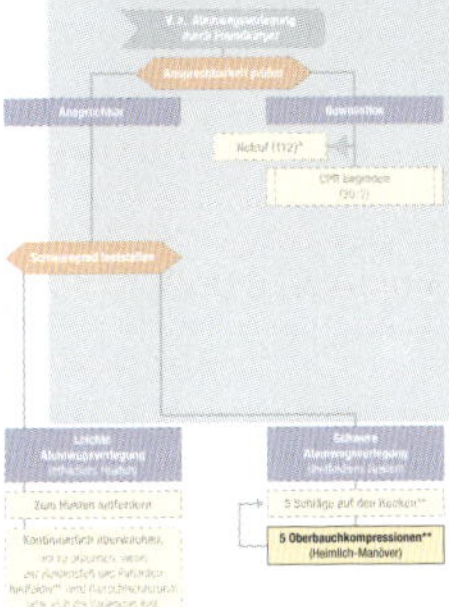

Alle drei Verfahren (Rückenschläge, Thoraxkompressionen, Oberbauchkompressionen) sind dem Consensus on Science zufolge bei schwerer Atemwegsverlegung (Patient bei Bewusstsein) anwendbar und erfolgversprechend. Die **AHA**-Leitlinien stellen konform mit den ERC-Leitlinien fest, dass eine Kombination von zwei oder mehr verschiedenen Verfahren zur Fremdkörperentfernung eine höhere Erfolgswahrscheinlichkeit aufweist als die Anwendung eines einzelnen Verfahrens. Um das Erlernen zu vereinfachen, empfiehlt die AHA primär die alleinige Durchführung von Oberbauchkompressionen in rascher Abfolge, bis die Verlegung beseitigt ist [AHA Class II b]. Falls die Beseitigung der Verlegung so nicht gelingt, kann der Helfer erwägen, Thoraxkompressionen durchzuführen [AHA Class II b].

ERC-Praxis

Oberbauchkompressionen können schwere, lebensbedrohliche Verletzungen innerer Organe verursachen (s. o.). Daher sollen Patienten nach Anwendung von Oberbauchkompressionen unbedingt ärztlich untersucht werden [AHA Class IIb].

Zu den möglichen inneren Verletzungen nach Oberbauchkompressionen gehören u.a. Leber- und Milzrupturen, die auch mit Verzögerung von

TR 3A *(189) Thoraxkompressionen (TK), Rückenschläge (RS) oder Oberbauchkompressionen (OK, Heimlich-Manöver) sind wirksame Maßnahmen, um eine Atemwegsverlegung durch Fremdkörper bei bewusstseinsklaren Erwachsenen und Kindern älter als 1 Jahr zu beseitigen [TK: LOE 5; RS: LOE 5 (3x); OK: LOE 5 (9x);], obgleich Verletzungen in Zusammenhang mit der Anwendung von Oberbauchkompressionen berichtet wurden [LOE 5 (23x!)]. Die Datenlage ist unzureichend, um ein Verfahren der ersten Wahl zu benennen. Jede der drei Techniken soll in rascher Abfolge wiederholt werden, bis die Verlegung beseitigt ist; es kann erforderlich werden, mehr als eine Methode anzuwenden.*

Stunden oder Tagen zu lebensbedrohlichen Blutungen führen können (sog. zweizeitige Ruptur). Sonografische Kontrollen und/oder kurzzeitige stationäre Überwachung (24–48 h) können ratsam sein.

Der Helfer soll nach **AHA** Thoraxkompressionen statt Oberbauchkompressionen anwenden, wenn
- der Helfer den Bauch des Patienten nicht umgreifen kann (Adipositas) [AHA Class Indeterminate],
- die Patientin hochschwanger ist [AHA Class Indeterminate].

TR 3C *(189) Die Datenlage ist unzureichend, um konkrete Behandlungsempfehlungen für übergewichtige und schwangere Betroffene aussprechen zu können.*

ERC-Praxis **Nachsorge**

Nach erfolgreicher Fremdkörperentfernung ist ärztlicher Rat einzuholen bei
- anhaltendem Husten
- anhaltenden Schluckbeschwerden
- anhaltendem Fremdkörpergefühl

Beachte, dass auch nach Besserung der Symptomatik/(teilweiser) Fremdkörperentfernung trotzdem Fremdkörperreste in den Atemwegen verbleiben und verzögert Komplikationen (z. B. Lungenentzündung, Lungenabszess) auslösen können.

Stabile Seitenlage

ERC-Praxis

Eine bewusstlose Person, die normal atmet (und die damit mutmaßlich auch einen ausreichenden Kreislauf hat), ist in die Stabile Seitenlage zu bringen.
Danach veranlasst der Helfer den Notruf oder tätigt ihn selbst.
Die Atmung des Patienten muss weiterhin kontinuierlich überprüft werden.
(Zur Einbettung der Stabilen Seitenlage in den BLS-Handlungsablauf s. S. 23)

Bei Bewusstlosen besteht die Gefahr, dass Schutzreflexe ausfallen (z. B. Aushusten von Fremdkörpern oder Flüssigkeiten, die in die Atemwege eindringen: Sekrete, Blut und Erbrochenes). Eine Atemwegsverlegung ist auch durch Erschlaffung der Muskulatur in Zunge und Halsweichteilen möglich. Ziel der Stabilen Seitenlage ist daher die Sicherung der noch erhaltenen Atemfunktion (freie Atemwege, Aspirationsprophylaxe).

ERC-Praxis

Es gibt mehrere wirksame Formen der Stabilen Seitenlage mit verschiedenen Vorteilen für unterschiedliche Patienten. Anforderungen an eine wirksame Stabile Seitenlage:

- stabile und möglichst seitliche Lagerung
- der tiefste Punkt des Körpers ist der Kopf (der Mund)
- kein Druck auf dem Brustkorb, der die Atmung behindert

Der Zweck der Seitenlage wird nur erfüllt, wenn

1. der Mund den tiefsten Punkt des Körpers darstellt (untergelegte Kissen oder die falsch platzierte Patientenhand können den Effekt zunichte machen!) und leicht geöffnet ist (damit Flüssigkeiten – Sekrete, Blut, Erbrochenes – abfließen können),
2. der Kopf ausreichend überstreckt ist (damit die Durchgängigkeit der Atemwege gewährleistet ist).

ERC-Praxis **Drehung von der Rückenlage in die Seitenlage (ERC)**

Der ERC gibt die folgende Handlungsanweisung zur Drehung eines Patienten von der Rückenlage in die Seitenlage:

- Wenn vorhanden: Brille des Patienten absetzen.
- Beine des Patienten ausstrecken.
- Seitlich neben dem Patienten knien.

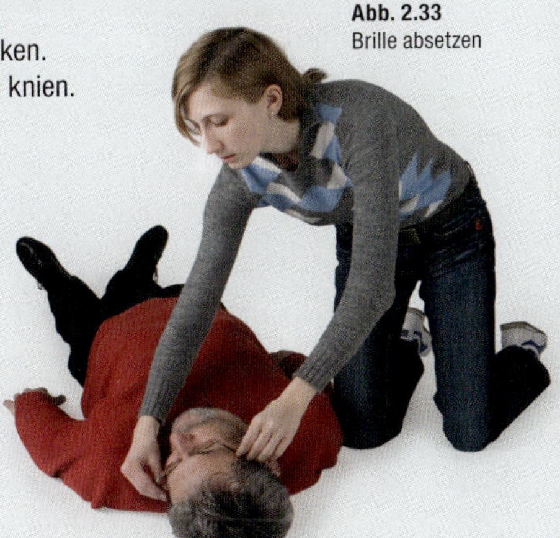

Abb. 2.33
Brille absetzen

Abb. 2.34
Ggf. auch andere spitze/scharfe Gegenstände (z. B. Schlüsselbund) weglegen

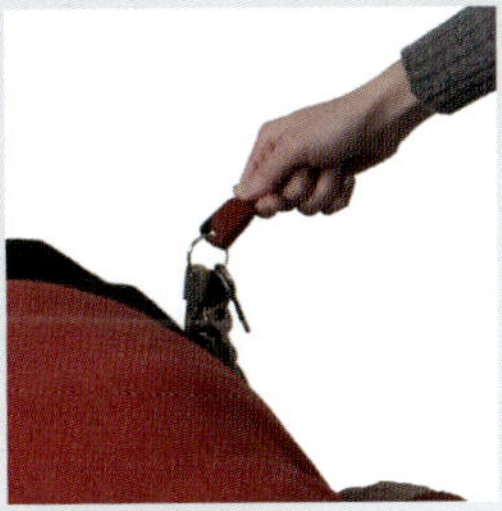

ERC-Praxis

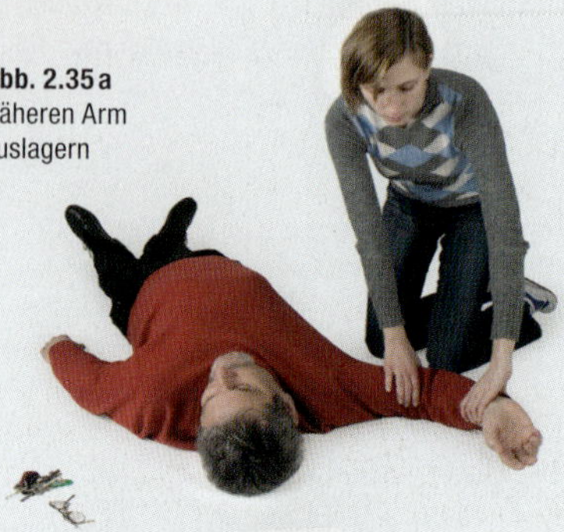

Abb. 2.35 a Näheren Arm auslagern

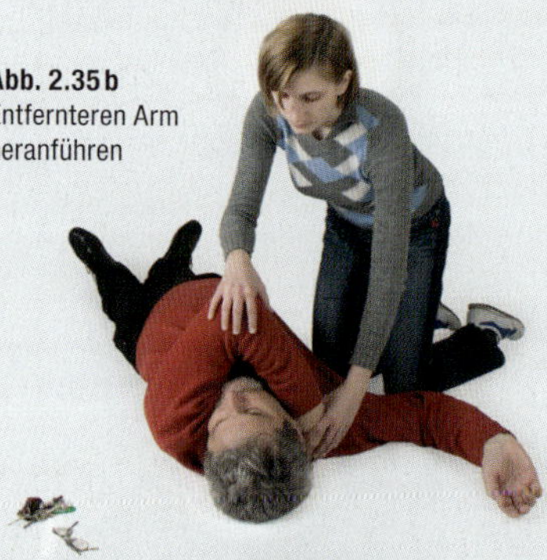

Abb. 2.35 b Entfernteren Arm heranführen

- Den näheren Patientenarm rechtwinklig nach oben auslagern (Oberarm etwa 90° abgespreizt, Ellenbogengelenk etwa 90° gebeugt, Handfläche zeigt nach oben).
- Den gegenüberliegenden Patientenarm über den Brustkorb heranführen, den Handrücken des Patienten an der zugewandten Patientenwange mit einer Hand festhalten.
- Mit der anderen Hand das entferntere Patientenbein an der Rückseite des Oberschenkels, direkt überhalb der Kniekehle fassen und zu sich heranziehen (Bein wird abgewinkelt, Fuß bleibt am Boden), sodass der Patient zum Helfer hin rollt.
- Oben liegendes Bein in Knie- und Hüftgelenk rechtwinklig beugen (soll nicht auf dem unteren Bein liegen).

(Zur Einbettung der Stabilen Seitenlage in den BLS-Handlungsablauf s. S. 23)

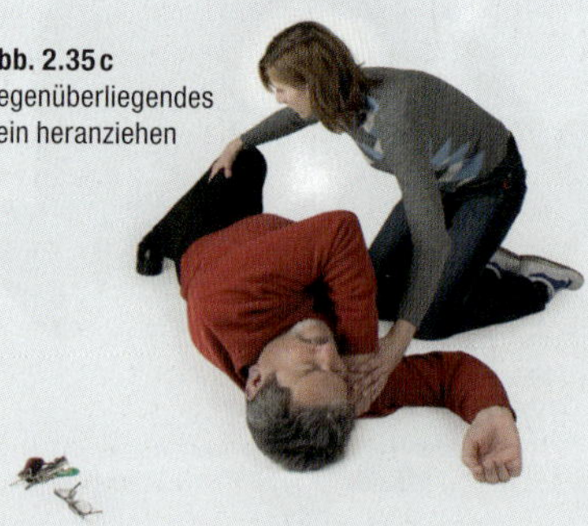

Abb. 2.35 c Gegenüberliegendes Bein heranziehen

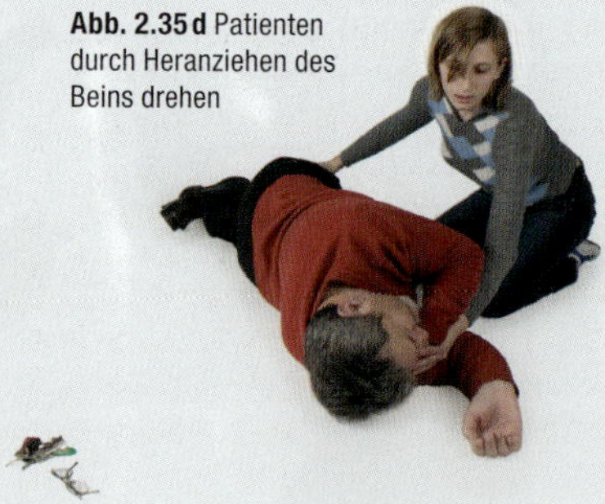

Abb. 2.35 d Patienten durch Heranziehen des Beins drehen

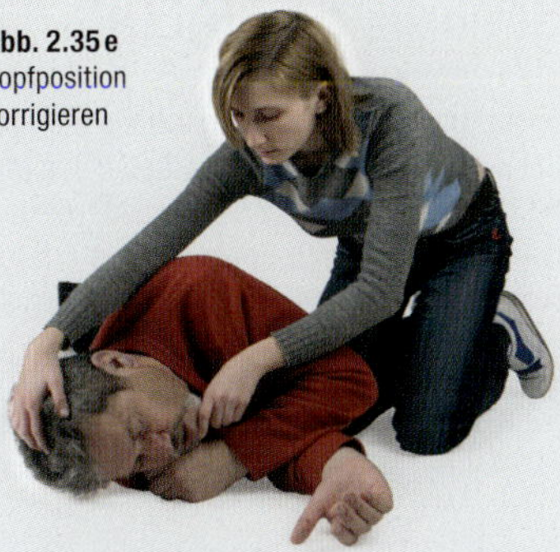

Abb. 2.35 e
Kopfposition korrigieren

- Kopf überstrecken, sodass die Atemwege frei bleiben (ggf. die Kopfposition durch Patientenhand unter der Wange stabilisieren).
- Fertige Stabile Seitenlage – Atmung regelmäßig überprüfen!

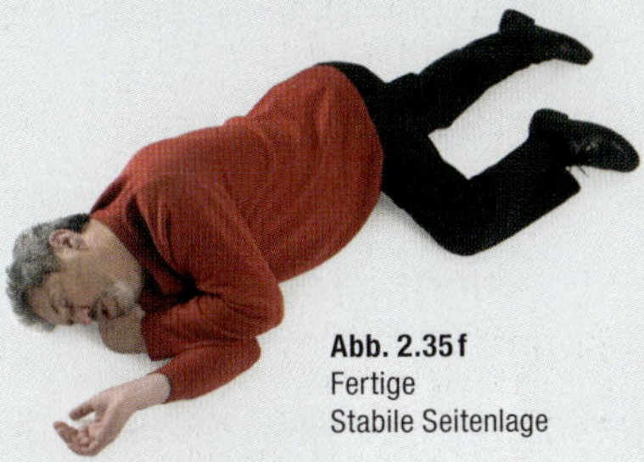

Abb. 2.35 f
Fertige Stabile Seitenlage

Nach längstens 30 min Seitenlage den Patienten auf die andere Seite drehen, um Druckschäden, insbesondere am unten liegenden Arm, zu vermeiden.

Studien zur Effektivität der Seitenlage unter Realbedingungen existieren nicht. Wenige Untersuchungen haben sich an gesunden Freiwilligen mit Lagerungsschäden und Lagerungstechnik beschäftigt. Bei diesen Untersuchungen klagten die Probanden seltener über Gefäß- und Nervenkompressionen, wenn der unten liegende Arm – wie oben beschrieben – nach vorne ausgelagert war, als wenn dieser unter oder hinter dem Körper zu liegen kam.

Die o.g. Handlungsanweisung gilt auch für die Erste Hilfe bei bewusstlosen, aber atmenden Patienten mit Verdacht auf ein Wirbelsäulentrauma (besonders vorsichtige Durchführung, achsengerechtes Mitdrehen des Kopfes durch einen zweiten Helfer).

Abb. 2.36
Diese Variante kann sich aufgrund besonderer anatomischer Gegebenheiten anbieten (jedoch keine ERC-Empfehlung)

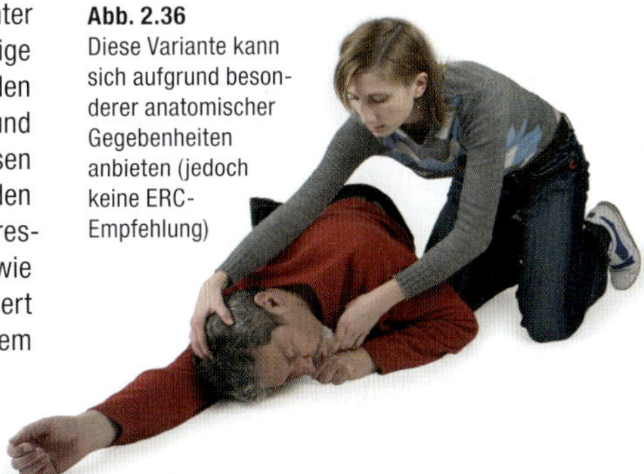

TR 16 *(193) Es ist begründet, einen bewusstlosen Erwachsenen mit normaler Atmung auf der Seite zu lagern, wobei der unten liegende Arm vor dem Körper zu liegen kommen soll [LOE 5 (3x), LOE 7] [AHA Class IIb].*

Automatisierte externe Defibrillation (AED)

In diesem Abschnitt wird die Defibrillation (Abgabe eines lebensrettenden Elektroschocks) als Bestandteil der Basismaßnahmen durch qualifizierte Ersthelfer (Laien und medizinisches Fachpersonal) dargestellt. Der Elektroschock wird durch qualifizierte Ersthelfer – falls erforderlich – mit sog. automatisierten externen Defibrillatoren (im folgenden mit AED abgekürzt) verabreicht. Zur Wortbedeutung und Zweck der „Defibrillation" siehe Kapitel 1.
Zu Einzelheiten der Defibrillation (z. B. Gerätetechnik, Angaben zur Defibrillationsenergie) s. S. 97 ff und S. 111 ff.

Funktion eines AED

Bei AED handelt es sich um hochentwickelte und zuverlässige Geräte. Nach dem Einschalten und Anlegen von speziellen Klebeelektroden analysieren sie den Herzrhythmus des Patienten selbsttätig und treffen daraufhin die Entscheidung, ob ein Elektroschock erforderlich ist oder nicht. AED leiten den Anwender (Laien und medizinisches Fachpersonal) mit Sprach- und/oder Bildschirmanweisungen durch den Reanimationsablauf. Nur wenn ein Elektroschock erforderlich ist, erlaubt und empfiehlt der AED dem Anwender das Auslösen des Elektroschocks per Knopfdruck; sonst ist die Schockauslösung nicht möglich. Die Anwendung von AED ist sicher und einfach. AED werden mittlerweile in Massenproduktion hergestellt und sind daher relativ preiswert geworden. Auch aktuelle EKG-Defibrillator-Einheiten für die Anwendung durch professionelle Helfer können mit einer AED-Funktion ausgerüstet sein.

Abb. 2.37 AED mit Ausrüstung, hier gezeigt: Lifepak CR® Plus von Medtronic

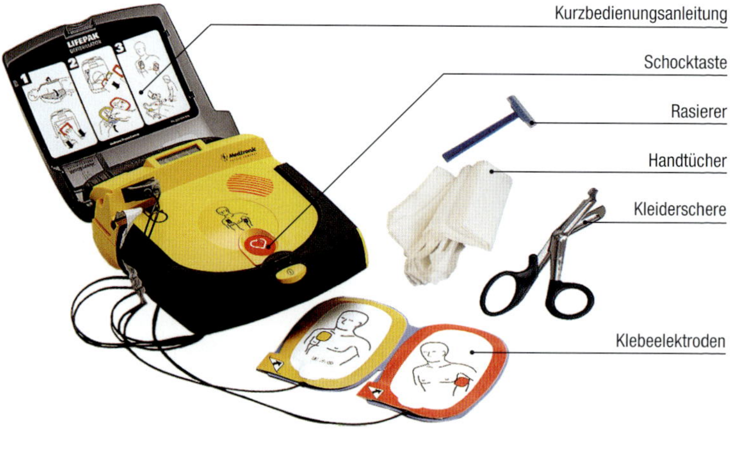

ERC-Praxis **AED bei Kindern?**

Standard-AED können ab einem Alter von 8 Jahren eingesetzt werden. Bei Kindern vom 1. bis zum 8. Lebensjahr sollen spezielle Kinderdefibrillationselektroden oder eine spezielle AED-Betriebsart für Kinder benutzt werden. Wenn diese nicht verfügbar sind, kann der AED trotzdem angewendet werden, um einen möglichen lebensrettenden Elektroschock nicht zu verzögern (die Abgabe einer „relativ zu hohen" elektrischen Energie wird dabei in Kauf genommen). Für Säuglinge (bis 1 Jahr) ist die Anwendung von AED generell nicht empfohlen [AHA Class Indeterminate].
Näheres zur Defibrillation bei Kindern s. S. 175 f.

Halb- und vollautomatische externe Defibrillatoren

Bei den meisten AED liegt der letzte Schritt zur Schockauslösung (Knopfdruck) in den Händen des Anwenders, der auf die Sicherheit der Anwesenden achten muss. Da also ein Teil des Defibrillationsversuchs durch den Anwender gewährleistet wird, werden diese AED auch als „halbautomatisch" oder „semiautomatisch" bezeichnet.
Im Gegensatz dazu werden auch sog. vollautomatische externe Defibrillatoren angeboten. Diese beschränken sich nach Einschalten und Herstellung einer Verbindung mit dem Patienten nicht nur auf die Beurteilung des Herzrhythmus und die Schockempfehlung, sondern geben den Elektroschock auch unmittelbar – ohne weitere Bedienung durch den Helfer – selbsttätig ab. Zu vollautomatischen AED liegen bislang keine klinischen Studien vor.

ERC-Praxis **AED-Anwendung durch qualifizierte Ersthelfer (auch Laien)**

Die Überlebensrate von Patienten mit plötzlichem Herztod kann nachweislich erhöht werden, wenn AED durch Ersthelfer, auch Laien, vor Eintreffen des Rettungsdienstes angewendet werden. Bei extrem schnellen Reaktionszeiten können Überlebensraten bis 75 % erreicht werden. Dies setzt aber unbedingt voraus, dass ein organisiertes und eingeübtes Notfallkonzept besteht, in dem die eingesetzten Ersthelfer ausreichend unterwiesen und geübt sind, Notfälle zu erkennen, den Rettungsdienst zu alarmieren, effektive CPR durchzuführen und den AED adäquat zu bedienen. Zu einem solchen Konzept gehören ferner eine Verbindung mit dem örtlich zuständigen Rettungsdienst sowie eine kontinuierliche Überwachung im Sinne einer Qualitätssicherung und -verbesserung (z. B. Auswertung und Nachbearbeitung von AED-Einsätzen).
Klare Konzepte zur AED-Anwendung durch qualifizierte Ersthelfer (PAD-Programme, First-Responder-Projekte) werden ausführlich ab S. 70 f. dargestellt.

Alg. 3 – Automatisierte externe Defibrillation

nach ERC, 2005

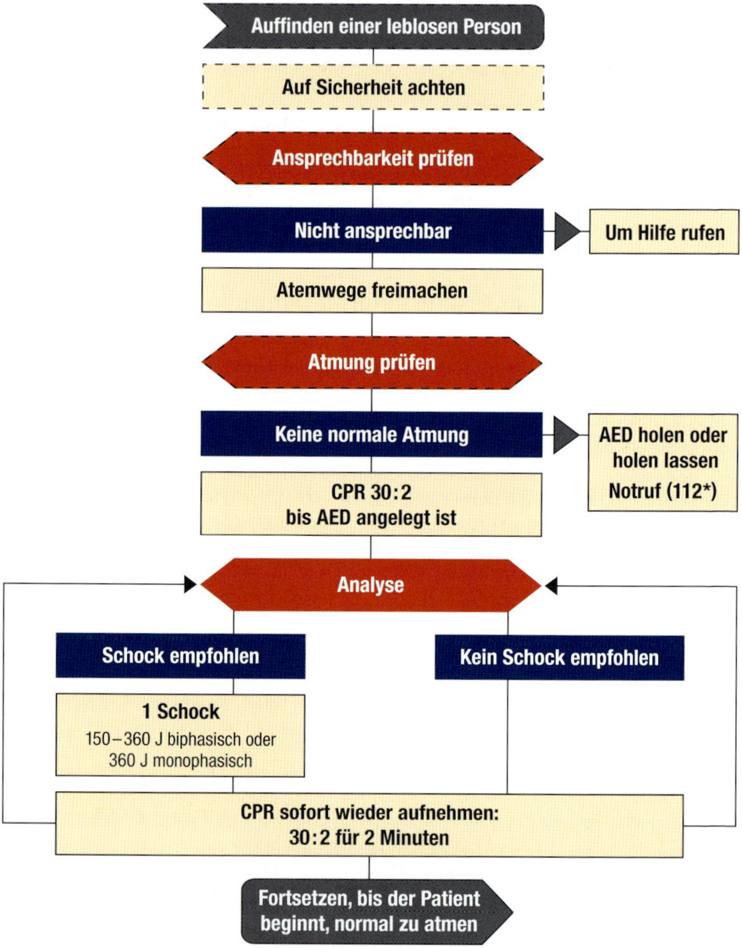

* Zu Notrufnummern und -meldewegen s. a. Anmerkungen auf S. 15.

AED-Algorithmus

Erläuterungen zu Alg. 3 (s. vorangehende S.)

Anwender von AED können qualifizierte Laien sein (je nach nationalem Recht), aber auch medizinisches Assistenzpersonal und Ärzte. Gerade in einer Gefahrensituation kann die Anwendungssicherheit und Anwendungsschnelligkeit durch automatische elektronische Hilfen maßgeblich gesteigert werden. Bei modernen AED erfolgt die korrekte EKG-Diagnose, Entscheidung über die Notwendigkeit eines Elektroschocks, Festlegung der notwendigen Defibrillationsenergie (angepasst an die gemessene Thoraximpedanz) und das Aufladen sicher, schnell und zuverlässig. Die Autoren von Reanimation kompakt vergleichen den AED (gegenüber der manuellen Defibrillation) deshalb gerne mit dem ABS beim Autofahren (automatisches Antiblockiersystem gegenüber der früher gelehrten Stotterbremse, um die Lenkbarkeit und Fahrstabilität des Kraftfahrzeugs beim Bremsen zu erhalten). Der Anwender kann seine Aufmerksamkeit auf wenige Aspekte der Reanimation beschränken und dadurch weniger Fehler machen. Leider werden AED von Rettungsdienst- und Klinikpersonal noch vielfach als Beschneidung von Kompetenzen oder technischen Möglichkeiten betrachtet. Aber: Wer würde heute noch ein Auto ohne ABS kaufen?

Es muss jedoch betont werden, dass die im Handel befindlichen AED z. T. gravierende Unterschiede in ihrer Schnelligkeit und Zuverlässigkeit aufweisen und nicht alle gleichermaßen in der Praxis an größeren Patientenkollektiven getestet wurden. Insofern muss bei der Beschaffung der Geräteauswahl höchste Aufmerksamkeit geschenkt werden.
In bestimmten Fällen kann es für erfahrene Notfallmediziner sinnvoll, zeitsparender oder notwendig sein, einen manuellen Defibrillationsversuch durchzuführen. Insofern bieten sich in der professionellen Notfallversorgung Multifunktions-EKG-Defibrillator-Kombinationen an, deren automatisierter Modus (AED-Betriebsart) bei Bedarf deaktiviert werden kann, sodass ein manueller Defibrillationsversuch möglich ist.

TR 30 *(205) Die Nutzung von AED wird empfohlen, um das Ziel früher Defibrillation innerhalb von Krankenhäusern leichter zu erreichen [LOE 4, LOE 6 (2x), LOE 7].*

ERC-Praxis

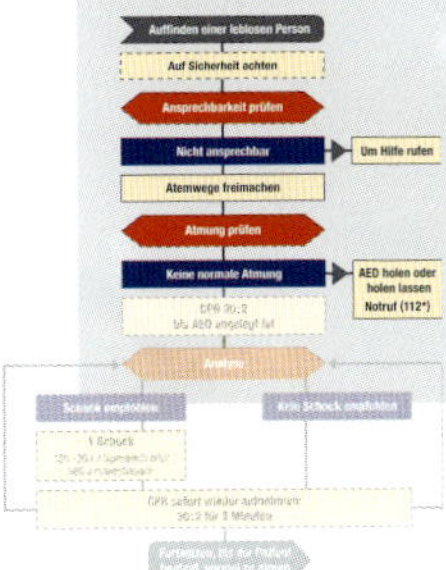

Das AED-Handlungsschema stimmt bis zum Punkt „Keine normale Atmung“ mit dem CPR-Basisschema überein (s. Alg. 1 inkl. Erläuterungen).
Wenn der Patient bewusstlos ist und nicht normal atmet, soll im Idealfall ein zweiter Helfer beauftragt werden, einen AED zu holen **und** den Rettungsdienst zu alarmieren.

Ein allein auf sich gestellter Helfer muss zu diesem Zeitpunkt selbst den Notruf tätigen. Im Original-ERC-Algorithmus ist – rein

theoretisch – vorgesehen, dass ein allein auf sich gestellter Helfer neben der Rettungsdienstalarmierung auch selbst einen AED holt (in dieser Zeit findet keine CPR statt!). Dieses Vorgehen erscheint aber nur bei sehr schneller Verfügbarkeit eines AED sinnvoll (bekanntermaßen in der Nähe befindlicher AED).
Taktisch dürfte es – auch bei zwei Helfern – in vielen Fällen klug sein, wenn erst der Notruf abgesetzt wird (geht schnell, Rettungsdienst ist unterwegs) und dann der AED zum Patienten gebracht wird.

ERC-Praxis

Wenn festgestellt ist, dass der Patient bewusstlos ist und keine normale Atmung zeigt, beginnt der Helfer am Patienten sofort mit der mit der Basiswiederbelebung (Thoraxkompressionen und Beatmungen im Verhältnis 30:2, vgl. S. 27ff.), während ein zweiter Helfer den AED holt und den Notruf tätigt.
Wenn der AED eintrifft, wird dessen Anwendung durch einen Helfer vorbereitet (Einschalten, Elektroden anlegen), während der andere Helfer die Basisreanimation kontinuierlich fortführt.

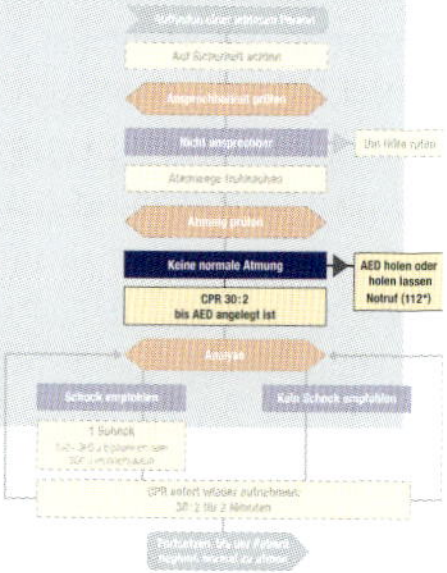

Bei zwei beteiligten Helfern ist es anzustreben, dass der mit dem AED zurückkehrende Helfer die Basisreanimation fortführt, um einer Erschöpfung des anderen Helfers mit Qualitätsverlust der CPR vorzubeugen. Dies hängt natürlich auch davon ab, wer in der Lage ist, den AED zu bedienen. Evtl. kann sich der reanimierende Helfer auch mit einer dritten anwesenden Person abwechseln.
Nach den alten Leitlinien hatte der schnellstmögliche Defibrillationsversuch allerhöchste Priorität, da bei Verzögerung des Elektroschocks ohne weitere Maßnahmen die Erfolgs-

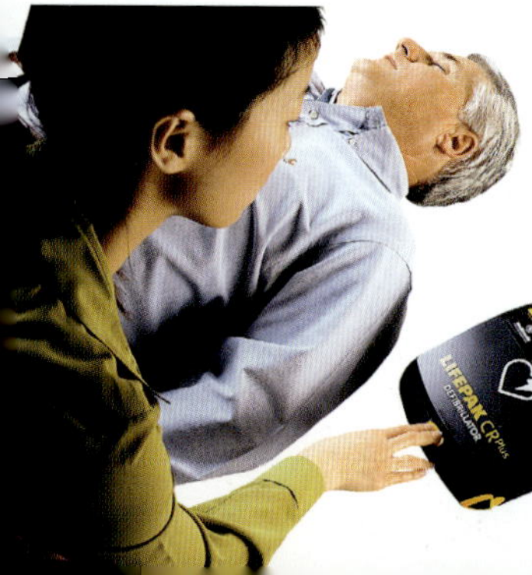

Abb. 2.38 a Einschalten des AED

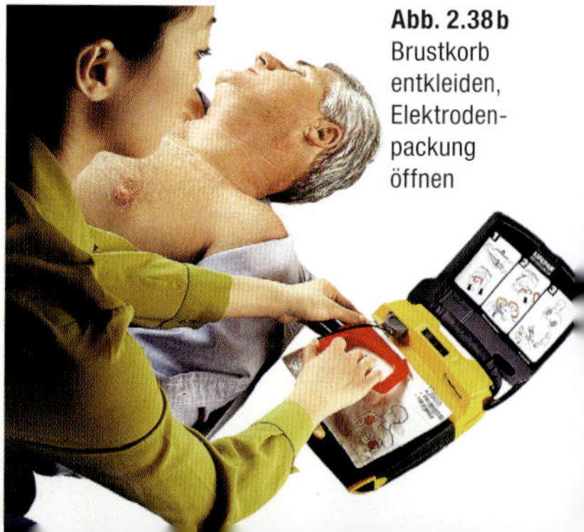

Abb. 2.38 b Brustkorb entkleiden, Elektrodenpackung öffnen

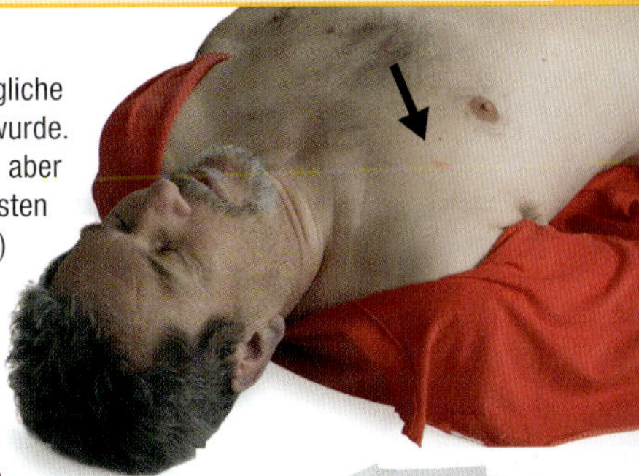

chance sinkt, weshalb immer eine frühestmögliche Analyse und Schockauslösung empfohlen wurde. Neuere Untersuchungen (s. S. 97 f.) zeigen aber auch, dass Thoraxkompressionen vor dem ersten Elektroschock (durch den Rettungsdienst) die Überlebensrate dann erhöhen können, wenn das Zeitintervall zwischen Notruf und Ankunft des Rettungsdienstes 5 Minuten übersteigt. Bei länger dauerndem Herz-Kreislauf-Stillstand ohne Basisreanimation dürfte der Patient also von einem gewissen Zeitintervall Basisreanimation vor dem ersten Defibrillationsversuch profitieren. Daraus resultiert eine entsprechende Treatment Recommendation und Leitlinienempfehlung für den professionellen Helfer in Rettungsdienst und Klinik (s. TR 27 auf S. 98). Die Übertragbarkeit dieser Erkenntnisse auf die Anwendung von AED durch qualifizierte Laienersthelfer wird dadurch eingeschränkt, dass

1. die Paramedics in diesen Studien auch eine Atemwegssicherung mit Intubation und Beatmung mit 100 % Sauerstoff durchführten, was nicht mit der Oxygenierung durch Mund-zu-Mund-Beatmung vergleichbar ist, und
2. das Zeitintervall von Herz-Kreislauf-Stillstand bzw. Kollaps bis zum Eintreffen des AED für den Ersthelfer selten genau bekannt oder abschätzbar ist (außerdem: Zeitpunkt des Kollapses muss nicht Zeitpunkt des Herz-Kreislauf-Stillstandes sein). Insofern ist für den Ersthelfer eine differenziertere Vorgehensweise nach der bisherigen Dauer des Herz-Kreislauf-Stillstandes nicht möglich.

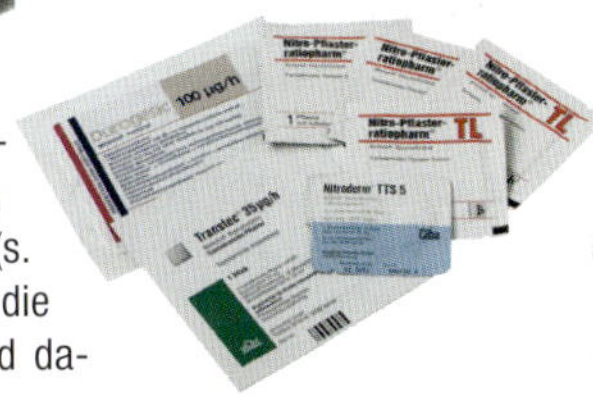

Abb. 2.39 Medikamentenpflaster müssen vor Anbringen der Klebeelektrode entfernt werden.
Beachte, dass viele davon transparent/hautfarben sind.

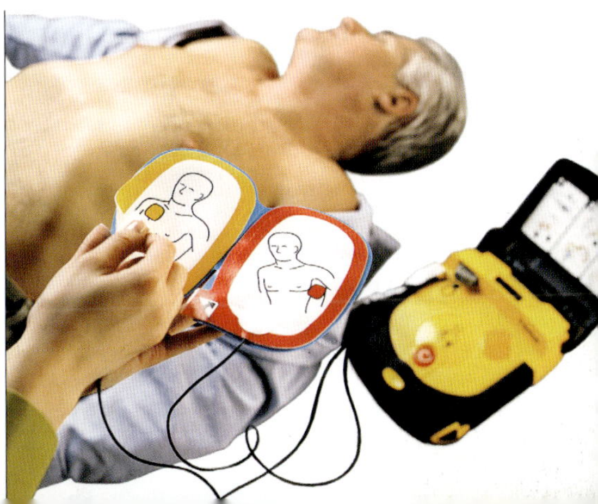

Abb. 2.38 c Aufbringen der Klebeelektroden: an einem Ende beginnen, von dort gleichmäßig auf die Haut aufstreichen; vorher ggf. Brustkorb abtrocknen und rasieren

Dass die Basisreanimation ein wesentlicher Erfolgsfaktor für die Defibrillation ist, wurde auch überzeugend in der Untersuchung von Cobb deutlich [Cobb et al., JAMA, 1999]: Mit zunehmender Ausstattung von First-Responder-Einheiten in Seattle mit AED fielen die Überlebensraten nach Herz-Kreislauf-Stillstand – der Grund: Ausrichtung der Prioritäten auf den frühestmöglichen AED-Einsatz und Vernachlässigung der Basismaßnahmen (CPR wurde erst nach AED-Analyse/ggf. Schock gestartet).

Als gesichert gilt auch, dass Patienten mit gleicher Stillstandszeit eine höhere Defibrillationswahrscheinlichkeit haben, wenn die Basisreanimation bis möglichst kurz vor Abgabe des Elektroschocks (ohne diesen zu verzögern) stattgefunden hat. Daher ist der AED – sobald verfügbar – anzuwenden, und darüberhinaus – wie im Original-ERC-Algorithmus ausdrücklich formuliert – die Zeit, „bis der AED angelegt" (eingeschaltet und angeschlossen = betriebsbereit) ist, unbedingt für frühestmögliche, ununterbrochene und bestmögliche CPR zu nutzen.

In Situationen, in denen eine Basisreanimation durch Ersthelfer ohnehin schon durchgeführt wird, ist der AED natürlich in jedem Fall sofort bei dessen Eintreffen am Patienten anzuwenden.

Die **BÄK** führt aus: „Die Herzdruckmassage ist besonders wichtig, insbesondere wenn nicht innerhalb von 4–5 Minuten nach dem Kollaps ein Defibrillationsschock verabreicht werden kann. Dies darf grundsätzlich unterstellt werden, wenn der Kollaps nicht beobachtet wurde." Welche Konsequenz der letzte Satz nach Ansicht der BÄK haben soll, wird dort nicht gesagt.

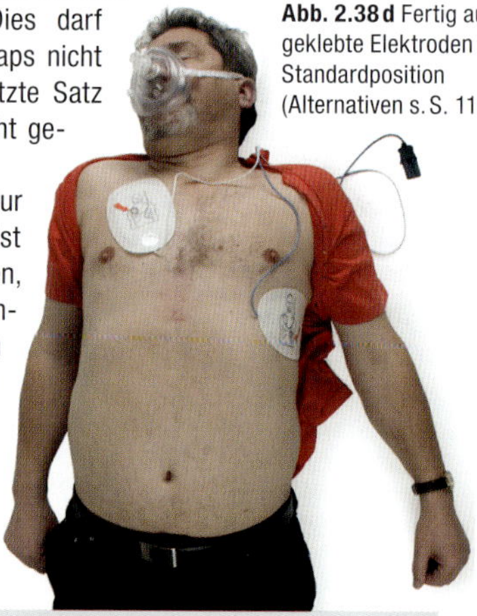

Abb. 2.38 d Fertig aufgeklebte Elektroden in Standardposition (Alternativen s. S. 113 f.)

Für den Fall, dass nur ein Helfer anwesend oder zur Reanimation und AED-Bedienung in der Lage ist, ist aus dem Original-ERC-Begleittext herauszulesen, dass der AED ebenfalls sofort zum Einsatz zu bringen ist, sobald dieser am Patienten eintrifft – in diesem Fall durch den allein auf sich gestellten Helfer, der dann parallel zur AED-Anwendung keine CPR durchführen kann.

Die **BÄK** gibt keine Auskunft zum Vorgehen für einen allein auf sich gestellten Helfer mit AED.

ERC-Praxis **AED-Bedienung**

Sobald der AED eintrifft, ist dieser betriebsbereit zu machen:
1. Einschalten des Gerätes
2. Defibrillationselektroden anbringen (korrekt auf dem Brustkorb des Patienten platzieren und je nach Gerätetyp ggf. mit dem AED verbinden)
3. AED–Anweisungen (optisch, akustisch) befolgen

Es sei nochmal betont: Wenn zwei Helfer anwesend sind, soll ein Helfer während der Vorbereitung des AED Thoraxkompressionen und Beatmung (30 : 2) fortführen!

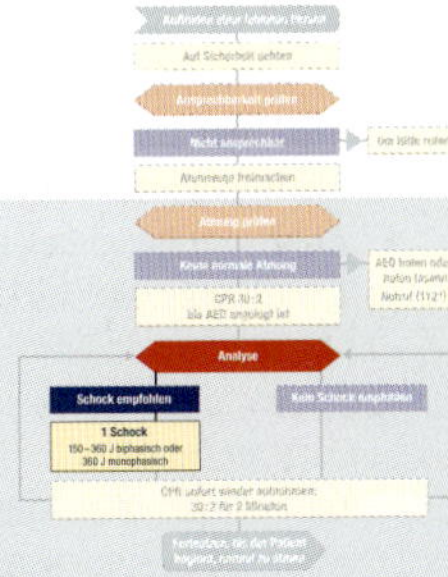

ERC-Praxis

- Sicherstellen, dass während der Rhythmusanalyse niemand den Patienten berührt!
- Wenn der Schock empfohlen wird, auf eine sichere Schockabgabe achten: Der Patient darf nicht berührt werden!
- Nach Aufforderung durch den AED: Schock durch Knopfdruck auslösen
- Optische und akustische Handlungsanweisungen für das weitere Vorgehen befolgen

Manipulationen am Patienten können bei vielen AED-Geräten dazu führen, dass die Analyse gestört wird. Dadurch kann der AED fälschlicherweise einen Schock empfehlen, einen notwendigen Schock nicht freigeben oder die Analyse abbrechen. Dies kann für den Patienten fatal sein. Da das sogenannte „Hands-off-Intervall“ (Zeit zwischen letzter Thoraxkompression vor und erster Thoraxkompression nach dem Schock) möglichst kurz sein soll, um die Überlebensrate zu verbessern, haben manche Hersteller die AED-Technik so weiterentwickelt, dass die Reanimation noch in der Aufladephase möglich ist (z. B. cprMAX® von Medtronic)

Die Stromeigenschaften des Elektroschocks (je nach Gerät: mehrere Tausend Volt Spannung und mehrere Ampère Stromstärke über einige Millisekunden) können lebensgefährlich sein, wenn sie zu einem ungünstigen Zeitpunkt auf ein schlagendes Herz einwirken. Daher ist während der Schockabgabe durch den Anwender unbedingt sicherzustellen, dass weder Helfer noch Dritte direkten Kontakt zum Patienten oder zu möglicherweise elektrisch leitenden Gegenständen haben. Damit ein Patient mit schlagendem Herzen nicht durch einen fälschlich ausgelösten Elektroschock (der z. B. durch Bewegungsartefakte freigegeben werden könnte) zu Schaden kommt, dürfen für Laien konzipierte AED sicherheitshalber nur bei bewusstlosen Patienten ohne normale Atmung angelegt werden.

Abb. 2.38 e Schock auslösen: Warnen, Rundumblick und Knopf drücken

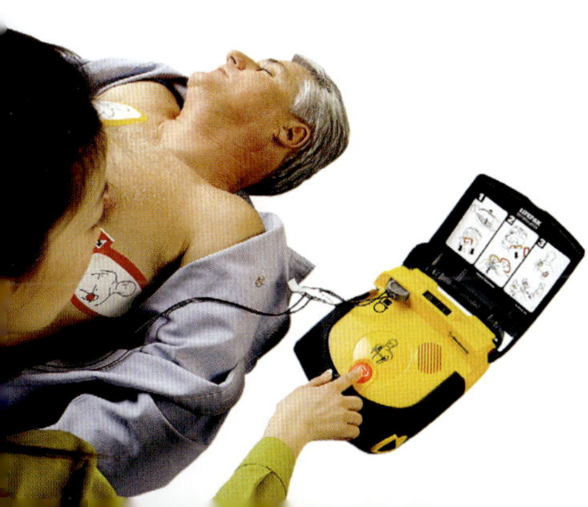

Eine Defibrillation in nasser Umgebung oder auf elektrisch leitendem Untergrund ist im Regelfall gefährlich und zu unterlassen, es sei denn, der Defibrillator verfügt über spezielle Schutzfunktionen (z. B. Sicherheits-Schockpaddel und Sicherheitsmatte des corpuls® 08/16 S von G. Stemple).

Achtung: Es gibt eine Reihe weiterer Fallstricke, durch die eine Schockabgabe

1. ineffektiv werden kann, ohne dass es der Anwender merkt (fatal für den Patienten, weil der rettende Elektroschock ausbleibt) und
2. gefährlich werden kann, sowohl für den Patienten als auch für Anwender und weitere Anwesende.

Die hierzu wichtigen praxisrelevanten Sicherheitsregeln werden im Abschnitt ALS (s. S. 111 f.) aufgelistet und erläutert.

Die im Algorithmus genannten Schockenergien haben für den Anwender keine große praktische Bedeutung, da sie in aller Regel im AED einprogrammiert und nur selten bei der Anwendung wählbar sind. Bei monophasischen AED sollte nach aktuellen Leitlinienempfehlungen die Schockenergie für alle Schocks fest auf 360 J programmiert werden.
Bei biphasischen AED sollte nach Evaluation der AED-eigenen Stromkurve durch den Gerätehersteller eine Empfehlung für die Schockenergien des betreffenden Gerätetyps ausgesprochen werden, die regelmäßig zwischen 150 und 360 J liegen wird.
Die Hersteller sind in den Leitlinien aufgefordert, die für ihre Geräte empfohlenen Energien (sofern wählbar) auf dem Gerät deutlich kenntlich zu machen.

ERC-Praxis

Wenn der AED nach einer Analyse keinen Schock empfiehlt, wird sofort die CPR (30 : 2) fortgesetzt.

Unmittelbar nach der Abgabe von 1 Schock bzw. wenn kein Schock empfohlen ist, soll die Reanimation sofort wieder für 2 Minuten aufgenommen werden (30 Thoraxkompressionen : 2 Beatmungen im Wechsel) [AHA Class IIa nach „1 Schock“; AHA Class IIb nach „kein Schock empfohlen“].
Weitere Aufforderungen des AED beachten!
Nach 2 Minuten CPR soll der AED wieder in eine Analysephase eintreten [AHA Class IIb].

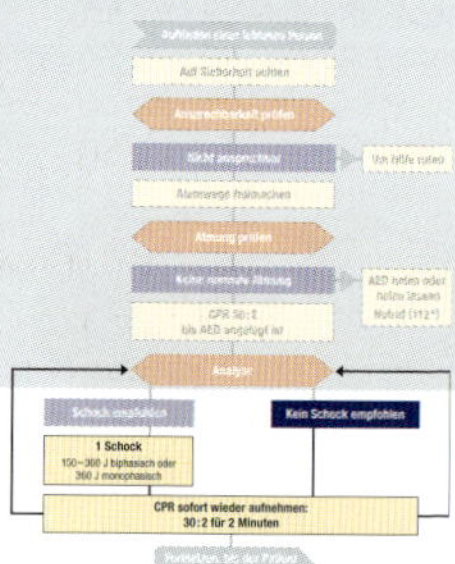

Eine Kontrolle von Atmung oder Kreislaufzeichen nach Schockabgabe oder nicht empfohlenem Schock ist nicht mehr vorgesehen, da dies die CPR-Pause (= No-Flow-Zeit: keine Sauerstoffversorgung) zu Ungunsten des Patienten verlängern würde. Zudem ist eine Rückkehr des Kreislaufs unmittelbar nach einer Defibrillation sehr selten. Sollte sich nach einem Schock ein Eigenrhythmus einstellen, so sind Thoraxkompressionen in dieser

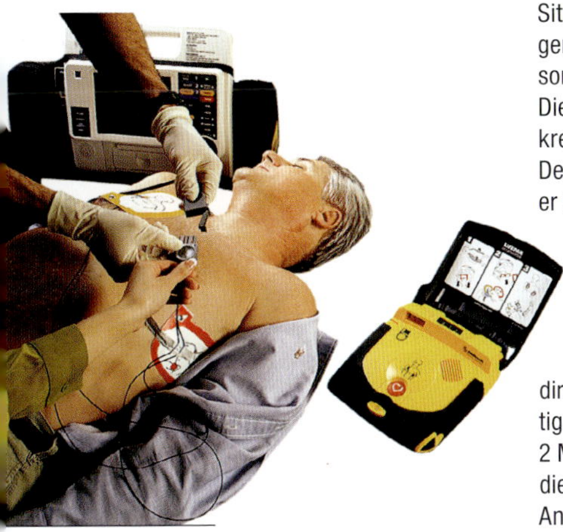

Abb. 2.38 f Wenn Geräte kompatibel sind, Kabel und Defibrillationselektroden vom halbautomatischen Defibrillator am Rettungsdienst-EKG/ Defibrillator weiterverwenden/anschließen.

Situation trotz möglicherweise schlagendem Herzen nicht als gefährlich sondern, als erforderlich einzustufen. Die Wiederherstellung eines Spontankreislaufs wird wahrscheinlicher.

Der AED ist so zu programmieren, dass er konform zum AED-Algorithmus

a) nach jeweils einer Analyse mit einem anschließenden Schock bzw.

b) nach jeweils einer Analyse ohne anschließenden Schock

direkt die Sprachanweisung zur sofortigen Fortsetzung der CPR (30:2) für 2 Minuten gibt und sich nach Ablauf dieser 2 Minuten selbsttätig wieder zur Analyse meldet.

Kontrollen gleich nach einem Schock (Rhythmusanalyse, Lebenszeichen) haben aus den o.g. Gründen zu unterbleiben.

Die BÄK weist in ihrem Begleittext zum AED-Algorithmus auf „eine Rhythmus- und Pulskontrolle" am Ende des 2-minütigen Reanimationsintervalls hin, ohne dabei zwischen Laien und professionellen Helfern zu unterscheiden. Die routinemäßige Pulskontrolle zu diesem Zeitpunkt ist keine Empfehlung der ERC-Leitlinien, verlängert das CPR-freie Intervall und verkompliziert den Ablauf.

Die AHA drückt klar aus, dass (außer bei der initialen Patientenkontrolle) zu keinem Zeitpunkt AED-Anweisungen zu einer Patientenkontrolle erfolgen sollten, wenn der AED für die Laienanwendung bestimmt ist.

Die BÄK betont ferner, dass „professionelle Helfer von den Angaben (Anweisungen) des AED-Gerätes abweichen können, solange die im Umlauf befindlichen AED firmenseitig noch nicht an den neuen Algorithmus angepasst sind". Worin die Kann-Abweichungen bestehen, wird nicht präzisiert. Die Verweise zu dieser Aussage sind etwas unglücklich gesetzt. So geht einer von der Sicherheitsregel aus, den Patienten während des Schocks nicht zu berühren. Tatsächlich dürften die Bezüge darauf abzielen, den Sprachanweisungen des Gerätes ggf. nicht zu folgen. Dies könnte z.B. bedeuten, trotz anderslautender AED-Anweisungen nach einem erfolgreichen Schock oder nicht empfohlenen Schock direkt die Reanimation fortzuführen. Das Vorgehen (z.B. für den Fall, dass der AED zum zweiten Schock direkt in Serie hochlädt) wird nicht präzisiert und sicherheitstechnische Fragen bleiben offen.

Der AED kann nach einer Analyse mit Feststellung eines geordneten Herzrhythmus zu einer Suche nach Lebenszeichen auffordern. Der Original-ERC-Algorithmus präferiert allerdings die Fortführung von Analysen, ggf. Schocks und CPR „bis der Patient normal atmet."

ERC-Praxis

Das Vorgehen gemäß den Anweisungen des AED wird nur unterbrochen, wenn
- qualifiziertere Hilfe eintrifft und die Reanimation übernimmt,
- der Betroffene wieder normal atmet oder
- der Ersthelfer erschöpft ist.

Die CPR wird nur zur Schockabgabe und (je nach Gerät) während Analyse/Aufladephase unterbrochen.

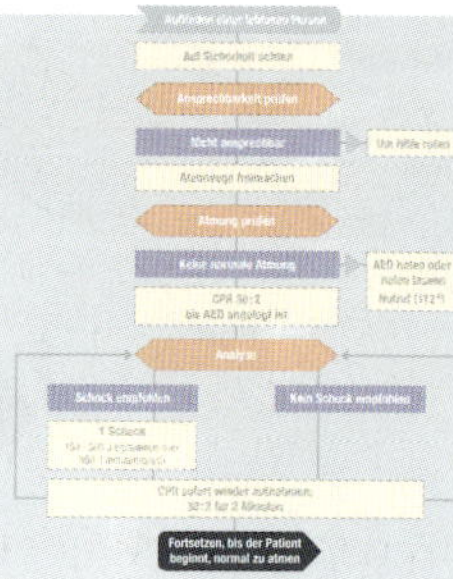

Warum im Original-ERC-Algorithmus (auch bei der BÄK abgebildet) das Handlungsfeld „Fortsetzen, bis der Patient beginnt, normal zu atmen", nur mit dem Handlungsstrang „Kein Schock empfohlen" in Verbindung steht, erschließt sich den Autoren von „Reanimation kompakt" nicht. Zwar wird die CPR möglicherweise im Strang „Kein Schock empfohlen" ohne weitere Defibrillationsversuche fortgeführt. Aber es ist durchaus möglich, dass der Herzrhythmus des Patienten von einem Strang in den anderen wechselt. Ferner wird auch der Strang „Schock empfohlen" ggf. solange fortgeführt, bis der Patient wieder normal atmet oder andere o. g. Kriterien eintreten.

AED-Anwendung durch qualifizierte Ersthelfer

Der AED muss schnellstmöglich zum Patienten gelangen. Zur Verwirklichung dieses Ziels mit qualifizierten Ersthelfern (auch Laien) gibt es im Wesentlichen zwei Konzepte, nämlich PAD- und First-Responder-Programme, die im Folgenden näher erläutert werden.

PAD (Public Access Defibrillation)

Mit PAD wird die Installation von AED in öffentlichen Einrichtungen (z. B. Bahnhöfe, Flughäfen, Einkaufszentren) bezeichnet, wenn die AED zufällig anwesenden qualifizierten Ersthelfern im Notfall zugänglich sind.
Die schnelle Verfügbarkeit von AED ist augenscheinlich leicht durch eine hohe Dichte von öffentlich zugänglichen AED zu erreichen. Zur Rettung eines Patienten mit plötzlichem Herztod muss aber unter diesen Umständen auch der Fall eintreten, dass

1. ein Ersthelfer, der die Notwendigkeit des AED-Einsatzes erkennt, weiß, wo sich der nächste AED befindet (Hinweisschilder!), oder durch Auftrag an einen anderen Ortskundigen den AED schnell herbei bringen lässt (dies muss schneller geschehen als die

örtliche Eintreffzeit eines Rettungsdienstes und darf dessen Alarmierung und Eintreffen auch nicht verzögern),
2. ein unterwiesener Ersthelfer den AED tatsächlich anwendet.

Damit dieser Fall eintritt, müssen – wie Wahrscheinlichkeits- und Zeitberechnungen zeigen – überraschend hohe Raten AED-geschulter Ersthelfer und auch eine hohe Dichte verfügbarer AED erreicht werden. Je höher die Personendichte und der mutmaßliche Personenanteil mit medizinischer Ausbildung, um so eher geht dieses Konzept auf. Baut man bei einem PAD-Konzept auf die zufällige Anwesenheit geschulter und hilfsbereiter Laien, so ist in diesem Konzept die Sicherstellung der Schulung für diese Laien ein Pflichtbestandteil. Wie die AHA/NHLBI-Studie zeigte, führt allein die allgegenwärtige Verfügbarkeit von AED im Bedarfsfalle nicht unmittelbar zu deren Nutzung [The Public Access Defibrillation Trial Investigators, N Engl J Med, 2004].

Auch muss sichergestellt werden, dass die dauerhafte Gewährleistung der AED-Funktion finanziert wird (z. B. Akku-/Batteriewechsel, Elektrodenaustausch, Gerätecheck). Die Wirkung von PAD-Programmen auf die Gesamtüberlebensraten aller Patienten mit plötzlichem Herztod ist dadurch limitiert, dass 80 % der Herz-Kreislauf-Stillstände in Wohnungen und anderen privaten Bereichen eintreten und somit einer Rettung durch PAD-Programme meist nicht zugänglich sind.

First Responder

Hierbei handelt es sich um **strategisch einsetzbare, qualifizierte Ersthelfer(-gruppen),** die u. a. mit AED ausgerüstet sind und über eine Notrufzentrale oder eine Rettungsleitstelle alarmiert werden können. Die First Responder halten sich regelmäßig an Orten auf, von denen sie bei einer Alarmierung in einem definierten Bereich i. d. R. schneller eintreffen als der örtlich zuständige Rettungsdienst. First-Responder-Gruppen sind geeignet, die Zeit bis zum Eintreffen des Rettungsdienstes durch qualifizierte Erste Hilfe zu überbrücken. Das Spektrum reicht von Feuerwehrkräften über organisierte ehrenamtlichen Einheiten der Hilfsorganisationen, deren Helfer sich i. d. R. aus Sanitäts- und Rettungsdienstpersonal rekrutieren, bis hin zu gezielt erreichbaren Ersthelfern in Betrieben.
In vielen Fällen kann mit First Respondern gegenüber dem PAD-Konzept die Anwendungswahrscheinlichkeit und -sicherheit im Bedarfsfalle erhöht werden, z. B. wenn in bestimmten Bereichen ein organisierter Sicherheits-, Bereitschafts- oder Notfalldienst ständig verfügbar ist und von jedem Notfall Kenntnis erlangt (z. B. Werkschutz, Pförtner, Telefonzentrale, betriebliche Ersthelfer). Diese Personen sind i. d. R. ortskundig und verfügen ggf. auch über notwendige Zugangsberechtigungen und Kenntnisse lokaler Gefahren. Im Bedarfsfalle kann ein Helfer dieses Dienstes den AED zum Patienten bringen und anwenden. Dadurch müssen für einen definierten Bereich

- nur wenige Helfer geschult werden (von denen aber sicher einer im Bedarfsfalle anwesend ist),
- für den definierten Bereich nicht mehrere AED bereitgehalten werden (Kostenersparnis → oft eher umsetzbar) und

- AED nicht aufwändig gegen Diebstahl oder Vandalismus gesichert werden (schnelle Entnahme gewährleistet).

Voraussetzungen für First-Responder-Projekte sind vor allem die Bereitschaft geeigneter Helfer, deren Schulung und die Finanzierung des Projekts. First Responder-Projekte müssen qualifiziert begleitet werden. Dafür ist die Wirksamkeit eines First-Responder-Projektes im Einsatzfall eher vorhersagbar als die eines PAD-Programmes. First-Responder-Systeme funktionieren auch in Bereichen mit weniger Personen sowie in schwierig zu überblickendem oder schwierig zugänglichem Gelände.

Die Kenntnis von der Häufigkeit des plötzlichen Herztodes weckt folgerichtig den Wunsch nach ubiquitärer Verfügbarkeit von AED und deren Anwendern. Dieser Wunsch stößt natürlich an Grenzen, vor allem finanzieller Art. Bei den gegebenen Ressourcen ist es daher unabdingbar, Orte zu identifizieren, an denen die Einrichtung eines PAD- oder First-Responder-Programmes vordringlich ist, sodass Geld, welches zur Rettung von Menschenleben zur Verfügung steht, dort eingesetzt wird, wo es am wahrscheinlichsten Leben retten kann. AED-Hersteller betrachten PAD-Programme häufig aus einer anderen Perspektive.

Wo sind PAD- oder First-Responder-Programme sinnvoll?

Bei Orten, die für ein PAD- oder First-Responder-Programm geeignet sind, handelt es sich um solche, an denen hohe Wahrscheinlichkeiten für einen beobachteten Herz-Kreislauf-Stillstand und für einen AED-Einsatz mit deutlichem Zeitvorsprung vor dem Rettungsdienst bestehen. Bedingungen, die diese Wahrscheinlichkeiten erhöhen, sind:

- hohe Personenzahl über längere Zeit an diesem Ort
- höherer Anteil von älteren Personen oder Personen mit Herzerkrankungen
- Umgebungsbedingungen, die zu einer Verschlimmerung von Herzerkrankungen führen können
- räumlicher Bereich, der für den zuständigen Rettungsdienst i. d. R. nur verzögert erreichbar ist (z. B. ländliche Infrastruktur mit weit entfernten Rettungswachen, fehlende Ortskunde in Werksgeländen, fehlender Zugangsberechtigungen in großen Bankgebäuden)
- potenzielle First-Responder-Helfer ständig in der Nähe

Gesicherte Daten zu PAD-/First-Responder-Programmen

In den aktuellen ERC-Leitlinien finden sich folgende Empfehlungen zu sinnvollen AED-Bereitstellungen (z. B. PAD- und First-Responder-Programme):

1. Das Eintreffen des AED am Patienten muss nicht nur früher als das des zuständigen Rettungsdienstes stattfinden, sondern muss auch innerhalb von 5 bis 6 Minuten nach dem ersten Notruf geschehen, sonst ergibt sich kein nennenswerter Vorteil des routinemäßigen PAD-/First-Responder-Einsatzes gegenüber dem Defibrillationsversuch durch den Rettungsdienst. Trifft der PAD-/First-Responder-Helfer erst mehr als 10 Minuten nach dem Notruf ein, so ist selbst ein Zeitgewinn von mehreren Minuten gegenüber dem Rettungsdienst kaum mehr von Nutzen.
2. First-Responder-Programme, die zahlreiche Herztod-Opfer in Wohngebieten versorgen, erscheinen – auch bei kleiner Verkürzung der Reaktionszeit – nach derzeitiger Stu-

dienlage kosteneffektiver zu sein als größere Verkürzungen der Reaktionszeit durch PAD-Programme, die auf weniger Patienten ausgelegt sind.

3. Geeignete Orte für die Einrichtung von PAD-Programmen sind solche, an denen statistisch betrachtet mindestens ein Herz-Kreislauf-Stillstand in zwei Jahren auftritt (z.B. Flughäfen, Spielcasinos, Sportplätze); dies gilt nach AHA 2005 beispielweise für Orte, an denen sich täglich mehr als 250 Personen im Alter über 50 Jahre für mehr als 16 Stunden aufhalten.
4. Es sind heutzutage – auch in Deutschland – AED für jedermann erhältlich; so bot ein Lebensmitteldiscounter im Juli 2007 für 999,95 EUR (inkl. MwSt.) einen AED „für die Sicherheit zu Hause" an. Studien zur Dokumentation der Effektivität von in Privatwohnungen bereitgehaltenen AED liegen nicht vor – eine Empfehlung dafür oder dagegen kann nicht ausgesprochen werden.

Rahmenbedingungen für PAD-/First-Responder-Programme

Aus Sicht der BÄK sind an die Defibrillation durch „entsprechend qualifiziertes nicht ärztliches Rettungsdienstpersonal sowie Laien" gewisse Mindestanforderungen zu stellen. Hierzu gehören u.a. technische Vorgaben, Ausbildung, Nachschulung, ärztliche Aufsicht, Auswertung der Einsätze sowie Festlegung eines Einsatzprotokolls. Die BÄK verweist hierzu besonders auf die „Empfehlung der Bundesärztekammer zur Defibrillation mit automatisierten externen Defibrillatoren durch Laien" und die „Stellungnahme der Bundesärztekammer zur ärztlichen Verantwortung für die Aus- und Fortbildung von Nichtärzten in der Frühdefibrillation" (beide Dokumente verfügbar unter www.baek.de) sowie auf die „Gemeinsamen Grundsätze zur Aus- und Fortbildung von Ersthelfern in Frühdefibrillation" der Bundesarbeitsgemeinschaft Erste Hilfe (www.bageh.de).

Abschließend betont die BÄK in Übereinstimmung mit den aktuellen Erkenntnissen, dass die Anwendung eines AED an eine sichere Beherrschung der Basis-Reanimation zu koppeln sei, da der zu erzielende Effekt sich nur im Zusammenwirken dieser Maßnahmen entfalte.

TR 28 *(204) Die Verwendung von AED durch ausgebildete Laien und professionelle Ersthelfer wird empfohlen, um die Überlebensraten von Patienten mit Herz-Kreislauf-Stillstand zu erhöhen [LOE 2 (2x), LOE 3 (2x), LOE 4 (2x), LOE 5 (5x)] [AHA Class I].*

In solchen öffentlichen Bereichen, in denen sich beobachtete Herz-Kreislauf-Stillstände mit einer gewissen Wahrscheinlichkeit ereignen (Flughäfen, Spielkasinos, Sportplätze usw.), kann der Einsatz von AED-Geräten von Nutzen sein, sofern hierfür ein effektiver Notfallplan installiert ist und befolgt wird [LOE 2, LOE 5 (4x)] [AHA Class I].

Dieser Notfallplan sollte folgende Punkte enthalten: Instandhaltung der Ausrüstung, Training der wahrscheinlichen Ersthelfer, Koordination mit dem örtlich zuständigen Rettungsdienst und Projektüberwachung.

Eine Empfehlung für oder gegen die Bereithaltung von AED durch Privatpersonen oder in Haushalten kann nicht ausgesprochen werden [AHA Class Indeterminate].

TR 29 *(204) Im Rahmen einer kontinuierlichen Qualitätssicherung und -verbesserung sollten AED-Programme auch dazu dienen, eine Reihe von Faktoren zu optimieren: die Funktion von AED-Geräten (Rhythmus-Analyse und Schock), die Einsatzfähigkeit von Batterien und Defibrillations-Klebeelektroden, die Leistungen des Anwenders und des Systems (z.B. Übungsszenarien, Zeit bis zum Schock, Überlebensergebnisse) [LOE 5 (8x)] [Class IIa].*

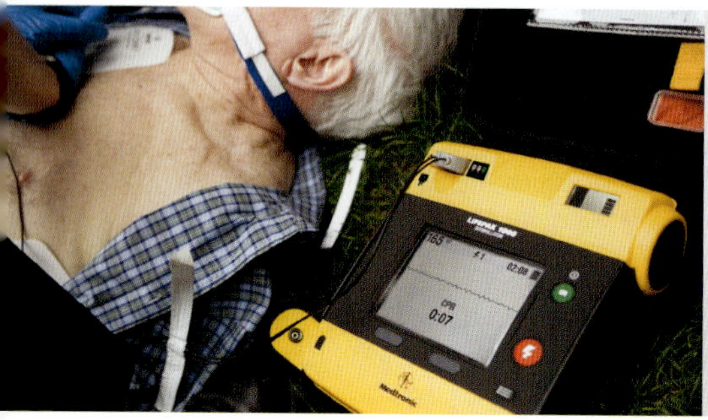

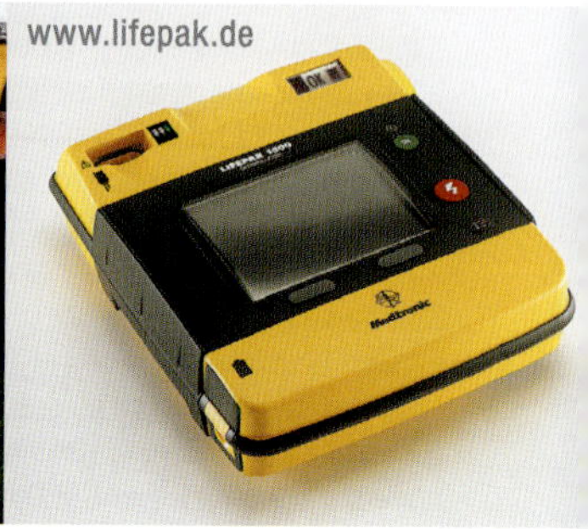

LIFEPAK® 1000 – simply professional

Im mobilen Rettungseinsatz müssen Sie so reagieren können wie Sie es aufgrund der individuellen Situation für angemessen halten. Im Idealfall werden Sie schnell und professionell bei Ihrer Arbeit unterstützt, damit Sie Ihre volle Aufmerksamkeit dem Patienten widmen können.

Der **LIFEPAK® 1000** bietet Ihnen diese Unterstützung:

- einfache Anpassung der Protokolle an die neuesten internationalen Guidelines (**cprMAX®**-Technologie),
- Sicherheit durch Rescue-Schock,
- großer, hoch auflösender und von weitem leicht ablesbarer Bildschirm für EKG und Grafiken erleichtert die Einschätzung der Lage,
- ADAPTIV™ Biphasic Technologie für höchste Schock-Effizienz,
- AED-Funktion umschaltbar auf manuellen Modus.

Der neueste LIFEPAK® von Medtronic vereint alle Stärken der Vorgängermodelle in sich: Kompromisslose Qualität und Robustheit, einfachste Bedienung, AED-Funktion nach dem patentierten SAS-Algorithmus und Möglichkeit der manuellen Defibrillation. Auf kommende Änderungen in den Guidelines kann der **LIFEPAK® 1000** problemlos angepasst werden.

Der **LIFEPAK® 1000** ist kompatibel zu allen bisherigen Produkten und Services von Medtronic, von den QUIK-COMBO™-Elektroden bis hin zur Übertragung aufgezeichneter Daten an CODE-STAT™ Suite.

cprMAX® – maximale Chancen fürs Überleben

Klinische Studien zeigen, dass die Überlebensraten bei längeren Flimmerzeiten steigen, wenn vor der ersten Defibrillation eine HLW durchgeführt wird.

Die **cprMAX®**-Technologie – im **LIFEPAK® 1000** bereits integriert – setzt diese Erkenntnisse in die Praxis um. Vor der ersten Schockabgabe ist es dadurch möglich, ein definiertes HLW-Intervall einzulegen.

Notärzte fordern: „Die Unterbrechungen zwischen HLW und Schock müssen auf ein Minimum reduziert werden."

Die **cprMAX®**-Technologie optimiert den Ablauf, so dass die HLW nach jedem Schock sofort fortgesetzt werden kann und die Unterbrechungen der HLW dadurch so kurz wie möglich sind. Der **LIFEPAK® 1000** ist der erste „flexible" AED, der die Interaktion zwischen HLW und Schockabgabe optimiert. Dazu bietet er mehrere Möglichkeiten:

- Einzelschocks,
- ein HLW-Intervall vor dem ersten Schock,
- HLW während Aufladung,
- HLW nach jedem Schock (keine gestaffelten Schocks),
- keine Aufforderung mehr zur Pulskontrolle nach den Schocks,
- einstellbare HLW-Intervall-Dauer (außer dem vor dem ersten Schock) bis zu 3 Minuten.

Der LIFEPAK® 1000 mit cprMAX®-Technologie erhöht die HLW-Zeit und steigert die Überlebenschancen Ihrer Patienten.

Reanimation im Krankenhaus

Patienten, die nach einem Herz-Kreislauf-Stillstand im Krankenhaus lebend nach Hause entlassen werden (weniger als 20 %), haben in aller Regel unter EKG-Monitoring plötzlich Kammerflimmern erlitten, dessen Eintritt durch Fachpersonal beobachtet wurde und sofort mit einer Defibrillation behandelt werden konnte. Ursache ist meist eine primäre kardiale Ischämie.

Herz-Kreislauf-Stillstände in Krankenzimmern ohne Monitoring sind meist vorhersehbar und beruhen seltener auf einer Herzerkrankung. Im Gegensatz zum Herz-Kreislauf-Stillstand außerhalb von Krankenhäusern (meist plötzlicher Herztod) resultiert der innerklinische Herz-Kreislauf-Stillstand am häufigsten aus einer langsamen, aber progressiven schweren Erkrankung. Der Weg führt regelmäßig über eine schwere Hypoxie und/oder Hypotonie, die nicht erkannt oder nicht suffizient behandelt werden (können). Ist der Herz-Kreislauf-Stillstand bei diesen Patienten erst eingetreten, zeigt das EKG beinahe regelhaft einen nicht defibrillierbaren Herzrhythmus und die Überlebensrate ist gering. In Fällen, in denen der unaufhaltsame Sterbeprozess eingesetzt hat, sollten aussichtslose Reanimationsversuche – sobald absehbar – durch eine DNAR-Anweisung unterbunden werden (s. u. und s. S. 196).

In einer Studie überlebten nur die Patienten einen innerklinischen Herz-Kreislauf-Stillstand, die durch rechtzeitige Intervention schon bis zum Eintreffen des Reanimationsteams wieder einen Spontankreislauf entwickelt hatten [Soar und McKay, Resuscitation, 1998]. In der ACADEMIA-Studie fanden sich deutliche Vorzeichen in 79 % der Herz-Kreislauf-Stillstände, 55 % der Todesfälle und 54 % der unvorhergesehenen Verlegungen auf Intensivstationen [Kause et al., Resuscitation, 2004]. Als wichtigste Überlebensfaktoren müssen also das frühestmögliches Erkennen und Behandeln der kritisch kranken Patienten angesehen werden. Auch organisatorische Faktoren beeinflussen das Risiko der Patienten: So wurden bei Aufnahmen auf Normalkrankenstationen nach 17 Uhr, bei Krankenhausaufnahmen an Wochenenden sowie in personell unterbesetzten Krankenabteilungen erhöhte Sterblichkeitsraten festgestellt.

ERC-Praxis **Prävention**

Bei schwerkranken Patienten können manche Herz-Kreislaufstillstände, Todesfälle oder unvorhergesehene Intensivbehandlungen durch folgende Maßnahmen vermieden werden:

- Routinemäßige Anwendung standardisierte Frühwarnkriterien (early warning scores, EWS, beruhend auf Vitalzeichen) zur Identifikation kritisch kranker Patienten (inkl. festgelegter Konsequenzen und Notfallpläne, z. B. Kriterien zum Ruf des Stationsarztes oder des Reanimationsteams).

- Frühzeitige und engmaschige Überwachung (mit Schwerpunkt auf den einfachen Vitalzeichen) und Behandlung kritisch kranker Patienten und von Risikopatienten in geeigneten Notaufnahmen bzw. Stationen.
- Ausbildung aller (!) Mitarbeiter in der Erstbehandlung kritisch kranker Patienten und in der professionellen Ersten Hilfe und ggf. Notfalltherapie (z.B. Sauerstofftherapie, Analgesie und spezifische Notfallmedikation, Fragen der Einwilligung) sowie in der Reanimation.

International gesehen, besteht ein Trend, den Aufgabenbereich von reinen Reanimationsteams hin zu medizinischen Notfallteams („medical emergency teams" = MET) zu erweitern, die nicht nur gerufen werden, wenn ein Herz-Kreislauf-Stillstand schon eingetreten ist, sondern sobald sich der Zustand eines Patienten akut verschlechtert. Die Anforderung ist durch jede Fachkraft möglich, die Anzeichen für einen solchen Zustand bemerkt. Vorsichtig zu ziehende Schlussfolgerungen aus den wenigen hierzu vorliegenden Untersuchungen scheinen diesen Trend zu rechtfertigen. Ein solches medizinisches Notfallteam kann dazu beitragen, bisherige Diagnose- oder Behandlungsfehler rechtzeitig zu erkennen, Entscheidungen über einen Behandlungsabbruch zu verbessern und postoperative Todesfälle zu verhindern.

Eine interessante Beobachtung machte Jeremy Cashman, als er die Fehlalarmierungen von Reanimationsteams in einer Londoner Klinik auswertete, die nach anderen Untersuchungen im Durchschnitt jeden 10. Einsatz betreffen (entweder lag bei Eintreffen am Patienten kein Herz-Kreislauf-Stillstand vor oder das Reanimationsteam wurde noch vor Eintreffen des Reanimationsteams abbestellt; Beobachtungszeitraum 22 Monate, N = 59). Diesen Einsätzen sollte im Nachhinein durch das behandelnde Personal besondere Aufmerksamkeit geschenkt werden, da in dieser Untersuchung jeder Dritte dieser Patienten noch während des Klinikaufenthaltes verstarb und von den verbliebenen Patienten noch die Hälfte während der folgenden 6 Monate. Das Gesamtüberleben ein Jahr nach einem falschen Alarm eines Reanimationsteams war somit vergleichbar mit dem nach einem tatsächlichen Herz-Kreislauf-Stillstand mit VF/VT [Cashman, Resuscitation, 2002].

In einer 2006 veröffentlichten Arbeit aus Schweden war die Prognose von Patienten, zu denen das Reanimationsteam gerufen wurde, ohne dass ein Herz-Kreislauf- oder Atemstillstand vorlag (N = 325, Beobachtungszeitraum fast 8 Jahre), ebenfalls eingeschränkt, allerdings nicht so dramatisch wie in der Untersuchung von Cashman [Hein et al., Resuscitation, 2006]: 23 % der Patienten ohne Herz-Kreislauf- oder Atemstillstand verstarben bis zur Entlassung. Bei Hein et al. machte diese Patientengruppe allerdings 21 %

__TR 40__ (214) Grundsätzlich sollte in Krankenhäusern für erwachsene Patienten die Einrichtung medizinischer Notfallteams (MET) bedacht werden. Dabei ist besonderes Augenmerk auf die Details der Implementierung zu legen (z. B. Zusammensetzung und Verfügbarkeit des Teams, Anforderungskriterien und Alarmierungsweg, Ausbildung und Aufmerksamkeit des übrigen Klinikpersonals). Die Einführung eines Systems mit verbindlichen Frühwarnkriterien sollte in diesen Krankenhäusern ebenfalls erwogen werden [LOE 2, LOE 3 (7x)].

aller Alarmierungen des Reanimationsteams aus, gegenüber nur 7 % bei Cashman (differentes Alarmierungsverhalten, z. B. wurde bei Hein das Reanimationsteam deutlich seltener zu voraussehbar sterbenden Patienten gerufen).

Auch innerklinisch müssen strukturierte standardisierte Abläufe vorgegeben und trainiert sein, damit Herz-Kreislaufstillstände und andere Notfälle schnellstmöglich erkannt und parallel zur Alarmierung von Fachpersonal die BLS-Maßnahmen inkl. Defibrillation initiiert werden. Genauso ist der schnelle Beginn der Basismaßnahmen entscheidend für die Prognose. Die Zeit bis zum Eintreffen des „Reanimationsteams“ muss überbrückt werden. Entsprechendes Material (z. B. Beatmungshilfen, Sauerstoff und ggf. auch ein AED) ist auf den Stationen vorzuhalten. Ggf. ist bei längeren Alarmierungswegen (z. B. Pavillonsystem mit vielen Gebäuden) auch ein innerklinisches Frühdefibrillationsprogramm erforderlich.

ERC-Praxis **DNAR-Anweisungen** **(vgl. S. 196 f.)**

Um unangemessene Reanimationsmaßnahmen zu vermeiden, soll der behandelnde Arzt rechtzeitig die Herausgabe einer Anweisung „Keinen Reanimationsversuch unternehmen!“ erwägen, wenn

a) der Patient Reanimationsmaßnahmen ablehnt oder
b) der Patient einen Herz-Kreislauf-Stillstand nicht überleben wird, auch wenn die Reanimation versucht wird.

Eine Anweisung „Keinen Reanimationsversuch unternehmen!“ wird im Englischen auch als DNAR-order („Do not attempt resuscitation“) bezeichnet; die englische Abkürzung DNAR ist als medizinische Kodierung, für Laien nicht unmittelbar verständlich, auch in vielen deutschen Krankenakten und in der Fachsprache im Gebrauch.
Die DNAR-Festlegung des behandelnden Arztes hat den Wert einer Therapieanweisung, die nachvollziehbar und im Notfall durch Fachpersonal leicht erkennbar zu dokumentieren ist (wer ordnete an, warum, wann → aktuelle Gültigkeit; manche Kliniken verwenden interne Kodierungen, z. B. mit farbigen Aufklebern). Der behandelnde Arzt sollte für seine DNAR-Anweisungen frühzeitig das Einvernehmen mit den Pflegekräften und anderen beteiligten Kollegen anstreben (klare Kommunikation). Auch mit Angehörigen empfiehlt sich regelmäßig das vorausschauende Gespräch. Die Absprache mit kommunikationsfähigen Patienten sollte selbstverständlich sein!

Es ist zu betonen, dass eine getroffene DNAR-Anweisung keinesfalls endgültig sein muss! Beispielsweise kann bei einem Patient im Akutstadium einer Sepsis oder eines ARDS jeder Reanimationsversuch im Falle eines Herz-Kreislauf-Stillstandes aussichtslos sein, sodass eine DNAR-Anweisung ausgesprochen und dokumentiert wird – überwindet der Patient jedoch seinen kritischen Zustand, ist die DNAR-Anweisung zurückzunehmen. Er könnte Jahre später einen plötzlichen Herztod erleiden und dann erfolgreich reanimiert werden.

Eine DNAR-Anweisung bedeutet aber auch nicht, gar nichts mehr zu tun und den Patienten seinem Schicksal zu überlassen. Zum einen ist die Linderung von Leiden weiterhin Leitziel der Therapie, zum anderen kann – wie beschrieben – die aggressive Therapie der zugrunde liegenden Erkrankung trotz DNAR-Anweisung sinnvoll sein!
Patienten mit absehbarem Herz-Kreislauf-Stillstand in der Terminalphase einer schweren Erkrankung müssen ebenfalls frühzeitig identifiziert werden. Das Verhalten in diesen Fällen sollte sich an den standardisierten Protokollen des Krankenhauses und an den nationalen Vorgaben orientieren.
Der Wunsch eines Patienten, nicht reanimiert zu werden, kann zu einer DNAR-Anweisung führen, wenn der Patient im Zustande der Einsichts- und Willensfähigkeit entscheidet. Je klarer der Patient dabei seine eigene Situation sowie Wesen und Tragweite von Reanimationsmaßnahmen tatsächlich beurteilen kann, um so eher ist eine DNAR-Anweisung auszusprechen, um der ethisch geforderten und juristisch verbürgten Patientenautomie Rechnung zu tragen (vgl. BGH-Urteil vom 17. 3. 2003, VII. Zivilsenat, AZ XII ZB 2/03).
Insbesondere, wenn der Patient aber nicht tatsächlich im Sterben liegt, muss seine Haltung sehr differenziert beurteilt werden. Viele Patienten haben eine berechtigte, aber letztlich unbestimmte Angst davor, irgendwann „an Maschinen zu hängen". Wenn sie die Aussicht haben, wie nach einem größeren operativen Eingriff und nur vorübergehendem Aufenthalt auf einer Intensivstation wieder ins Leben zurückzukehren, akzeptieren sie doch Verfahren wie „künstliche Beatmung", „künstliches Koma", „Nierenersatztherapie", „Bluttransfusion", „Sonden und Katheter, z. B. für künstliche Ernährung". Auch Patienten, deren Lebenserwartung und/oder Qualität eingeschränkt ist, willigen in Abwägung der Möglichkeiten oft in belastende, nicht heilende Verfahren ein (z. B. eine palliative Chemotherapie), um etwas Lebenszeit oder Lebensqualität zurückzugewinnen, obwohl sie solche Maßnahmen vorher – im Zustand der Gesundheit – abgelehnt haben; im Zustand schwerer Krankheit werden Prioritäten häufig neu gesetzt. Patienten, die zunächst pauschal Wiederbelebungsmaßnahmen ablehnten, dann aber in Unkenntnis oder entgegen ihrem „Willen" aufgrund eines unvorhergesehenen Herz-Kreislauf-Stillstandes erfolgreich reanimiert wurden, waren nach Befragung im Nachhinein vielfach mit ihrer Rückkehr ins Leben einverstanden und den Behandlern dafür dankbar, sogar wenn diese gegen ihren ausgesprochenen „Willen" gehandelt hatten oder wenn Schäden zurückblieben!

ERC-Praxis **Einsatznachbesprechung**

Folgende Ereignisse sollen akkurat nachbesprochen und aufgearbeitet werden:
- jeder Notfallalarm „Herz-Kreislauf-Stillstand"
- jeder falsche Alarm „Herz-Kreislauf-Stillstand"
- jeder unerwarteter Todesfall
- jede unerwartete Verlegung auf eine Intensivstation

Dabei sollen übliche, standardisierte Formulare benutzt und sowohl die Vorgeschichte (Frühwarnzeichen?) als auch die medizinische Erstversorgung kritisch ausgewertet werden.

Alg. 4 – Reanimation im Krankenhaus

nach ERC, 2005

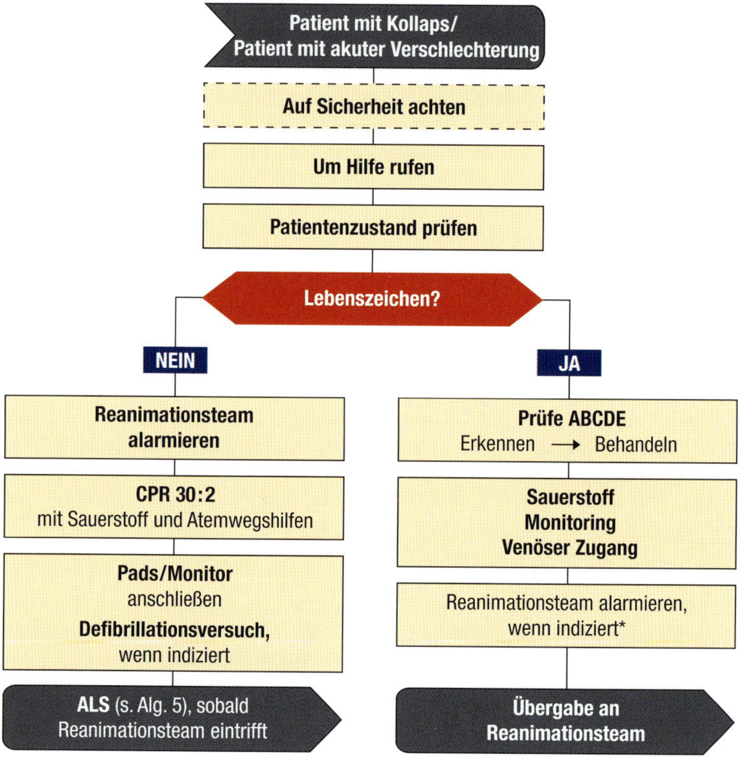

* Alarmierungskriterien des eigenen Krankenhauses beachten!

Ablauf der innerklinischen Reanimation

Der Ablauf der innerklinischen Reanimation beginnt mit BLS-Maßnahmen, wie sie im ersten Teil des Kapitels 2 besprochen wurden. Geringe Abweichungen ergeben sich dadurch, dass es sich in der Klinik um professionelle Helfer mit zusätzlichen Möglichkeiten handelt, so wird die Beatmung i. d. R. nicht als direkte Mund-zu-Mund-Beatmung sondern zumindest mit schützenden Hilfsmitteln, aber möglichst mit einem Beatmungsbeutel durchgeführt, in dessen Handhabung ärztliches und nichtärztliches Klinikpersonal geschult sein sollten.
Viele dieser BLS-Modifikationen für Fachpersonal sind direkt bei den BLS-Maßnahmen dargestellt.
Es muss betont sein, dass aber gerade auch Fachpersonal in der Lage sein muss, im Notfall Erste Hilfe ohne Hilfsmittel zu leisten (z. B. Mund-zu-Mund-Beatmung); eine Erste-Hilfe-Leistung in Notfällen wird – auch juristisch – von Fachpersonal in höherem Maße erwartet als von Laien.

Hinweis für den Rettungsdienst

Dieser Abschnittes gilt in den meisten Teilen uneingeschränkt auch für den Rettungsdienst. Auch hier beginnt die Notfallversorgung mit BLS-Maßnahmen, die ggf. – wie oben beschrieben – für das Fachpersonal durch professionelle Hilfsmittel modifiziert werden. Bespielsweise ist auch das Auftreten eines am EKG-Monitor beobachteten Herz-Kreislauf-Stillstandes eine Situation, die gleichermaßen in der Intensivstation eines Krankenhauses wie in einem Rettungswagen auftritt und identisch zu behandeln ist.

Sowohl in der Klinik als auch im Rettungsdienst ist der Übergang vom BLS zum ALS fließend und hängt entscheidend ab von der im Augenblick zur Verfügung stehenden Personalstärke, Personalqualifikation, Ausrüstung und vom Ort des Geschehens (z. B. Notaufnahme, Röntgenabteilung, Toilette, Eingangshalle, Rettungswagen, Patientenwohnung, Straße). Daher ist dieser Abschnitt zwischen BLS und ALS platziert worden. Der Alg. 4 zeigt den Beginn der innerklinischen Reanimation, bei entsprechender Ausrüstung und Personalausstattung wird auf den ALS-Algorithmus (Alg. 5) übergewechselt.

In Klinik und Rettungsdienst können durch Anwesenheit mehrerer kompetenter Helfer oft mehrere Maßnahmen parallel durchgeführt werden. Damit aber auch das Richtige zum richtigen Zeitpunkt getan wird, ist es absolut unabdingbar, dass zu jedem Zeitpunkt ein Teamleiter festgelegt ist und von allen Anwesenden akzeptiert wird (i. d. R. die höchst qualifizierte oder notfallerfahrenste Person).

Aufgaben des Teamleiters

- Bestimmung der Prioritäten nach Algorithmus
- Klare Anweisung der Maßnahmen (Wer macht wann was womit?)

- Auswahl der Helfer für die jeweilige Maßnahme nach Eignung (z. B. stärkste Helfer: Thoraxkompressionen und manuelle Defibrillation. Wer ist am geschicktesten im Zuganglegen, am Geübtesten in der Intubation?)
- Qualitätskontrolle der Maßnahmen
- Einhaltung von Zeitintervallen (z. B. CPR für 2 Minuten, Intubationsversuch über max. 30 Sekunden)
- Regelmäßiges Auswechseln des Helfers, der Thoraxkompressionen durchführt (vgl. BLS S. 40 f.)

Bei genügend anwesenden Helfern (in Rettungsdienst und Klinik oft nach einigen Minuten der Fall), kann sich der Teamleiter darauf beschränken, den Überblick zu behalten und Anweisungen zu geben, ohne sich selbst durch Maßnahmen abzulenken (z. B. Intubation). Ggf. kann er helfend eingreifen.
Jeder Helfer soll getroffene Feststellungen und sinnvolle Vorschläge laut und klar kommunizieren und erledigte Aufträge als ausgeführt melden (z. B. Medikament X ist aufgezogen, Intubation ist vorbereitet, Defibrillator bereit), damit alle Beteiligten auf demselben Informationsstand sind und damit der Teamleiter auf dieser Informationsbasis seine Entscheidungen treffen kann.
Wenn eine höher qualifizierte oder erfahrenere Person eintrifft, ist schnell zu entscheiden ob diese die Leitung übernimmt (setzt eine Übergabe voraus), oder ob diese unter Leitung des bisherigen Teamleiters andere Aufgaben übernimmt, für die sie besonders geeignet ist (z. B. Atemwegssicherung, Medikation, erweiterte Diagnostik, Kommunikation mit anderen Abteilungen wie Intensivstation oder Radiologie). Eine kollegiale Zusammenarbeit kann über das Wohl des Patienten entscheiden.

ERC-Praxis

Der Beginn des Algorithmus unterscheidet sich kaum vom BLS-Algorithmus (s. Alg. 1 und zugehörige Erläuterungen):

1. Eigenschutz beachten, für die Sicherheit aller Anwesenden sorgen
2. Bei einem Patienten mit Kollaps oder Bewusstseinsverlust wird sofort weiteres in der Nähe befindliches Personal hinzugerufen, bevor der Patient genauer untersucht wird:
   - ansprechen, an den Schultern rütteln
   - fragen: „Geht es Ihnen gut?“
   - bei nicht ansprechbarem Patient: Patient auf den Rücken drehen und Atemwege freimachen (Kopf überstrecken, Kinn vorziehen; im Gegensatz zum BLS-Algorithmus auch initiale Mundraumkontrolle und ggf. Entfernung von Fremdmaterial unter Sicht mit Magill-Zange oder durch Absaugen)

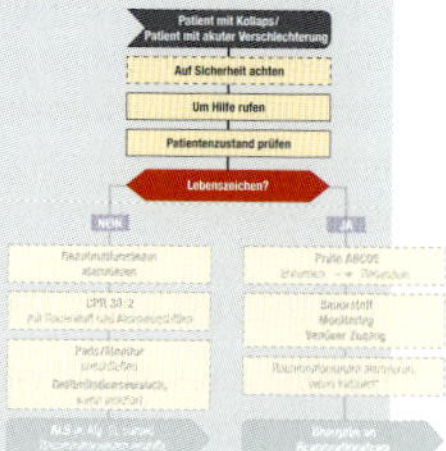

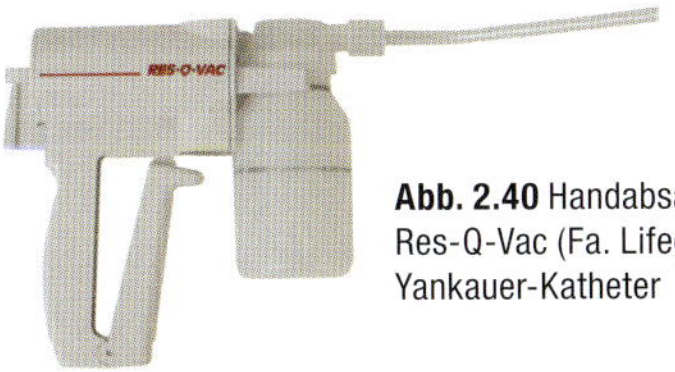

Abb. 2.40 Handabsaugpumpe: Res-Q-Vac (Fa. Lifeguard) mit Yankauer-Katheter

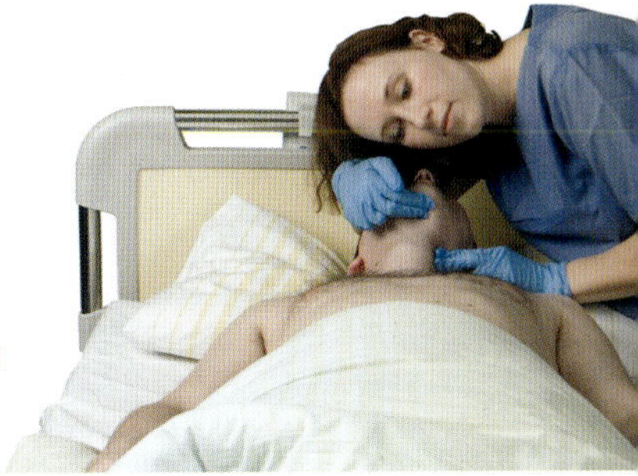

Abb. 2.41 Simultane Atem- und Pulskontrolle nur für darin geübte, professionelle Helfer erlaubt

ERC-Praxis **Atemkontrolle durch Fachpersonal**

- Bei geöffnetem Atemweg: Atemkontrolle (normale Atmung?) für maximal 10 Sekunden (Technik s. S. 22). → Atmet der Patient normal? (Gelegentliches Luftschnappen, langsame, angestrengte und laut-schnarchende Atemzüge sind nicht normal → V. a. Schnappatmung bei Herz-Kreislauf-Stillstand!)
- Parallel zur Atemkontrolle: Suche nach Lebenszeichen (keine Bewegung, keine normale Atmung, kein Husten), ggf. (s. u.) mit gleichzeitiger Karotispulskontrolle für maximal 10 Sekunden „Suche nach Lebenszeichen“:
  - Lebenszeichen: Bewegungen, normale Atmung, Husten
  - In der klinischen Untersuchung erfahrene Helfer sollen parallel zur Suche nach „Lebenszeichen“ für maximal 10 s den Karotispuls fühlen.
- Wenn keine Lebenszeichen nachweisbar sind und im Zweifelsfall sofort mit der Reanimation beginnen. Jede Verzögerung verschlechtert die Überlebenswahrscheinlichkeit. Die Reanimation fortsetzen, bis der Patient wieder Lebenszeichen zeigt oder qualifizierteres Personal die Reanimation übernimmt.

Die diagnostische Sicherheit der Karotispulskontrolle war lange Zeit unstrittig, bis realitätsnahe Studien das Gegenteil gezeigt haben, nämlich dass die Zuverlässigkeit der Pulskontrolle – unter der Maßgabe Schnelligkeit im Sekundenbereich und bei kritisch kranken Patienten mit potenziell niedrigem Blutdruck – sehr eingeschränkt ist. Hinzu kommt, dass gerade Helfer unter Stress den eigenen Puls in den Fingern pochen spüren können, wenn diese gegen ein Widerlager gedrückt werden. Dabei ist weniger die Sorge von Bedeutung, dass TK bei schlagendem Herzen durchgeführt würden, sondern vielmehr, dass ein Patient mit Herz-Kreislauf-Stillstand keine CPR erhält, weil der Helfer meinte, einen Puls zu spüren (= sicherer Tod).

Die Ergebnisse einer der angesprochenen Studien sollen hier zur Verdeutlichung des Sachverhaltes dargestellt werden [Eberle et al., Resuscitation, 1996]:

An 16 Patienten, die sich einer Koronarbypass-Operation mit extrakorporalem Kreislauf unterziehen mussten, sollten 206 Notfallhelfer mit unterschiedlichem Ausbildungsstand eine Karotispulskontrolle vornehmen, so schnell und so präzise wie möglich. Die benötigten Zeiten und die Entscheidung (Puls vorhanden/kein Puls vorhanden) wurden festgehalten. Der Vorteil der Untersuchung an diesen Patienten liegt darin, dass der Puls (Spontanzirkulation) an realen Menschen durch Umstellung auf extrakorporale Zirkulation „abschaltbar“ ist (nonpulsatile Perfusion) und die getesteten Notfallhelfer keine anderen „Tricks“ zur Entscheidung heranziehen können (Körperwärme, Atmung, Bewusstsein, Bewegungen).

Ergebnisse	Puls vorhanden*	Kein Puls vorhanden
korrekt erfasst	81 (55 %) Ø 15 s	53 (90 %) Ø 30 s**
nicht korrekt erfasst	66 (45 %)	6 (10 %)

* Bei allen Tests betrug der systolische Blutdruck zum Untersuchungszeitpunkt mindestens 80 mmHg (was bei vielen Notfallpatienten nicht unterstellt werden kann).
** statistisch signifikant länger als bei korrekter Feststellung eines vorhandenen Pulses ($p < 0.0001$)
Ø Durchschnittlich benötigte Zeit zur Diagnosestellung

Nur 15 % der Teilnehmer schafften eine korrekte Diagnose innerhalb von 10 Sekunden (fast nur Pat. mit Puls). Nur 2 % der Teilnehmer schafften die korrekte Feststellung der Pulslosigkeit innerhalb von 10 Sekunden. Feststellung der Pulslosigkeit mit einer Sensitivität von 90% bei einer Spezifität von 55 %.
Bei den besser ausgebildeten Notfallhelfern (z. B. Rettungsassistenten) waren die Ergebnisse besser als bei den teilnehmenden Laien-Ersthelfern. Aus dieser und anderen ähnlichen Studien folgte in den Leitlinien die Abschaffung der Pulskontrolle durch Laienhelfer und die Herabsetzung des Stellenwertes für professionelle, hierin geübte Helfer, die die Karotispulskontrolle weiterhin durchführen dürfen, die ihre Entscheidung aber im Zweifelsfalle auch auf die übrigen Lebenszeichen abstellen müssen!

ERC-Praxis **Sonderfall: V. a. Halswirbelsäulenverletzung**

Fachpersonal soll in diesem Fall unnötige Bewegungen der Halswirbeläule vermeiden und den Kopf nicht überstrecken. Alternativ sollen die Atemwege mit dem Esmarch-Handgriff frei gemacht werden (s. S. 91 Abb. 2.46 b). Gelingt dies nicht, ist die geringste, gerade ausreichende Kopfüberstreckung anzuwenden. Sind genügend Helfer anwesend, soll ein Helfer für eine manuelle achsengerechte Stabilisierung sorgen, um Bewegungen des Kopfes zu minimieren.

ERC-Praxis

Der genaue Ablauf hängt von Ausbildung und Erfahrung des Personals ab.
Ein alleine auf sich gestellter Helfer muss zunächst den Patienten verlassen, um für weiteres Personal zu sorgen (z. B. Reanimationsteam), bevor er die Reanimation aufnimmt (30 : 2).
Sind bereits initial mehrere Helfer anwesend, soll einer mit der Reanimation beginnen (30 : 2). Die anderen sorgen für schnellstmögliches Eintreffen des Reanimationsteams und holen benötigtes Material (z. B. Defibrillator, Notfallkoffer/Notfallwagen/Notfallrucksack).
Die Notfallausrüstung im Krankenhaus sollte in allen Abteilungen standardisiert und schnell verfügbar sein.
Die Durchführung eines Defibrillationsversuchs soll – wenn indiziert – an jedem Ort in einer Klinik innerhalb von 3 Minuten nach CPR-Beginn sichergestellt sein.

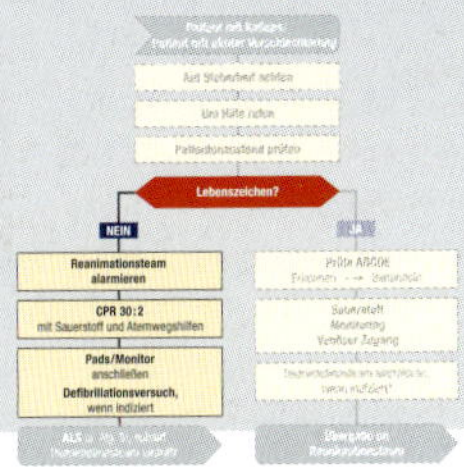

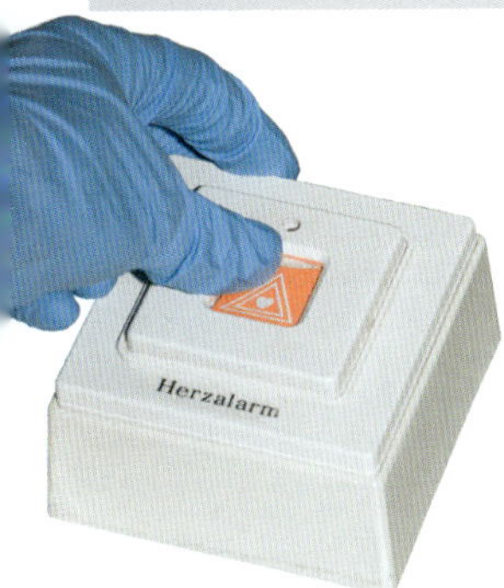

Abb. 2.42 Auslösen des „Herz-Alarms“ in der Klinik per Knopfdruck

In jeder Klinik gibt es andere Möglichkeiten, das Reanimationsteam schnellstmöglich anzufordern, z. B. eine klinikinterne Notfalltelefonnummer oder Notfallknöpfe im Stationsstützpunkten, über deren Orte und Bedienung man sich bei Aufnahme einer neuen Tätigkeit unbedingt informieren sollte. Z. T. muss der Notfallort auch mündlich gemeldet werden! Beim Notruf oder bei Alarmierungsdurchsagen per Lautsprecher werden zum Teil klinikinterne Codes verwendet (definierte kurze Aussage mit wenig Informationsgehalt für Patienten und Besucher, z. B. „Code Blau“, „Doppelruf“)

***TR 30** (205) Die Nutzung von AED wird empfohlen, um das Ziel früher Defibrillation innerhalb von Krankenhäusern leichter zu erreichen [LOE 4, LOE 6 (2x), LOE 7].*

Thoraxkompressionen

Der Helfer, der die Thoraxkompressionen durchführt, soll alle 2 Minuten ausgetauscht werden, um Qualitätseinbußen durch Ermüdung zu verhindern.
Zur Begründung s. S. 40 f. Gerade bei innerklinischen Reanimationen wurde in Studien häufiger eine suboptimale Qualität der Thoraxkompressionen festgestellt, obwohl gerade diese – neben korrekt durchgeführten Defibrillationsversuchen – maßgeblich für Überlebensrate und Überlebensqualität verantwortlich ist. Der Helferwechsel sollte möglichst je-

weils am Ende des 2-minütigen CPR-Zyklus stattfinden: Während ein dritter Helfer bereits die Rhythmuskontrolle und ggf. den Defibrillationsversuch durchführt

- tritt der Helfer, der zuletzt Thoraxkompressionen durchgeführt hat, zurück
- nimmt der nächste Helfer – unter Beachtung der Sicherheit – seinen Platz ein, um unmittelbar nach Rhythmuskontrolle bzw. Schockabgabe mit den Thoraxkompressionen fortfahren zu können (keine unnötigen Pausen).

Beatmung und Atemwegssicherung

- Die Kriterien für eine korrekte Beatmung sind auf S. 38 f. beschrieben.
- Eine frühestmögliche Anreicherung der Inspirationsluft mit Sauerstoff ist anzustreben.
- Die endotracheale Intubation bleibt dem hierin Geübten vorbehalten.
- Nach Intubation können ununterbrochene Thoraxkompressionen (100/min) und hiervon unabhängige Beatmungen (10/min) durchgeführt werden. Keine Hyperventilation, da schädlich!
- Empfohlene Hilfsmittel zur Beatmung (je nach lokalen Algorithmen/Standards)
  - Taschenbeatmungsmaske und ggf. Guedel-Tubus
  - Larynxmaske und Beatmungsbeutel
  - Maske und Beatmungsbeutel (und ggf. Guedel-Tubus)
  - Wenn kein Hilfsmittel verfügbar: Mund-zu-Mund-Beatmung (s. S. 36 f.), bei erhöhtem Infektionsrisiko oder Unwillen des Helfers: nur Thoraxkompressionen, bis Hilfsmittel verfügbar sind (vgl. S. 46 ff.)

Defibrillationsversuch

- Die Anwendung von Elektroschocks erfolgt – sobald verfügbar – nach Maßgabe des AED-Algorithmus (s. Alg. 3) bzw. bei manuellen Defibrillatoren nach Maßgabe des ALS-Algorithmus (s. Alg. 5).
- Auch im Krankenhaus ist der Einsatz von AED unter den Aspekten Sicherheit und Geschwindigkeit sinnvoll (vgl. S. 63 und TR 30 auf S. 85)

ERC-Praxis

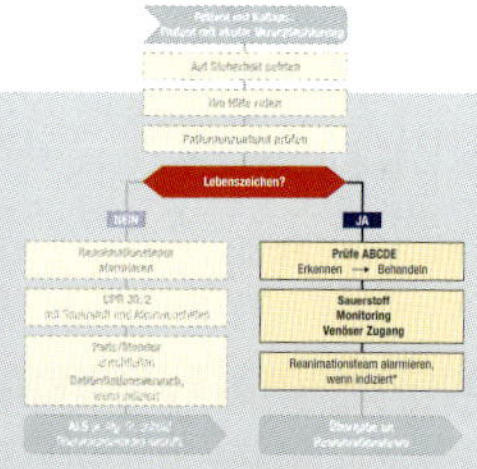

Auch wenn Lebenszeichen festgestellt werden, muss bei der Situation „Kollaps"/„Akute Verschlechterung des Patientenzustandes" von einem Notfall ausgegangen werden. Bis zum Eintreffen geeigneten Fachpersonals (in vielen Häusern wird auch in solchen Fällen das Reanimationsteam alarmiert) sollten Sauerstoffgabe, Monitoring (Puls, Blutdruck, EKG, ggf. Pulsoxymetrie) und die Anlage eines venösen Zuganges sichergestellt werden.

Die Patientenakte (Kurve) sollte rasch zur Verfügung stehen.

Wenn der Patient nicht atmet, aber Kreislaufzeichen hat (Karotispuls vorhanden, reiner Atemstillstand), muss er beatmet werden (Technik s. S. 36ff. und 93ff.). Alle 10 Beatmungen (ca. 1 min) sind die Kreislaufzeichen erneut zu kontrollieren. Bei Fehlen der Lebenszeichen oder im Zweifel wird mit der Reanimation begonnen (30:2).

ERC-Praxis **Sonderfall: Beobachteter Herz-Kreislauf-Stillstand**

Wenn der Eintritt eines Herz-Kreislauf-Stillstandes unter Monitorüberwachung durch anwesendes Personal festgestellt wird:

1. **Herz-Kreislaufstillstand bestätigen** (keine Lebenszeichen, kein Puls). Achtung: Häufig noch Atmung oder Schnappatmung vorhanden! Im Extremfall kann der Patient noch für einige Sekunden ansprechbar sein.
2. **Um Hilfe rufen** (Patienten nicht verlassen)
3. **Präkordialen Faustschlag erwägen,** wenn ein bereits angeschlossener Monitor Kammerflimmern oder eine (pulslose) Kammertachykardie zeigt und ein Defibrillator nicht sofort verfügbar ist (Evidenz und Durchführung s. S. 91 f).
4. **Defibrillationsversuch vor weiteren Maßnahmen,** wenn sofort verfügbar und Kammerflimmern oder eine (pulslose) Kammertachykardie festgestellt ist. Der ERC empfiehlt in diesem speziellen Fall weiterhin die erste EKG-Ableitung mit Hand-Defibrillations-Paddles („quick-look") oder Gel-Defibrillationselektroden, da schneller als über EKG-Kabel und EKG-Elektroden. Da es sich jedoch in diesem Kontext um einen „am Monitor beobachteten" Herz-Kreislauf-Stillstand handelt, ist der Sinn dieser erneuten und damit zusätzlichen EKG-Ableitung zu hinterfragen.

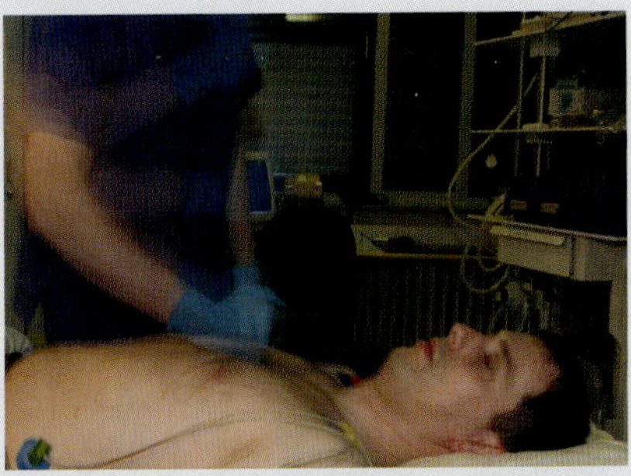

Abb. 2.43 Präkordialer Faustschlag

Der CoSTR 2005 weist auf Studien in Herzkatheterlabors hin, in denen bei zuvor geschulten Patienten mit beobachtet eingetretenem Kammerflimmern durch patienteneigene Hustenstöße (ca. alle 3 s) über bis zu 90 s das Bewusstsein erhalten blieb und ein mittlerer arterielle Blutdruck über 100 mmHg aufrecht erhalten werden konnte. Über Studien zur überbrückenden Hustenreanimation in einer anderen Situation gibt es keine Untersuchungen, sodass hierzu keine Behandlungsempfehlung ausgesprochen wurde.

Alg. 5 – ALS-Algorithmus Herz-Kreislauf-Stillstand

nach ERC, 2005

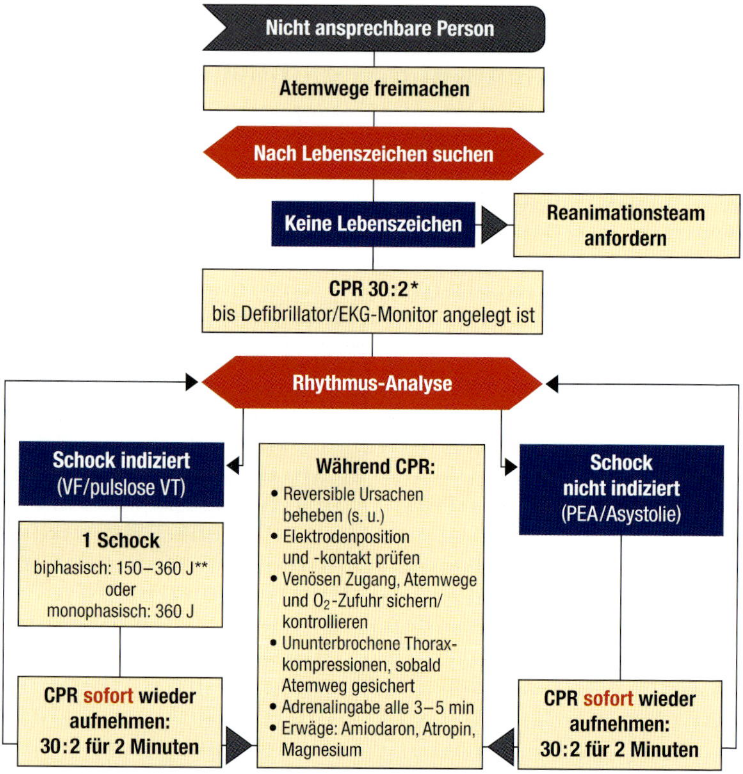

* Präklinisch ggf. 2 min CPR (s. S. 97 f.)

** Biphasische Defibrillationsenergien je nach Herstellerangaben:
1. Schock 150–200 J (wenn nicht vom Hersteller angegeben/nicht bekannt: 200 J)
2. und weitere Schocks 150–360 J (wenn nicht vom Hersteller angegeben/nicht bekannt: min. 200 J)

Potenziell reversible Ursachen	
- **H**ypoxie	- **T**horax: Spannungspneumothorax
- **H**ypovolämie	- **T**amponade: Herzbeutel
- **H**ypo-/Hyperkaliämie/metabolische Störungen	- **T**oxine
- **H**ypothermie	- **T**hromboembolie (koronar oder pulmonal)

ERC-Praxis **Prinzip ALS-Algorithmus**

Das ALS-Handlungsschema ist prinzipiell auf alle Herz-Kreislauf-Stillstände anwendbar, sobald die entsprechende Ausrüstung und qualifiziertes Personal am Patienten eingetroffen sind.
Besondere Umstände (s. S. 155f.) können weitere Maßnahmen und geringe Abweichungen erforderlich machen.
Auch im ALS-Algorithmus haben die Maßnahmen des BLS (insbesondere Thoraxkompressionen in bestmöglicher Qualität ohne unnötige Unterbrechungen) sowie Maßnahmen zur Sicherstellung des Defibrillationserfolgs Priorität vor anderen Maßnahmen!

Nur für die Basis-CPR und die Defibrillation ist eine Steigerung von Überlebensraten und Lebensqualität unzweifelhaft nachgewiesen. Für Maßnahmen zur Atemwegssicherung und pharmakologische Strategien konnten derartige Effekte bislang nicht aufgezeigt werden. Daher müssen sich alle anderen Maßnahmen dem Rahmenschema unterordnen, das aus effektiver, kontinuierlicher Basis-CPR, Rhythmusanalyse und Defibrillation (bei VF/pulsloser VT) zum richtigen Zeitpunkt besteht.

Zur Bedeutung eines Teamleiters bei erweiterten Reanimationsmaßnahmen s. S. 81.

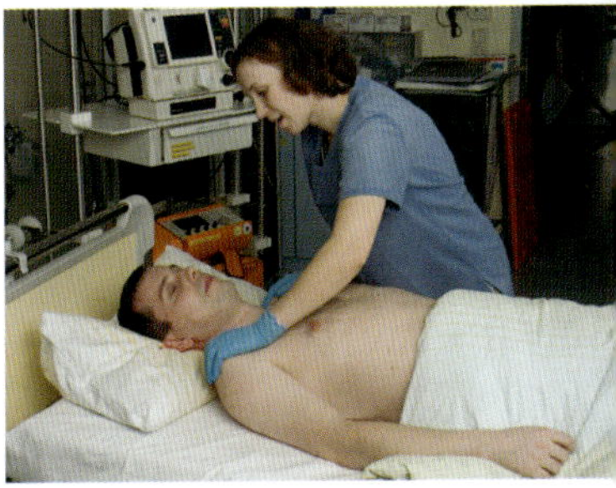

Abb. 2.44 Bewusstsein prüfen: ansprechen und rütteln!

TR 36 *(207) Die Prioritäten während der Reanimation liegen auf folgenden Maßnahmen:*
1. *Defibrillationsnotwendigkeit frühestmöglich feststellen (AHA Class I)*
2. *Basisreanimation (30 : 2), bis ein Defibrillator verfügbar ist*
3. *Unterbrechungen der Thoraxkompressionen minimieren*

Die Notfallhelfer können die Defibrillationswahrscheinlichkeit durch folgende Maßnahmen verbessern:
1. *Bestmögliche Qualität der Basis-CPR*
2. *Die zeitliche Abstimmung zwischen Schock und Basis-CPR*
3. *Auswahl einer geeigneten Kombination von Kurvenform und Energiestufe der Defibrillation.*

Eine 1-Schock-Strategie kann das Reanimationsergebnis verbessern, indem Unterbrechungen der Thoraxkompressionen verkürzt werden (im Vergleich zu mehreren unmittelbar aufeinander folgenden Defibrillationsversuchen) (AHA Class II a).

Eine 3-Schock-Strategie kann verbessert werden, wenn
1. *nach einem Schock sofort wieder effektive Thoraxkompressionen durchgeführt werden (ungeachtet der aktuellen Rhythmusdiagnose) (AHA Class II a).*
2. *die „Hands-off-Zeit“ (Pause der Thoraxkompressionen zur Rhythmusanalyse) auf das notwendige Minimum beschränkt wird.*

[LOE 2 (2x), LOE 4, LOE 5 (4x)]

Ablauf ALS-Algorithmus

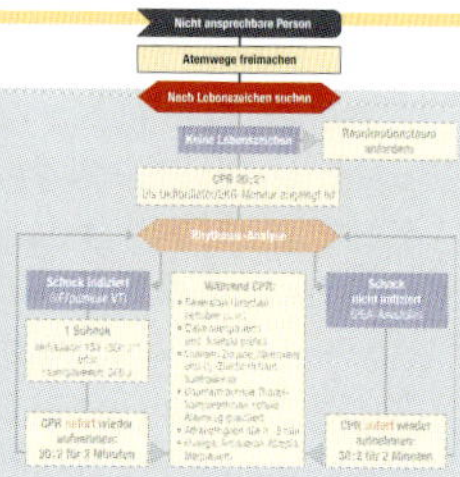

ERC-Praxis

Bei einer nicht ansprechbaren Person zunächst nach Lebenszeichen suchen:

- Bewegungen
- normale Atmung
- Husten

In der klinischen Untersuchung erfahrene Helfer sollen parallel zur Suche nach „Lebenszeichen" für maximal 10 s den Karotispuls fühlen (s. S. 83f.)

Die Einleitungssequenz des Algorithmus entspricht im Wesentlichen dem Beginn des BLS-Algorithmus.

Die Aufforderung, auf Sicherheit zu achten (s. S. 16), muss sinngemäß auch Bestandteil der ALS-Versorgung sein, auch wenn sie nicht eigens im Algorithmus auftaucht.

Gemäß den ERC-Aussagen in den Abschnitten BLS und innerklinische Reanimation sollte direkt nach Auffinden einer nicht-ansprechbaren Person, einem beobachteten Kollaps oder Feststellung einer akuten Zustandsverschlechterung eines Patienten sofort laut „um Hilfe gerufen" werden, ohne den Patienten zu verlassen. Dadurch können in der Nähe befindliche Helfer mit dem Ruf des Reanimationsteams und dem Beibringen einer Notfallausrüstung (Defibrillator) beauftragt werden, während der erste Helfer mit den weiteren Schritten im Reanimationsalgorithmus fortfährt.

Abb. 2.45
Bei Bewusstseinsstörung: Um Hilfe rufen!

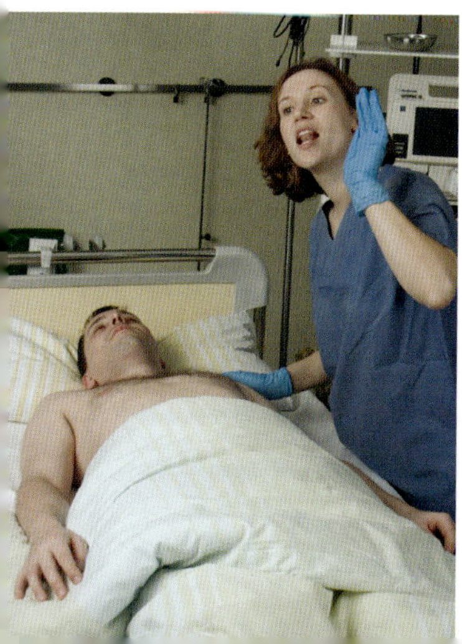

Die „Anforderung des Reanimationsteams" im ALS-Algorithmus steht analog zum „Notruf" im BLS-Algorithmus und entfällt, wenn das anwesende, behandelnde Team bereits das Reanimationsteam darstellt (trotzdem ggf. weitere Helfer hinzuziehen).

Die Atemkontrolle (Vereinfachung im BLS-Algorithmus) ist auf „Suche nach Lebenszeichen" erweitert, sodass zusätzliche Anhaltspunkte den Herz-Kreislauf-Stillstand sichern.

Die **AHA** empfiehlt weiterhin folgende Abfolge: Anfassen und Ansprechen (→ bewusstlos), Notruf absetzen und ggf. AED holen, Atemwege freimachen, Atemkontrolle (bis zu 10 s), 2 Initialbeatmungen, Pulskontrolle (bis zu 10 Sekunden), vgl. S. 83f. Bei beobachtetem Herz-Kreislauf-Stillstand mit vor Ort verfügbarem Defibrillator entfällt der Notruf und das Holen des AED, das Vorbereiten und Anwenden des Defibrillators erfolgt in diesem Fall gemäß AHA direkt nach der Pulskontrolle (vgl. a. S. 87).

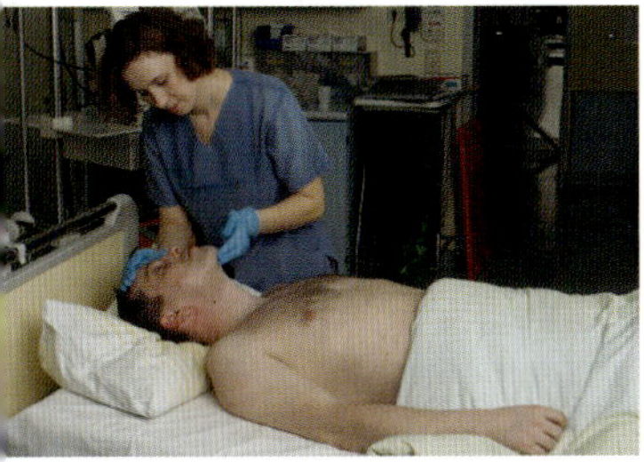

Abb. 2.46 a Atemweg öffnen: Kopf überstrecken und Kinn vorziehen

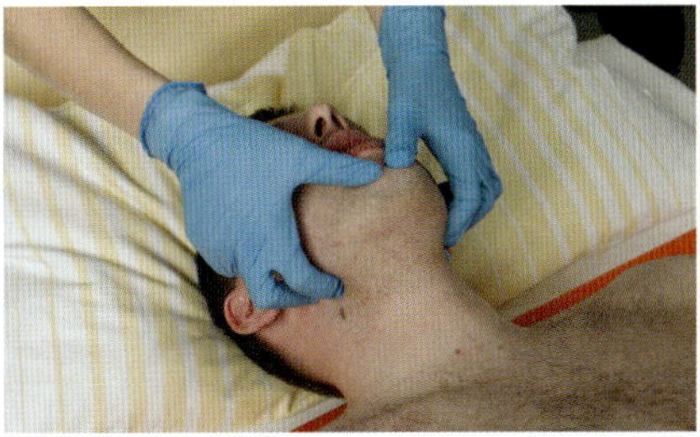

Abb. 2.46 b Atemweg öffnen bei V. a. (Hals-) Wirbelsäulentrauma (Esmarch-Handgriff/Unterkiefer vorschieben)

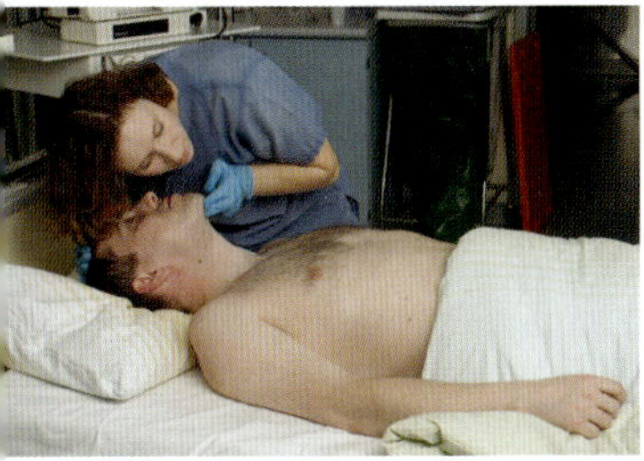

Abb. 2.46 c Atemkontrolle/Suche nach Lebenszeichen

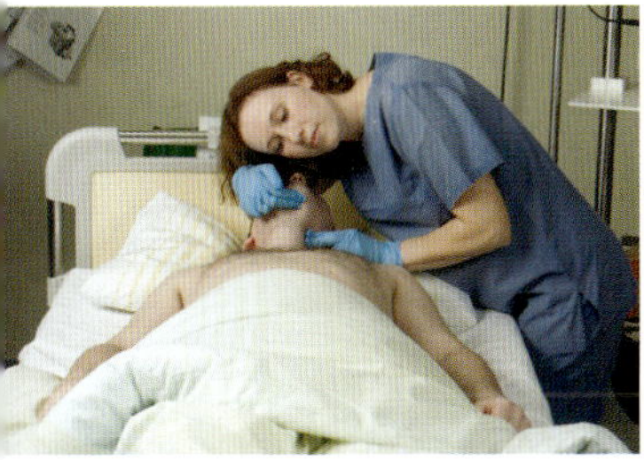

Abb. 2.46 d Simultane Atem- und Pulskontrolle (nur für professionelle, in der Pulskontrolle geübte Helfer)

ERC-Praxis **Präkordialer Faustschlag**

Ein einzelner präkordialer Faustschlag soll durch hierzu geschultes Fachpersonal erwogen werden, wenn der Eintritt eines gesicherten Herz-Kreislauf-Stillstandes am Monitor beobachtetet wird und und ein Defibrillator nicht unmittelbar verfügbar ist.
Ein effektiver präkordialer Faustschlag wird kraftvoll mit der Handkante einer geballten Faust aus einer Entfernung von ca. 20 cm (ILCOR: 5–40 cm) federnd auf die untere Sternumhälfte ausgeführt.

Die Wirksamkeit und mögliche Komplikationen des präkordialen Faustschlages wurde bislang nicht prospektiv untersucht. Es liegen Fallberichte über erfolgreiche Konversionen von pVT, VF und auch von supraventrikulären Tachykardien zu einem Herzrhythmus mir Auswurf vor, wenn der Faustschlag kurz nach Eintreten der Herzrhythmusstörung angewendet wird. In allen berichteten Fällen eines erfolgreichen Faustschlags bei VF, wurde der Faustschlag innerhalb von 10 s nach

Auftreten des Flimmerns durchgeführt. Rhythmusverschlechterungen durch einen Faustschlag sind ebenfalls beschrieben (z. B. VT zu VF oder zu Asystolie). In Einzelfällen kann ein präkordialer Faustschlag bei schlagendem Herzen einen Herz-Kreislauf-Stillstand auslösen (Asystolie, kompletter AV-Block).

In Section 3 und 4b der ERC-Leitlinien 2005 wird als Bedingung für die Anwendung des Faustschlages ausschließlich der gemonitorte, beobachtete und klinisch bestätigte Herz-Kreislauf-Stillstand ohne sofort verfügbaren Defibrillator genannt. In Kapitel 4c wird (wie auch bei der **BÄK**) die Möglichkeit eines Faustschlags auch für den Fall als Option in den Raum gestellt, dass ein Herz-Kreislauf-Stillstand direkt festgestellt wird, nachdem der plötzliche Kollaps eines Patienten beobachtet wurde, und kein Defibrillator sofort verfügbar ist, d. h. auch ohne Nachweis einer VF oder VT im EKG!

__TR 26__ (204) Bei Eintritt eines Herz-Kreislauf-Stillstands unter Monitorüberwachung kann ein einzelner unmittelbar angewendeter präkordialer Faustschlag erwogen werden, wenn ein Defibrillator nicht sofort zur Verfügung steht [LOE 5 (10x), LOE 6 (AHA Class Indeterminate für ALS-Fachpersonal; nicht empfohlen für Laienhelfer)].

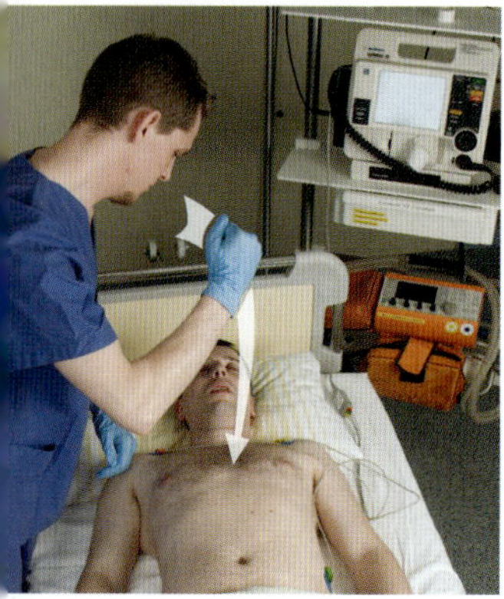

Abb. 2.47 Präkordialer Faustschlag (nur direkt nach beobachtetem Kollaps oder beobachtetem Eintritt von VF/VT auf einem EKG-Monitor nach Feststellung fehlender Kreislaufzeichen)

Die **AHA** spricht für ALS-Fachpersonal weder eine Empfehlung für noch gegen einen Faustschlag aus. Für BLS-Helfer wird der Faustschlag weder vom ERC noch von der AHA empfohlen. Auch wenn die von ERC, AHA und ILCOR zitierte Studienlage eine höhere Erfolgsrate des Faustschlages bei VT als bei VF nahelegt, bestreitet die **BÄK** die Möglichkeit einer Konversion von VF gänzlich.

Zum Vorgehen bei beobachtetem Herz-Kreislauf-Stillstand und zur Hustenreanimation s. a. S. 87.

ERC-Praxis

Bei Verdacht auf Herz-Kreislauf-Stillstand wird ein Reanimationsteam angefordert, dabei ist auch an die Heranführung eines Defibrillators zu denken!

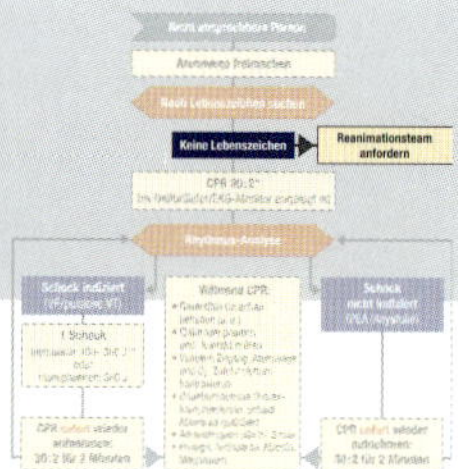

Wenn auf das „Rufen um Hilfe“ (s. o.) hin – nach Feststellung des Herz-Kreislauf-Stillstandes und ggf. nach Durchführung eines präkordialen Faustschlages – noch kein weiterer Helfer eingetroffen ist, muss der erste Helfer den Patienten verlassen, um das Reanimationsteam anzufordern. Danach muss er unverzüglich zum Patienten zurückkehren, um mit der Basisreanimation zu beginnen.

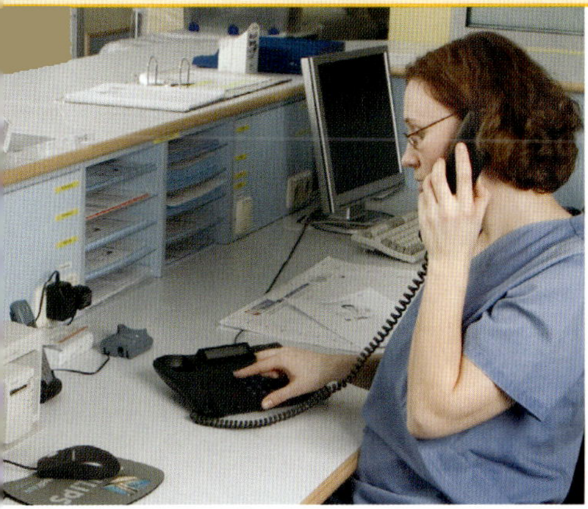

Abb. 2.48 Reanimationsteam anfordern

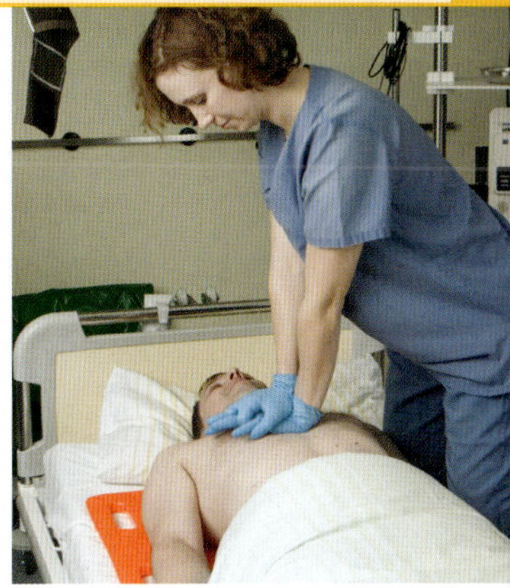

Abb. 2.49 Mit Thoraxkompressionen beginnen (harte Unterlage!)

ERC-Praxis

Bei fehlenden Lebenszeichen wird sofort mit der Basis-CPR begonnen: Thoraxkompressionen und Beatmungen im Verhältnis 30 : 2.

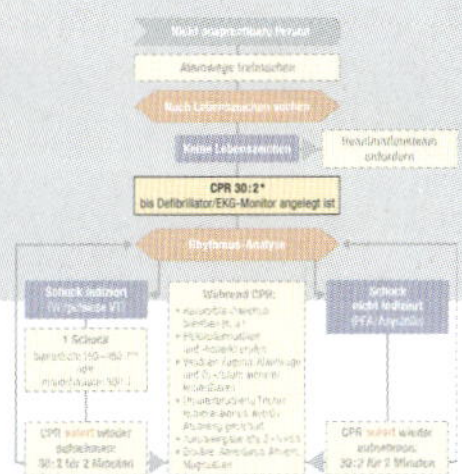

Auch in einer ALS-Situation hat die bestmögliche Qualität der Basisreanimation höchste Priorität (vgl. S. 27 ff.). Daher gibt es keine Alternative zu einer harten Unterlage während der Thoraxkompressionen (Reanimationsbrett oder Fußboden – ausführliche Darstellung s. S. 28. In Kliniken wird eine Reanimation wohl häufig aus ästhetischen oder scheinbar pragmatischen Gründen lieber im Bett als auf dem Boden durchgeführt. Dennoch muss das Personal Handgriffe kennen und anwenden können (notfalls alleine, z. B. mit Rautek-Rettungsgriff), um Patienten vom Bett auf den Boden zu legen, wenn kein Reanimationsbrett verfügbar ist. Sonst ist der Sinn der Reanimation in Frage gestellt! Die Reanimation auf dem Fußboden mag für in dieser Situation ungeübte evtl. eine Atemwegssicherung erschweren, bietet aber z. T. logistische Vorteile und häufig eine bessere, stabilere Körperhaltung für die Thoraxkompressionen (höhere Priorität).

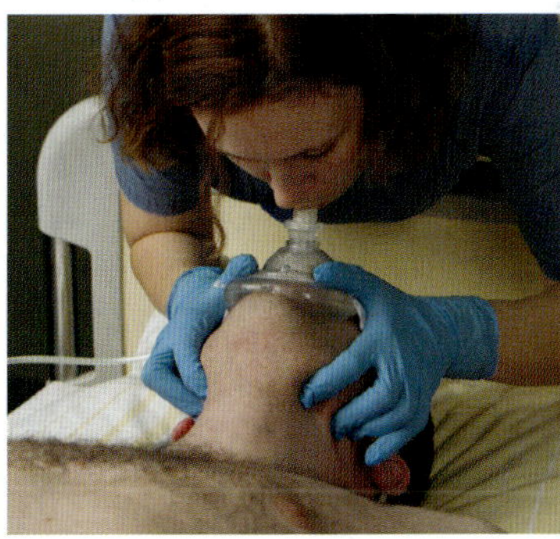

Abb. 2.50 a Beatmung mit Beatmungsmaske (ideal mit Sauerstoffanschluss)

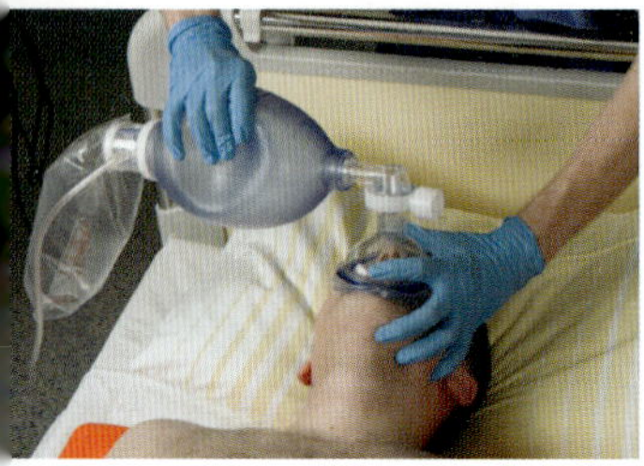

Abb. 2.50 b Beatmung mit Beatmungsbeutel (ideal mit Sauerstoffanschluss und Reservoirbeutel oder Demand-Ventil → inspiratorische O_2-Konzentration 85–100 %!))

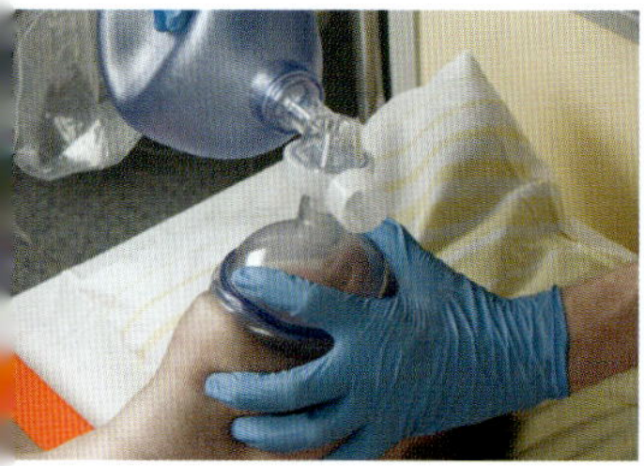

Abb. 2.50 c C-Griff zur Beatmung mit Beatmungsbeutel

Die Beatmung mit Beatmungsbeutel und Maske ist für (notfall-) medizinisches Fachpersonal die Methode der Wahl, muss aber entsprechend intensiv erlernt und geübt werden: einhändiger C-Griff zur Maskenabdichtung und zum Öffnen des Atemwegs durch korrekte Kopfposition; mit der anderen Hand den Beutel ohne Widerlager ausdrücken (s. Abb. 250 b–c).

Optimierung der Beutel-Masken-Beatmung

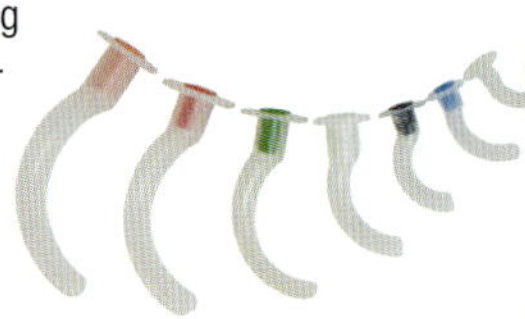

Abb. 2.51 a Oropharyngealtuben (Guedel, Fa. Helbig)

- Ggf. kann die Beatmung durch Einlegen eines passenden (!) **Oropharyngeal-Tubus(Guedel-Tubus)** verbessert werden, der den Atemweg zwischen Zunge und Rachenhinterwand frei hält (s. Abb. 2.51 a–d). Verschlechtert sich die Beatmung nach Einlegen des Guedeltubus ist dieser zu entfernen und ggf. eine besser passende Größe auszuwählen. Das Auswählen der zum Patienten passenden Größe und das Einlegen sollten vor dem Ernstfall praktisch geübt werden (Trainingsphantome, unter Anleitung in der Anästhesie). Anwendung des Guedel-Tubus nur bei komatösen Patienten (sonst Provokation von Erbrechen möglich).

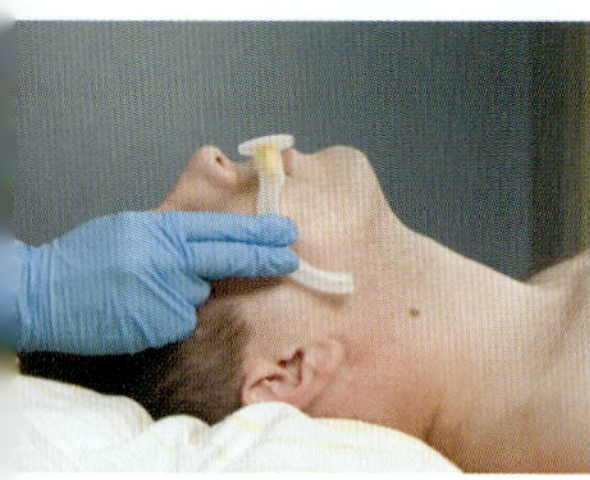

Abb. 2.51 b Auswahl eines passenden Guedeltubus: Länge = vertikaler Abstand Schneidezähne bis Kieferwinkel

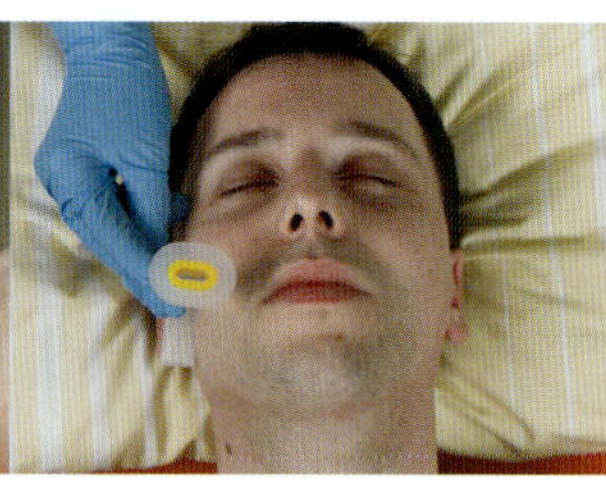

Abb. 2.51 c Auswahl eines passenden Guedeltubus

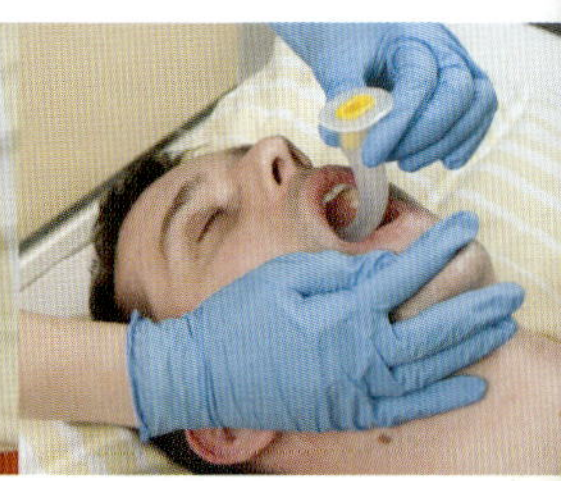

Abb. 2.51 d Einlegen eines Guedeltubus: zuerst „verkehrt herum“, bis Anstoß am harten Gaumen, dann um 180° drehen und weiter vorschieben

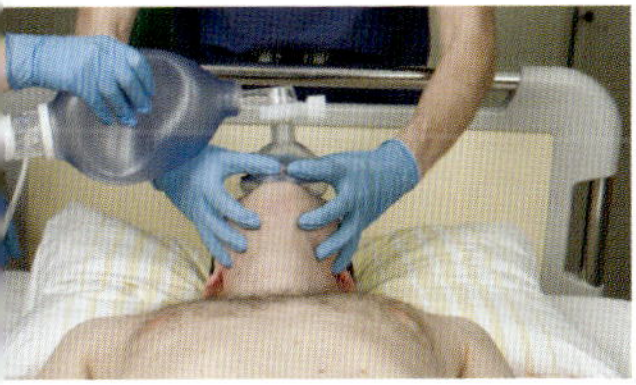

Abb. 2.52 a Beutel-Masken-Beatmung mit zwei Helfern (Doppel-C-Griff, nicht nach ERC)

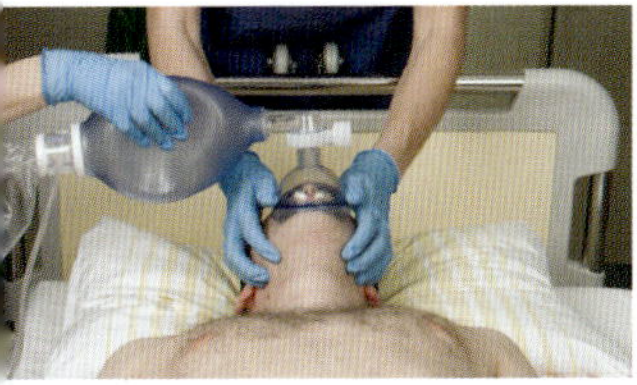

Abb. 2.52 b Beutel-Masken-Beatmung mit zwei Helfern (Handhaltung nach ERC, 2005)

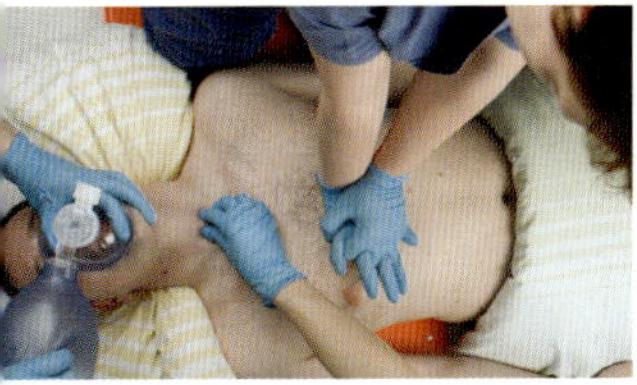

Abb. 2.53 a – Wenn genügend trainierte Helfer anwesend: Sellick-Handgriff (Krikoiddruck) zur Aspirationsprophylaxe

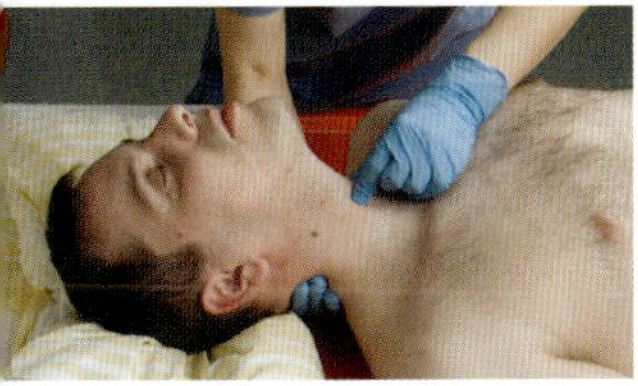

Abb. 2.53 b Der Sellick-Handgriff erfordert insbesondere zur Intubation ein Widerlager im Nacken (z. B. Nackenrolle)

- Der **Nasopharyngeal-Tubus (Wendl-Tubus)** kann eingesetzt werden, wenn der Oropharyngealtubus nicht toleriert wird oder seine Einlage unmöglich ist (z. B. Kieferklemme, Verletzungen/Schwellungen im Mundbereich). Nasopharyngealtuben können Nasenbluten auslösen und selten – insbesondere bei Trauma – auf falschen Wegen abgleiten (Schädelhöhle bei Schädelbasisfraktur). Der Wendl-Tubus kann auch bei bewusstseinsgetrübten, nicht komatösen Patienten eingesetzt werden, da er besser toleriert wird als der Guedel-Tubus. Auch beim Wendl-Tubus ist das Abmessen der korrekten Größe und Einlegen praktisch einzuüben (Befeuchten, Einführrichtung, Drehbewegung, Einführtiefe, Lagekontrolle)!

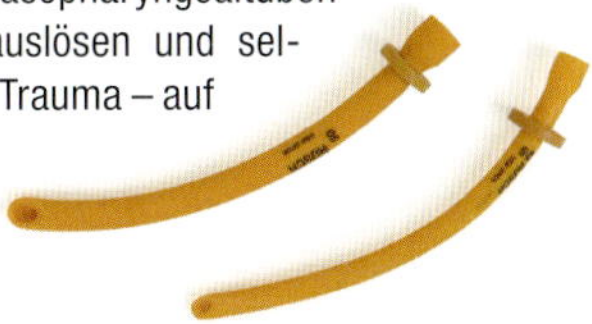

Abb. 2.54 Nasopharyngeal-Tuben (Wendl, CH 26 und 30, Fa. Rüsch)

- **Beutel-Masken-Beatmung mit zwei Helfern** (zu bevorzugen, wenn genügend Helfer anwesend sind): ein Helfer fixiert mit zwei Händen die Maske und sorgt für eine Kopfposition mit freiem Atemweg (überstrecken und Kinn vorziehen) durch Doppel-C-Griff oder Handhaltung nach ERC – s. Abb. 2.52 a–b. Ein zweiter Helfer den Beutel einhändig (!) komprimiert. Hierdurch gelingt die Beatmung sicherer und effizienter; die Maskenabdichtung und Kopfhaltung des Patienten gelingen deutlich leichter, gerade bei kleinen Helferhänden oder bei schwierigen Gesichtsverhältnissen (großer Unterkiefer, Bart).

Der nebenstehend abgebildete Sellick-Handgriff wird auf der folgenden Seite ausführlich erläutert.

***TR 41** (214) Bei einer gesicherten oder vermuteten Schädelbasisfraktur ist eine oral eingeführte Atemwegshilfe (z. B. Guedel) vorzuziehen. Wenn dies aber nicht möglich ist und der Atemweg verlegt ist, kann das vorsichtige Einlegen eines Nasopharyngealtubus (Wendl) lebensrettend sein, z. B. wenn der potenzielle Nutzen das Risiko überwiegt. [LOE 5, LOE 7 (4x)]*

ERC-Praxis **Sellick-Handgriff (Krikoiddruck)**

Während der Beutel-Masken-Beatmung und während eines Intubationsversuches soll der Krikoiddruck das Aspirationsrisiko verringern. Der Krikoiddruck muss durch einen trainierten Helfer präzise lokalisiert und in der richtigen Stärke ausgeübt werden (s. Abb. 2.53 b auf S. 95).

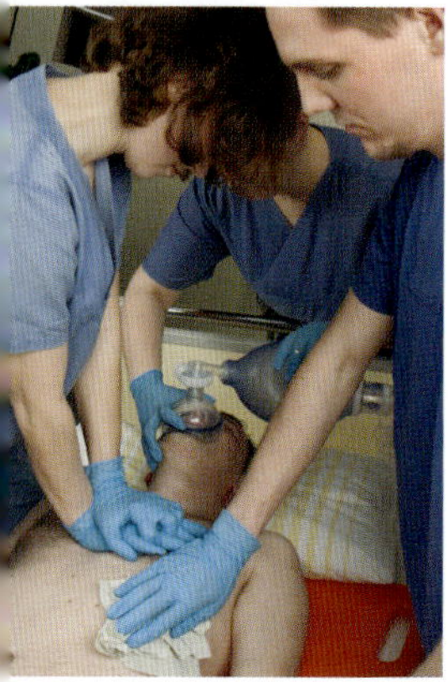

Abb. 2.55 a
Abtrocknen

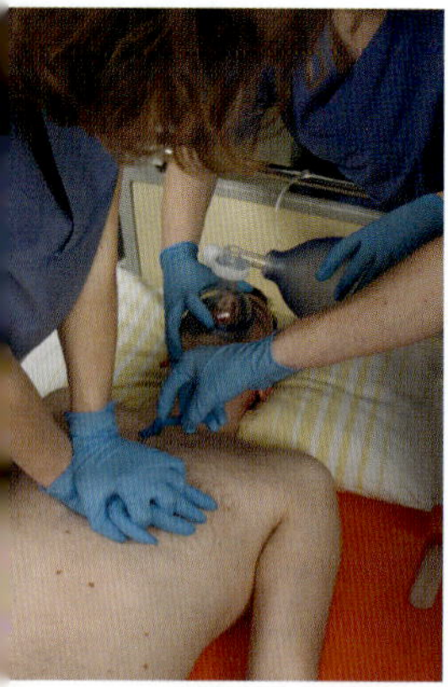

Abb. 2.55 b
Ggf. rasieren

Die Aspirationspneumonie (Mendelson-Syndrom) ist eine nicht seltene und lebensbedrohliche Komplikation nach Reanimation, wobei schon die Aspiration weniger mL Magensaft genügen kann, die während der Reanimation gar nicht bemerkt werden muss. Das Aspirationsrisiko steigt mit zunehmender Dauer und bei forciert durchgeführten Atemhüben der Beutel-Masken-Beatmung, weil dadurch auch Luft in den Magen gelangt und der Druck im Magen steigt. Die Folge kann ein Rückfluss (passive Regurgitation) von Mageninhalt sein, der bei weiteren Atemhüben (u. U. in sehr kleinen Portionen) in die Lunge getragen wird.

Der Umfang der Magenblähung und des passiven Rückflusses kann dadurch vermindert werden, dass ein trainierter Helfer kontinuierlich während der Reanimation mit zwei Fingern dosierten Druck auf den Ringknorpel in Richtung Wirbelsäule ausübt, wodurch der Ösophagus verschlossen wird. Der Sellick-Handgriff ist nur durchführbar, wenn genügend Helfer verfügbar sind.

Der Sellick-Handgriff findet auch Anwendung zur Aspirationsprophylaxe während der Intubation (insbes. rapid sequence induction). Eine ähnlich erscheinende, aber doch entscheidend abweichende Technik ist das sog. BURP-Manöver [Knill, Can J Anaesth, 1993], welches nachweislich die Sicht in den Larynx verbessern kann: nach Einführen des Laryngoskopspatels verschiebt ein trainierter Helfer den Kehlkopf am unteren Schildknorpel maximal, zuerst nach dorsal (backwards), dann nach kranial (upwards) und zuletzt nach rechts (rightwards), mit dosiertem Druck (pressure).

Insbesondere wenn der Krikoiddruck nach Sellick unpräzise oder mit zu hohem Druck ausgeführt wird, kann die Beatmung bzw. die Intubation erschwert bis unmöglich werden, sodass der Handgriff dann korrigiert oder ganz unterlassen werden muss. Bei Einsetzen von Erbrechen ist der Krikoiddruck sofort zu beenden.

ERC-Praxis **Verhältnis Basis-CPR zur Defibrillation**

Die Basis-CPR wird ohne Unterbrechungen durchgeführt, bis Rhythmusanalyse und Defibrillationsversuch möglich sind (Defibrillator einsatzbereit).

Im Regelfall, insbesondere in der Klinik, lautet das Ziel: schnellstmögliche Rhythmusanalyse und bei VF/VT sofortige Durchführung eines Defibrillationsversuchs.

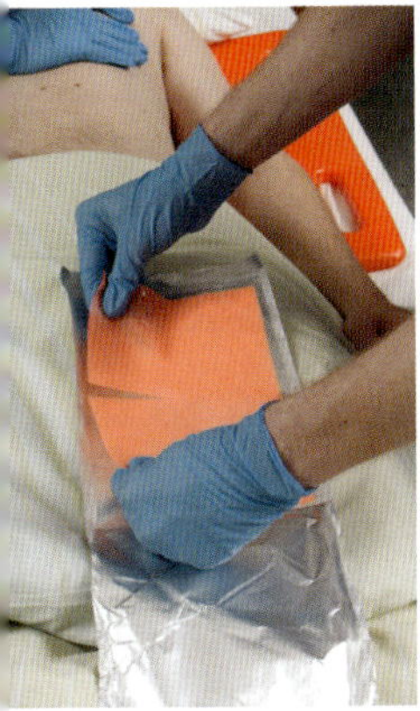

Abb. 2.55 c Leitmedium zur Defibrillation mit Hand-Paddles

Die Vorbereitungen zur Rhythmusanalyse und zum Defibrillationsversuch (Einschalten, Brustkorb vorbereiten, Leitmedium aufbringen) müssen unbedingt unter Fortführung der Basisreanimation erfolgen, damit das Zeitintervall zwischen letzter Thoraxkompression und Abgabe des Elektroschocks möglichst kurz ist (hier entscheiden bereits Sekunden maßgeblich über Defibrillations- und damit Überlebenswahrscheinlichkeit)!

In vielen Fällen profitiert der Patient von einer frühestmöglichen Defibrillation. Unter bestimmten Bedingungen kann aber ein festes Intervall Basis-CPR vor der ersten Analyse und dem ersten Defibrillationsversuch indiziert sein: s. folgender Absatz.

ERC-Praxis **CPR vor dem ersten Schock**

Für den Rettungsdienst wird empfohlen, zunächst 2 Minuten CPR vor einem Defibrillationsversuch durchzuführen, wenn der Kollaps mehr als 5 Minuten zurückliegt (2 Minuten CPR entsprechen etwa 5 Zyklen CPR 30 : 2).

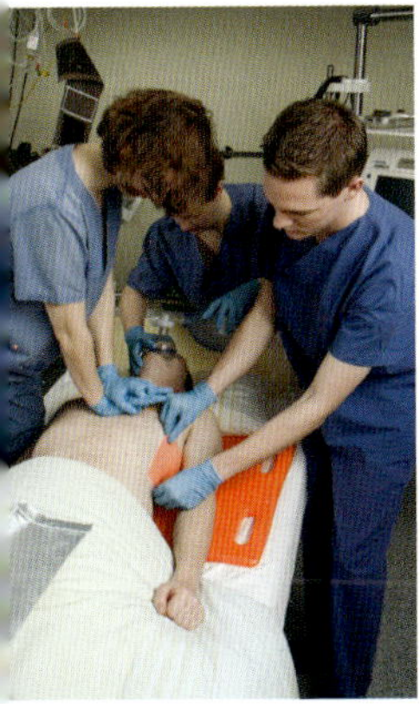

Abb. 2.55 d Defib-Pads auflegen

Das jahrzehntelange Dogma der frühest möglichen Defibrillation ist ein wenig ins Wanken geraten. Grundsätzlich gilt weiterhin: Je später bei VF/VT die Defibrillation versucht wird, desto geringer ist die Erfolgsaussicht. Aber bei länger bestehender VF/VT ohne Erste Hilfe kann Basisreanimation (Thoraxkompressionen und Beatmungen) vor Defibrillation die Erfolgschance gegenüber der sofortigen Defibrillation erhöhen!

Konkret haben z. B. Wik et al. nachgewiesen, dass in Fällen einer „response time“ (Notruf bis Eintreffen an der Einsatzstelle) über 5 min die Durchführung von 3 min CPR vor Schock im Vergleich zu sofortigem Schock die Überlebensrate bei Krankenhausentlassung und die Einjahresüberlebensrate deutlich verbessert ist (präklinische Patienten mit VF/VT; CPR inkl. Intubation und $F_iO_2 = 1{,}0$; Ausführung durch Paramedics und Notärzte; insofern nicht unbedingt auf CPR durch Laien übertragbar, da möglicherweise weniger effektiv). Eine Arbeit von Cobb et al. zeigte ähnliche Ergebnisse bei einer Reaktionszeit des Rettungsdienstes > 4 min bei 90 s CPR vor Defibrillation [Cobb et al., JAMA, 1999]. Weitere Humanstudien [z. B. Stotz et al., Resuscitation, 2003] sowie tierexperimentelle Arbeiten stützen den Wert von CPR vor Defibrillation bei prolongierten Stillstandszeiten ohne CPR.

Der exakte Kollapszeitpunkt ist meist schwer zu ermitteln. Der Kollaps führt erfahrungsgemäß häufig erst zum Notruf und Anfahrtszeiten von mehreren Minuten sind die Regel. Daher wird fast immer „CPR first" im deutschen Rettungsdienst indiziert sein. Gleichzeitig ist eine einheitliche Vorgehensweise für einen zielgerichteten, ruhigen Ablauf im Rettungsteam wichtig, sodass eine grundsätzliche Entscheidung über ein festes Reanimationsintervall vor Defibrillation bei jedem nicht beobachtetem Herz-Kreislaufstillstand im Rettungsdienst anzustreben ist, zumindest innerhalb eines Rettungsdienstbereiches. **Daher sollte „CPR first" (2 min 30:2 vor dem ersten Schock) im Rettungsdienst die Regel sein.**

Ausnahmen sind an Standorten mit extrem kurzen Eintreffzeiten denkbar. Da über die optimalen Zeitfenster nur mäßige Klarheit herrscht und lokale infrastrukturelle Unterschiede schwer zu verallgemeinern sind, soll in solchen Fällen die Entscheidung gemäß den Leitlinien die Festlegung des Vorgehens („CPR bis Defibrillator fertig" oder „2 min CPR vor Defibrillation") im Rettungsdienst durch den für den Rettungsdienstbereich medizinisch Verantwortlichen erfolgen. Dies ist in Deutschland nach Auffassung der Autoren zumeist der ärztliche Leiter Rettungsdienst.

Für Laienhelfer und First responder sowie bei der Reanimation im Krankenhaus bleibt es – ohne dass Erkenntnisse dafür oder dagegen sprechen – bei der Anweisung, so früh wie möglich den Schockknopf zu betätigen, wobei die Zeit bis zur zur ersten Rhythmusanalyse für die Basisreanimation zu nutzen ist!

TR 27 *(204) Ein CPR-Intervall (30 : 2) von 1,5- bis 3-Minuten kann vor dem ersten Defibrillationsversuch erwogen werden, wenn bei erwachsenen Patienten mit Herz-Kreislauf-Stillstand eine VF oder pulslose VT festgestellt wird und die Reaktionszeit des Rettungsdienstes (Notruf bis Ankunft am Einsatzort) 4–5 Minuten übersteigt. [LOE 2 (2x), LOE 4, LOE 6 (5x)] (AHA Class IIb, ohne Rhythmusanalyse zu Beginn der CPR)*

Es liegen keine Daten vor, die für oder gegen CPR vor Defibrillationsversuchen bei innerklinischen Herz-Kreislauf-Stillständen sprechen.

ERC-Praxis Erste Rhythmusanalyse

Sobald möglich, wird der Herzrhythmus des Patienten über Hand-Defibrillator-Paddles oder Klebe-Defibrillationselektroden (Pads) analysiert.

Es ist in kürzester Zeit (5-10 Sekunden) zu entscheiden, ob eine Defibrillation indiziert ist (VF/pVT) oder nicht (PEA/Asystolie).

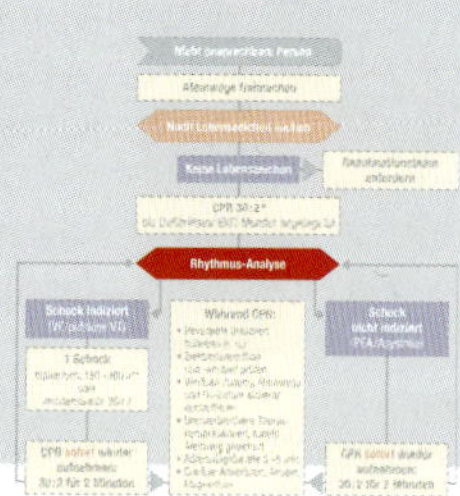

Mit Hand-Paddles („Quick-look-Modus") oder Klebe-Pads kann am schnellsten die erste EKG-Beurteilung vorgenommen werden, um zu entscheiden, ob ein Elektroschock indiziert ist. Bei der Benutzung von Hand-Paddles ist unbedingt sicherzustellen, dass die Ableitungswahl des EKG-Gerätes auf die Paddles geschaltet ist, da sonst – je nach Schaltung, Anschluss und Bewegungen des EKG-Kabels – fälschlicherweise Asystolie, Kammerflimmern und andere Rhythmusstörungen diagnostiziert werden können! Das Aufbringen eines Leitmediums auf die Kontaktstellen des Patientenbrustkorbs sowie eine ruhige Hand sind zur störungsfreien EKG-Ableitung erforderlich. Der Patient darf nicht bewegt oder berührt werden, da sonst Artefakte auftreten können, die zu einer Fehldiagnose führen können.

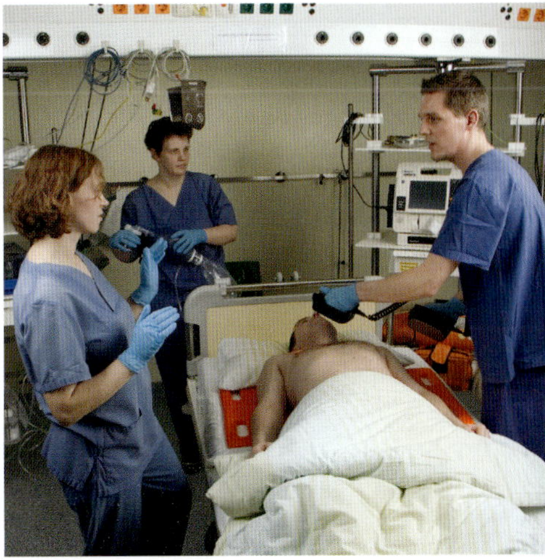

Abb. 2.55 e – Rhythmusanalyse, Entscheidung zum Elektroschock, Warnung der Helfer, Entfernen des Sauerstoffs

Für weitere EKG-Analysen sollte im Verlauf der Reanimation eine 3-Pol-Ableitung hergestellt werden (in kürzerer Pause interpretierbar, i. d. R. unempfindlicher gegen Artefakte wegen Masseelektrode und fehlender Bewegung der Ableitpaddles). Dabei unbedingt an das Umschalten der Ableitungswahl denken, da sonst während der Analyse die Registrierung der Paddles beurteilt wird, die sich dann nicht am Patienten befinden (Fehldiagnosen jeder Art möglich).

Wenn bereits zum Zeitpunkt des Kollapses ein geeignetes EKG-Monitoring vorhanden ist, sollte dieses Monitor-EKG zur Rhythmusanalyse benutzt werden (in diesem Fall am schnellsten verfügbar).

Die Verwendung von AEDs (s. S. 60 ff.) im ALS-Algorithmus ist problemlos möglich, kann das Team entlasten und damit wertvolle Ressourcen freisetzen. Davon abgesehen stehen bei einigen EKG-Defibrillator-Einheiten Beratungsmodule zur Verfügung, die über 3-Pol-Ableitung oder Klebe-Pads eine Rhythmusanalyse durchführen und dem Anwender eine entsprechende Handlungsempfehlung geben können („beratende Defibrillatoren"). Dabei ist zu beachten, dass die Ableitung nicht über die handgehaltenen Defi-Paddles erfolgen sollte (Gefahr von Artefakten mit Fehldiagnosen).

TR 32 *(205) Selbstklebende Defibrillationselektroden (Pads) sind sicher und effektiv. Sie sind eine akzeptable Alternative zu Standard-Defibrillations-Paddles. [LOE 2, LOE 3, LOE 4 (2x), LOE 5 (3x), LOE 6, LOE 7] (AHA Class Indeterminate für Unterschiede in Bezug auf die Impedanzreduktion)*

ERC-Praxis Erster Schock

Im Falle von Kammerflimmern (VF) oder Kammertachykardie (VT – ventrikuläre Tachykardie) sofort Ladevorgang aktivieren, auf Sicherheit der Anwesenden achten (Warnung, Rundumblick – niemand darf den Patienten berühren) und einen Schock abgeben. Energie für den ersten Schock: 150–200 J biphasisch (wenn nicht auf dem Gerät angegeben und nicht bekannt: 200 J) oder 360 J monophasisch.

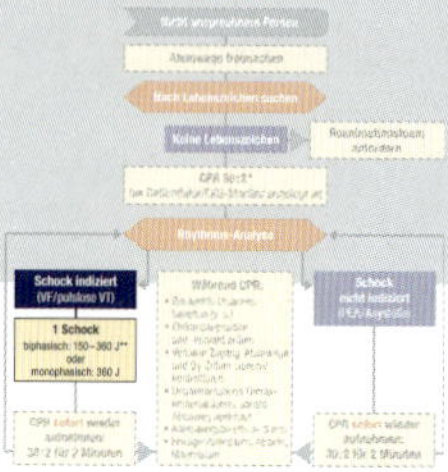

Falls zum Schock Hand-Paddles benutzt werden, befinden sich die Paddles während des Ladevorgangs aus Sicherheitsgründen immer auf dem Brustkorb des Patienten!

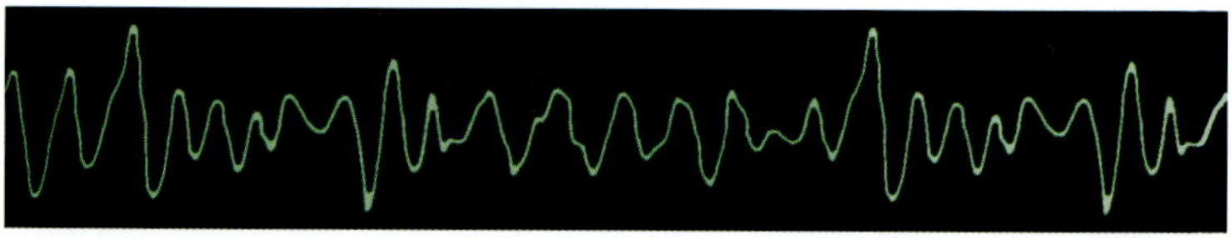

Abb. 2.56 a – Kammerflimmern

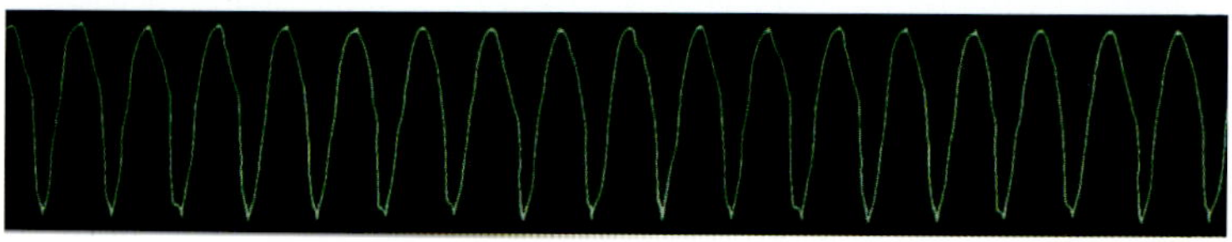

Abb. 2.56 b – Monomorphe Kammertachykardie

Die Hersteller sollten bei biphasischen Defibrillatoren einen Hinweis auf die für die jeweilige Wellenform empfohlenen Defibrillationsenergien für den Anwender sofort sichtbar auf dem Gerät anbringen.

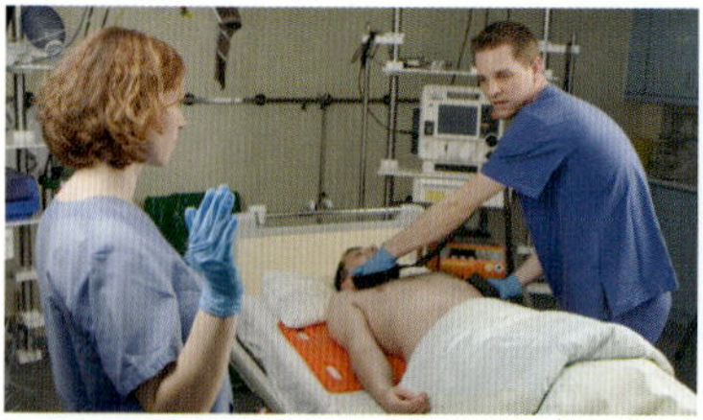

Abb. 2.55 f. Auf Sicherheit bei der Schockabgabe achten: Rundumblick

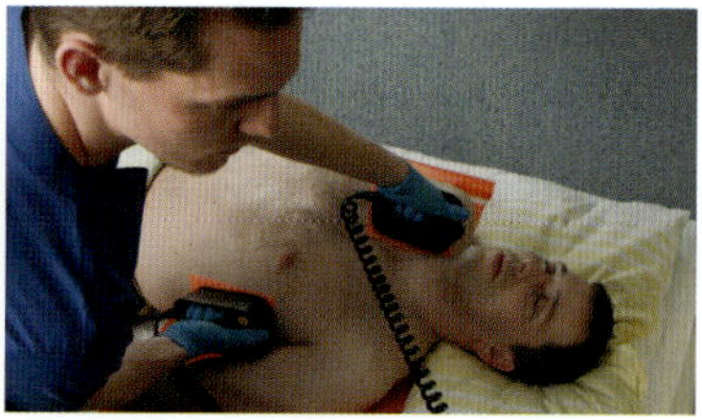

Abb. 2.55 g Auslösen des Elektroschocks

Dass im Algorithmuskasten „1 Schock" für die biphasische Defibrillation 150–360 J angegeben ist, erklärt sich dadurch, dass bei weiteren Durchläufen durch den Algorithmus (zweite und weitere Schockabgaben) die Energie gesteigert werden kann (s. u.).

***TR 34** (206) Die Datenlage ist unzureichend, um Empfehlungen für oder gegen spezifische ausgewählte Energiestufen für den ersten oder die folgenden biphasischen Schocks aussprechen zu können. Es ist begründet, für den ersten Schock mit einem biphasischen Defibrillator 150–200 J bei BTE-Wellenform (biphasic truncated exponential) und 120 J bei RLB-Wellenform (recti-linear biphasic) zu benutzen. [LOE 2, LOE 3, LOE 5 (6x), LOE 7 (7x)] Für den ersten Schock mit monophasischen Defibrillatoren soll eine initiale Schockenergie von 360 J verwendet werden. [LOE 2 (2x), LOE 6, LOE 7]*

Die **AHA** gibt für den ersten Schock eine Bandbreite von 120–200 J an und erfasst damit eine recti-linear-biphasische Stromkurve, für die der ERC dies ebenfalls vorsieht, aber 150 J als „ideale" Dosis empfiehlt.

ERC-Praxis

Nach dem Schock sofort mit Thoraxkompressionen fortfahren (keine Kontrolle von EKG, Puls oder Lebenszeichen!) und im Verhältnis 30:2 mit Beatmungen abwechseln.

Basis-CPR für 2 Minuten fortführen, ohne das EKG zu beachten!

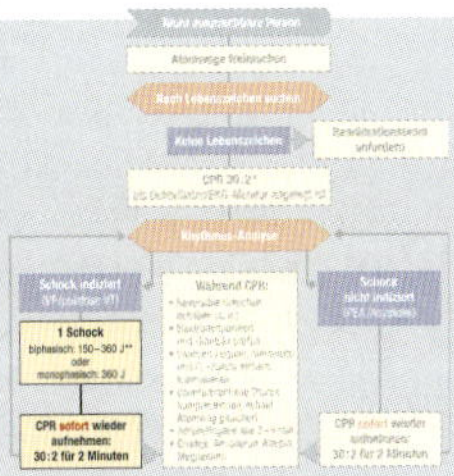

Die Vorstellung, den EKG-Monitor während der 2 Minuten CPR nach einem Schock nicht beachten zu dürfen, erfordert für Fachpersonal das nach früheren Leitlinien ausgebildet wurde, ein Umdenken – man hofft indes auf die baldige Entdeckung eines EKG-Signals, welches die vermutlich erfolgreiche Lebensrettung anzeigt und hat gleichzeitig Angst, durch fortgesetzte Thoraxkompressionen das wieder schlagende Herz zu gefährden. In diesen Punkten ist durch die Leitlinien 2005 auf Basis neuerer Untersuchungen ein entscheidender Paradigmenwechsel eingetreten!

Eine schnelle Wiederkehr eines perfundierenden Kreislaufes ist – auch bei erfolgreicher Defibrillation und bei bereits konvertiertem Herzrhythmus im EKG – unwahrscheinlich, eine Suche nach Zeichen für einen Kreislauf würden im Regelfall nur die Zeit ohne Sauerstoffversorgung (Myokard, Gehirn) verlängern und die Gefahr der Refibrillation für ein gerade defibrilliertes Herz erhöhen.

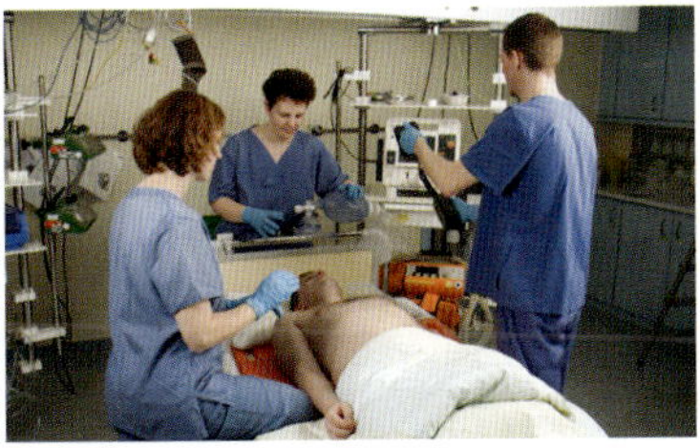

Abb. 2.55 h Direkt nach Elektroschock: Wiederaufnahme der CPR!

Natürlich ist hin und wieder zu beobachten, dass ein wieder hergestellter Herzrhythmus erneut zu Kammerflimmern degeneriert, dieser Vorgang wird aber wohl kaum durch Thoraxkompressionen ausgelöst. In einer Untersuchung von Hess und White zeigte sich kein Hinweis darauf, dass Thoraxkompressionen nach Defibrillation und Rückkehr eines Kreislaufes wieder Kammerflimmern provozieren würden, eher bestünde eine erhöhte Chance eine Post-Schock-Asystolie wieder in ein defibrillierbares Kammerflimmern zu überführen [Hess und White, Resuscitation, 2005].

Im Falle eines erfolglosen Schocks bei VF ist in vielen Fällen zu unterstellen, dass die myokardialen Sauerstoff- und Substratreserven durch mehrminütiges Flimmern (anhaltende Energieverbrauch!) aufgebraucht sind, sodass 2 min effektive Basisreanimation die Herzmuskelzellen wieder mit Energieäquivalenten versorgen und die Erfolgswahrscheinlichkeit für die Wiederkehr des Kreislaufs oder für den nächsten Defibrillationsversuchsdadurch erhöht wird.

Je kürzer die Pause zwischen Thoraxkompressionen und Schock, desto höher ist nachgewiesenermaßen die Überlebenswahrscheinlichkeit! Hier geht es – wie bei der Minimierung der CPR-Pause vor dem Schock – um den Gewinn jeder einzelnen Sekunde zur CPR = Perfusion und Oxygenierung!

Auch wenn während eines zweiminütigen CPR-Intervalls ein organisierter Herzrhythmus im EKG wahrgenommen werden sollte (schmale oder regelmäßige QRS-Komplexe), wird also das zweiminütige CPR-Intervall zu Ende geführt, bevor eine kurze Analyse und ggf. eine Karotispulskontrolle durchgeführt werden.
Man stelle sich also in der Reanimationssituation vor, dass sich während der zweiminütigen CPR-Phasen zwischen den Rhythmusanalysen (und ggf. Defibrillationsversuchen) ein Vorhang über den EKG-Monitor legt! Eine erfolgreiche Rhythmuskonversion wird man getrost bei der nächsten Rhythmusanalyse feststellen.

ERC-Praxis

Nach 2 Minuten CPR (30 : 2) kurze Pause zur erneuten Rhythmusanalyse und ggf erneute Defibrillation (AHA Class IIb für AED).

Im Falle von Kammerflimmern (VF) oder Kammertachykardie (VT – ventrikuläre Tachykardie) sofort den Ladevorgang aktivieren, auf Sicherheit der Anwesenden achten (Warnung, Rundumblick – niemand darf den Patienten berühren) und einen Schock abgeben.

Energie für den zweiten Schock und weitere Schocks: 150–360 J biphasisch oder 360 J monophasisch

Nach dem Schock immer sofort mit Thoraxkompressionen und Beatmungen (30 : 2) bis zur nächsten Analyse fortfahren.

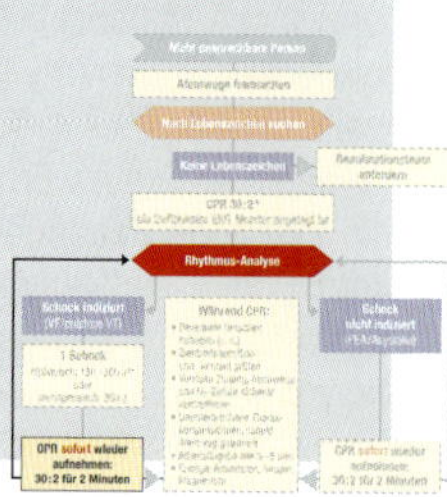

ERC-Praxis

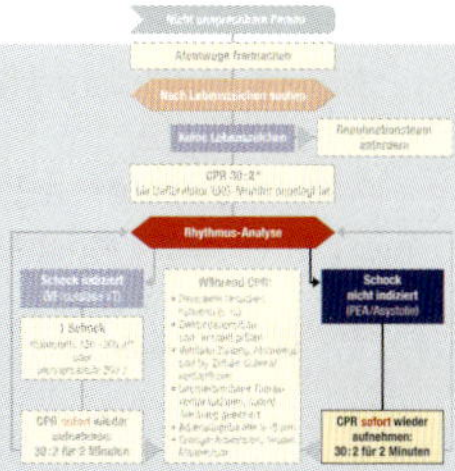

Wenn es sich nicht um einen defibrillierbarem Rhythmus handelt (Asystolie oder PEA) wird die CPR sofort wieder aufgenommen (30:2 für 2 Minuten bis zur nächsten Analyse).

Wenn zu einem weiteren Analysezeitpunkt gemäß Algorithmus ein organisierter Herzrhythmus festgestellt wird, der nicht defibrillierbar ist, wird der Karotispuls kontrolliert (nicht bei der ersten Analyse, wenn unmittelbar zuvor der Herz-Kreislauf-Stillstand klinisch bestätigt wurde):

a) Wenn der Puls eindeutig tastbar ist, wird die Kreislauffunktion genauer untersucht und überwacht (z. B. RR, Pulsoximetrie) und die Post-Reanimationsbehandlung bzw. die Behandlung von Periarrest-Arrhythmien eingeleitet (s. S. 139 ff.).

b) Wenn Puls oder Kreislaufzeichen nicht sicher nachweisbar sind, wird der festgestellte organisierte Rhythmus als PEA behandelt und die Reanimation fortgesetzt (30:2 für 2 Minuten)!

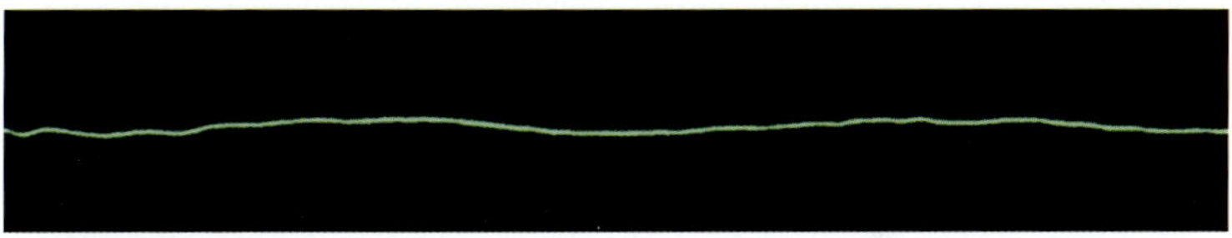

Abb. 2.57 a – Asystolie

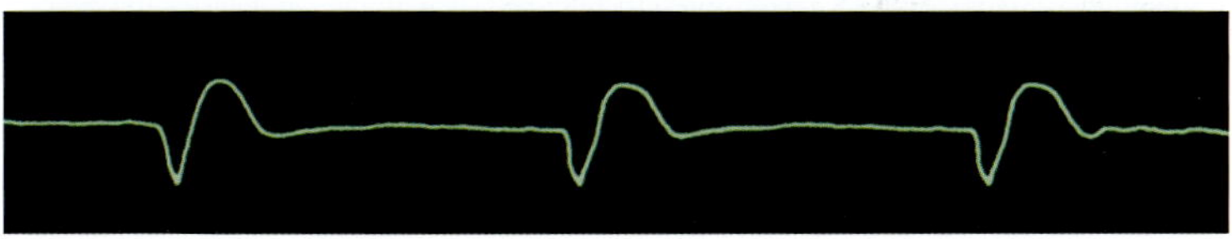

Abb. 2.57 b – Mögliches EKG-Bild bei PEA: elektrische Aktivität, aber kein tastbarer Puls

Ein organisierter Rhythmus bezeichnet regelmäßige oder schmale QRS-Komplexe im EKG.

Karotispulskontrollen erfolgen während einer Reanimation nur durch darin geübte professionelle Helfer, und nur zu folgenden Zeitpunkten:

1. bei der initialen Suche nach Kreislaufzeichen
2. zum Analysezeitpunkt (am Ende der zweiminütigen CPR-Intervalle), sofern ein nicht defibrillierbarer, organisierter Rhythmus im EKG nachweisbar ist

3. wenn der Patient während der Reanimation Lebenszeichen zeigt (kombiniert mit Rhythmusanalyse)
4. nach Wiederherstellung eines Spontankreislaufs zur regelmäßigen Überwachung oder bei Verdacht auf einen erneuten Herz-Kreislauf-Stillstand

ERC-Praxis **Vorgehen bei Asystolie/PEA**

Ergibt die Rhythmusanalyse zu einem Analysezeitpunkt laut Algorithmus eine pulslose elektrische Aktivität (PEA) oder Asystolie, dann ist keine Defibrillation indiziert.
Sofort mit Thoraxkompressionen fortfahren und im Verhältnis 30 : 2 mit Beatmungen abwechseln. Nach 2 Minuten CPR (30 : 2) erneute Rhythmusanalyse.

Um längere Unterbrechungen der Basisreanimation zu vermeiden, ist die früher verlangte Verifikation der Asystolie (Entdecken von feinem Kammerflimmern) durch Cross-Check und Amplitudenkontrolle abgeschafft worden. Außerdem hat sich feines, schwer zu erkennendes Kammerflimmern als kaum defibrillierbar erwiesen. Fortgesetzte CPR kann Amplitude und Frequenz des Kammerflimmerns verbessern und die Defibrillationswahrscheinlichkeit erhöhen. Feines Kammerflimmern zu „übersehen", schadet also nicht. Umgekehrt können unnötige Defibrillationsversuche bei feinem Kammerflimmern den Herzschaden durch Stromeinwirkung und CPR-Pausen sogar erhöhen.
Trotzdem sollte bei der Wahrnehmung des EKG-Bildes „Asystolie" die Möglichkeit einer Fehldiagnose (Scheinasystolie) durch technische Defekte und Bedienungsfehler bedacht und ggf. schnellstmöglich korrigiert werden!
Eine völlig gerade EKG-Linie muss den Verdacht auf eine Scheinasystolie hervorrufen, da bei einer echten Asystolie normalerweise durch Umgebungseinflüsse meist fein gezackte Unregelmäßigkeiten (DD: VF runde Kurven) oder ein langsames Undulieren mit kleiner Amplitude um die gedachte Horizontale auftreten!
Insbesondere, wenn sich während der CPR keine typischen EKG-Artefakte im Rhythmus der Thoraxkompressionen zeigen sondern weiterhin eine Asystolie sichtbar ist, dann ist ein Fehler der Kabelverbindung und/oder Geräteeinstellung wahrscheinlich (z. B. Amplitude zu niedrig eingestellt, nicht angeschlossene Ableitung gewählt, ausgetrocknete Elektroden, Kabelbruch, Kabel nicht eingesteckt, während der Reanimation unbemerkt gelöste Elektrode/Kabelverbindung).

ERC-Praxis **Auftreten von Lebenszeichen unter CPR**

Sollten während der Reanimation unter Thoraxkompressionen Lebenszeichen auftreten, könnte dies auf das Einsetzen eines perfundierenden Spontankreislaufs hindeuten. In diesem Fall wird die CPR für eine kurze EKG- und Pulskontrolle unterbrochen und ggf. beendet. Im Zweifel ist die CPR fortzusetzen!

Wenn Lebenszeichen festgestellt werden (und wieder während der Kontrolle verschwinden), sollte an die Möglichkeit gedacht werden, dass Lebenszeichen auch durch eine effektive CPR hervorgerufen werden können. So wurden insbesondere im Zusammenhang mit dem Einsatz des LUCAS CPR® Einzelfälle berichtet, bei denen Patienten unter Reanimation wieder zu Bewusstsein kamen, obwohl sie zu diesem Zeitpunkt noch einen potenziell tödlichen und nicht kreislaufwirksamen Herzrhythmus aufwiesen [mdl. Mitteilung Lars Wik, Helsinki].
Manchmal treten unter Reanimation auch Geräusche oder Bewegungen am Patienten auf, die für Lebenszeichen gehalten werden können, aber – rein mechanisch – von den Reanimationsmaßnahmen (z. B. Thoraxkompressionen) verursacht werden.

ERC-Praxis

Während der zweiminütigen CPR-Intervalle ist es – neben Aufrechterhaltung und Optimierung der CPR-Qualität (z. B. Sauerstoffgabe) - wichtig,
1. nach **potenziell reversiblen Ursachen** des Herz-Kreislauf-Stillstandes zu fahnden und diese – wenn möglich – pharmakologisch oder chirurgisch unter laufender CPR zu therapieren (s. S. 109 ff.),
2. die **Position und den Kontakt der EKG- und/oder Defibrillationselektroden** regelmäßig zu überprüfen, um eine korrekte EKG-Rhythmusanalyse und eine wirksame Schockabgabe zu gewährleisten (s. S. 111 ff.).

Maßnahmen zur **Sicherung der Atemwege** (s. S. 128 ff.) und zur **Medikamentengabe** (s. S. 122 ff.) müssen ebenfalls während der zweiminütigen CPR-Intervalle ohne Beeinträchtigung der Basisreanimation erfolgen.

Sobald der Atemweg mittels Trachealtubus, Larynxmaske, Kombitubus oder Larynxtubus gesichert ist (s. S. 128 ff. und 133 ff.), werden die **TK ohne Unterbrechungen** durchgeführt. Die Beatmung erfolgt dann unabhängig von den TK mit einer Beatmungsfrequenz von 10/min (Hyperventilation vermeiden).

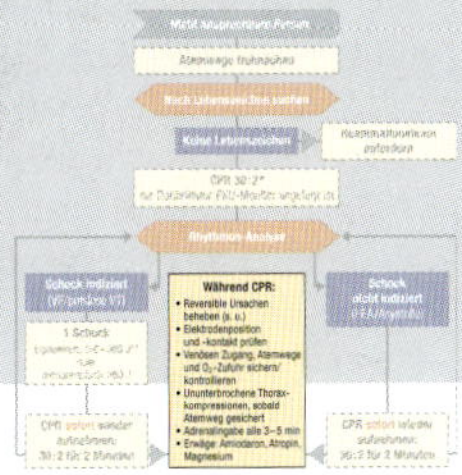

Der Teamleiter muss auf die konstante Qualität der Basis-CPR achten und alle 1–2 min für einen Helferwechsel bei den TK sorgen (s. S. 40).
Umstände, die zu ineffektiven oder gefahrenträchtigen Defibrillationsversuchen führen können, müssen rechtzeitig identifiziert und beseitigt werden, z. B. leitendes Material auf dem Brustkorb zwischen den Paddles (verschmiertes Leitgel, Wasser, Schweiß) oder ausgetrocknete Gel-Klebeelektroden. Insbesondere Kontrollen der Defibrillationselektroden (bei refraktärer VF/VT) sowie der korrekten Lage und Funktion von Venenzugang und Atemwegssicherung sind regelmäßig zu wiederholen.
Empfohlene Beatmungsfrequenz laut AHA (ohne Unterbrechung der TK): 8–10/min.

ERC-Praxis

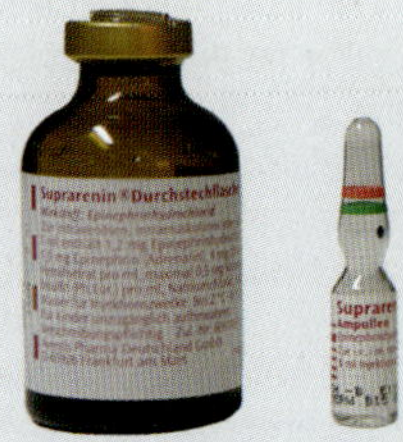

Adrenalingabe (Details siehe folgende Seiten)
Die erste Adrenalingabe erfolgt

a) bei initialer Feststellung eines Rhythmus, der nicht defibrilliert werden darf (PEA/Asystolie): unmittelbar nach der Rhythmusdiagnose (sobald Zugang für Medikamente vorhanden),
b) bei initialer Feststellung eines Rhythmus, der defibrilliert werden muss (VF/pVT): nach zwei aufeinander folgenden erfolglosen Defibrillationsversuchen, d. h. unmittelbar nach der dritten Rhythmusdiagnose,

Nach der ersten Gabe wird die Adrenalingabe alle 3–5 Minuten wiederholt (bis zur Wiederherstellung eines Spontankreislaufs oder bis zum Abbruch der Reanimation – unabhängig von einem eventuellen Wechsel des Algorithmusschenkels (VF/pVT oder Asystolie/PEA)), d. h. in jedem zweiten Zweiminuten-Intervall. Der als optimal empfohlene Zeitpunkt dafür ist kurz nach der Analyse. Die Adrenalindosis beträgt bei Erwachsenen stets 1 mg bei i. v.- oder i. o.-Gabe (zur Applikationstechnik und zur trachealen Applikation s. S. 122 ff.).

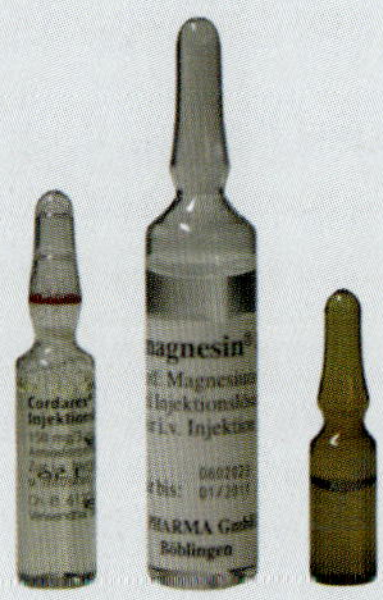

Weitere Medikamente, die in bestimmten Situationen einer Reanimation erwogen werden können, sind Amiodaron (refraktäre VF/pVT), Atropin (bradykarde PEA) und Magnesium (V. a. Hypomagnesämie, refraktäre VF/pVT), Details siehe folgende Seiten.

Die Reihenfolge (siehe Nummerierung) der verschiedenen Reanimationsmaßnahmen ist – aufgrund des unterschiedlichen Einflusses auf die Prognose – derzeit folgendermaßen angeordnet:

Maßnahmen mit hoher (übergeordneter) Priorität:

1 a) Effektive Thoraxkompressionen in bestmöglicher Qualität [AHA Class I] (s. S. 27 ff.) und in Kombination mit Beatmung unter maximaler Sauerstoffzufuhr
1 b) Effektive Defibrillation, wenn indiziert

Ausgebildetes Fachpersonal kann im Rahmen des ALS manuelle Defibrillatoren oder AED benutzen (vgl. S. 63). Für Defibrillationsversuche im Rahmen des BLS werden unabhängig von der Anwendergruppe ausschließlich AED empfohlen.

Maßnahmen mit niedriger (nachrangiger) Priorität:

2. Erkennen und Behandlung reversibler Ursachen (insbesondere bei PEA und Asystolie)

3. Venenzugang und Adrenalingabe (möglichst i. v.)
   Hauptziel der Adrenalingabe unter CPR: Effektivitätssteigerung der TK durch periphere Vasokonstriktion (Verbesserung des koronaren und zerebralen Perfusionsdrücke).
4. Atemwegssicherung
   Hauptziel der Atemwegssicherung unter CPR: ununterbrochene TK ohne Pause zur Beatmung; die Durchführung der Atemwegssicherung selbst darf die TK nur für wenige Sekunden unterbrechen (laut AHA max. 10 s).
5. Weitere medikamentöse und technische Interventionen (erwäge: Amiodaron, Atropin, Magnesium)

Maßnahmen mit niedriger Priorität (2.–5.) dürfen Maßnahmen mit höherer Priorität (1.) grundsätzlich nicht beeinträchtigen! Daher sind die Maßnahmen 2.–5. im Algorithmus unter der Überschrift „Während CPR“ aufgelistet. Die Atemwegssicherung hat bei VF/VT eine niedrigere Priorität als bei Asystolie/PEA.

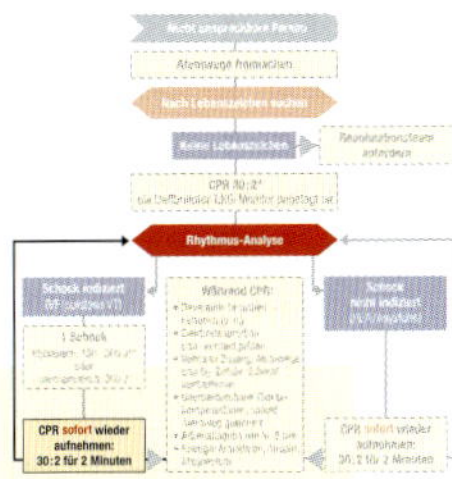

Ausgewählte Szenarien

1. initial bestehende und anhaltende VF/pVT

(VF = Kammerflimmern, pVT = pulslose ventrikuläre Tachykardie)

1. Rhythmus-Analyse (→ VF/VT)
1. Defibrillationsversuch (150–**200 J** biph. oder 360 J monoph.)

2 Minuten CPR (30:2) – währenddessen venösen Zugang legen

2. Rhythmus-Analyse (→ weiter VF/VT)
2. Defibrillationsversuch (150–**360 J** biph. oder 360 J monoph.)

2 Minuten CPR (30:2) – währenddessen Adrenalin vorbereiten

3. Rhythmus-Analyse, wenn VF/VT: sofort Adrenalingabe (direkt vor 3. Schock)
3. Defibrillationsversuch (150–**360 J** biph. oder 360 J monoph.)

2 Minuten CPR (30:2) – währenddessen Amiodaron vorbereiten

4. Rhythmus-Analyse, wenn VF/VT: 300 mg Amiodaron i. v. (direkt vor 4. Schock)
4. Defibrillationsversuch (150–**360 J** biph. oder 360 J monoph.)

Bei persistierendem/r VF/VT ist daran zu denken, dass die abgegebenen Elektroschocks aufgrund ungünstiger physikalischer Bedingungen evtl. nicht wirksam sind (z. B. Leitbrücke zwischen den Paddles). Erwäge bei persistierender VF/pVT, die Elektrodenposition zu wechseln (s. S. 113 f.). Eine andere Möglichkeit dafür, dass die VF/pVT nicht durch Elektroschock zu beseitigen ist, besteht in einer anhaltenden, aber potenziell reversiblen Ursache des Herz-Kreislauf-Stillstandes, die dringend festgestellt und behandelt werden muss (s. nächste Seite).

Wurde der CPR-Versuch aufgrund der Umstände als aussichtsreich begonnen, erscheint die Fortführung der CPR grundsätzlich lohnend, solange der Patient im EKG eine VF/pVT zeigt.

Die Festlegung, Adrenalin bei VF/pVT erst nach zwei Defibrillationsversuchen zu verabreichen, wurde von den Leitlinienexperten unter dem Aspekt der proarrhythmogenen Wirkung des Adrenalins getroffen [LOE 8]. Bei Wechsel von VF/pVT in die Asystolie/PEA-Schleife des ALS-Algorithmus erfolgt – sofern noch nicht geschehen - die erste Adrenalingabe (1 mg i. v.) mit Wiederholungen alle 3–5 min bis zum ROSC.

Der ERC propagiert eine Sequenz von „Analyse-Medikament-Schock-CPR-Analyse", wobei die Unterbrechung der CPR für Analyse, Medikamentengabe und Schock so kurz wie möglich zu halten ist. Sinn dieser Reihenfolge ist die Kreislaufverteilung (und Wirkung) des Medikamentes in der CPR-Phase nach dem Schock.

Eine Medikamentengabe zwischen Analyse und Schock kann aber zu einem Konflikt zwischen Schockabgabe und Medikamentenapplikation führen (Sicherheitsprobleme, Verlängerung der CPR-Pause).

Daher ist alternativ auch eine Medikamentengabe direkt nach der Schockabgabe denkbar und sinnvoll (im ERC-ALS-Provider-Manual auch ausdrücklich vorgesehen, um die Schockabgabe nicht zu verzögern und die CPR-Pause nicht zu verlängern). Die AHA sieht ebenfalls die Möglichkeit der Medikamentengabe kurz vor oder nach dem Schock vor, wobei die Gabe vor dem Schock möglichst während gleichzeitiger Aufladung und CPR erfolgen soll – der Zeitpunkt der Medikamentengabe sei aber weniger entscheidend als die Minimierung der CPR-Pausen (vgl. S. 34).

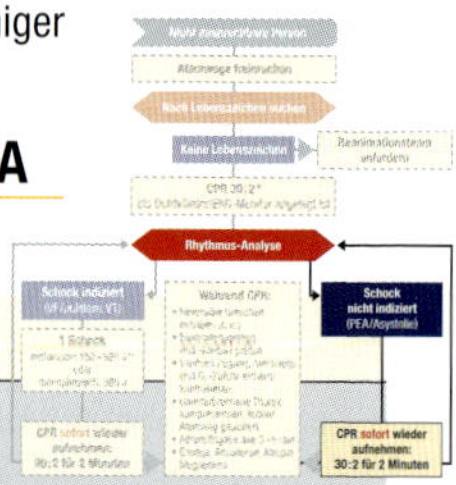

2. Initial bestehende, anhaltende Asystolie/PEA

(PEA = pulslose elektrische Aktivität)

1. Rhythmus-Analyse (→ Asystolie/PEA)

2 Minuten CPR (30:2) – währenddessen:
- Venösen Zugang sichern und Adrenalingabe (1 mg i. v.)
- Wenn auf dem Monitor (unter CPR!) weiter Aystolie → Ableitung prüfen!
- Atropingabe bei Asystolie oder PEA < 60/min (3 mg einmalig i. v.)
- Atemwegssicherung

2. Rhythmus-Analyse (→ weiter Asystolie/PEA)

2 Minuten CPR (30:2)
wenn noch nicht geschehen, währenddessen Atemwegssicherung

3. Rhythmus-Analyse (→ weiter Asystolie/PEA)

2 Minuten CPR (30:2) – währenddessen 2. Adrenalingabe (1 mg i. v.)

4. Rhythmus-Analyse (→ weiter Asystolie/PEA)

2 Minuten CPR (30:2)

Pulslose elektrische Aktivität (PEA) bedeutet eine nachweisbare, geordnete elektrische Herzaktivität im EKG ohne kreislaufwirksamen kardialen Auswurf, woraus ein funktioneller Herz-Kreislauf-Stillstand resultiert (keine Lebenszeichen, kein Puls). Häufig liegen der PEA kardiale oder extrakardiale Ursachen zugrunde, die (nur) bei rascher Beseitigung eine Wiederherstellung der Herzfunktion zulassen (siehe reversible Ursachen – z. B. schwerer Blutverlust nach innen oder außen, Spannungspneumothorax). Die Basisreanimation ist dann oft alleine nicht ausreichend. Asystolie und PEA können plötzlich und reversibel auftreten (z. B. nach Defibrillation), sind aber häufig auch Ausdruck des unumkehrbaren Terminalstadiums des Krankheitsverlaufes (z. B. länger andauernder Sauerstoffmangel).

Grundsätzliche Maßnahmen bei Asystolie/PEA

- während der Basisreanimation schnellstmöglich venösen Zugang sichern und Adrenalin verabreichen (1 mg i. v. – Wdh. alle 3–5 min; auch bei Wechsel in die VF/pVT-Schleife wird die Adrenalingabe alle 3–5 min bis zum ROSC fortgesetzt)
- wenn die Asystolie auch während der Thoraxkompressionen auf dem Monitor sichtbar ist: unbedingt Ableitungstechnik prüfen!
- Bei Asystolie oder bradykarder PEA (< 60/min) Gabe von Atropin erwägen (3 mg einmalig i. v.). Grund: die Überlegung, dass durch eine komplette Vagusblockade ein für den Herz-Kreislaufstillstand ursächlicher oder aggravierend hoher Parasympathikotonus beseitigt werden kann; keine Evidenz, aber auch nicht schädlich.
- Sobald möglich: Atemwegssicherung, um ununterbrochene Thoraxkompressionen zu ermöglichen (s. S. 128 ff. und 133 ff.).
- **Sonderfall: Kammerasystolie mit P-Wellen:** Wenn bei der Rhythmuskontrolle eine Asystolie festgestellt wird, in der P-Wellen vorkommen, ist der Einsatz eines externen Herzschrittmachers erfolgversprechend und indiziert; nicht hingegen bei kompletter Asystolie [AHA Class III].

Potenziell reversible Ursachen

Für einige Ursachen des Herz-Kreislauf-Stillstands gibt es kausale Therapieansätze. Wenn eine solche Ursache einen Herz-Kreislauf-Stillstand ausgelöst hat und/oder aufrecht erhält, ist deren Beseitigung – wenn überhaupt – die letzte und einzige Chance auf Rettung des Patienten. Insofern muss eine Ultima-Ratio-Therapieentscheidung ggf. rasch und beherzt bereits bei hinreichendem Verdacht getroffen und umgesetzt werden. Sie kann sich unter diesen Bedingungen nicht auf den sonst üblichen medizinisch, juristisch und ethisch erforderlichen Grad diagnostischer Sicherheit stützen (z. B. Labor, Röntgen). Auch ist diese Notfalltherapie aufgrund der Situation und des Zeitfaktors häufig nicht unter gewohnten Rahmenbedingungen zu verwirklichen (z. B. Intensivstation/OP, trainiertes Assistenzpersonal, Durchführung von Eingriffen unter Bildwandler- oder Ultraschallkontrolle, Sterilität).

Zur besseren Merkbarkeit wurden die typischen, potenziell reversiblen Ursachen in einem Merkkasten unter dem ALS-Algorithmus so aufgelistet, dass jeweils vier Ursachen(gruppen) mit „H“ und „T“ beginnen (s. S. 88). Diese 4H-4T-Regel wurde für die englischen Begriffe entwickelt. Im deutschsprachigen Raum hat sich die Merkregel der „Vier Hs und der HITS“ verbreitet (s. Tabelle). Es empfiehlt sich, alle diese Ursachen während einer Reanimation systematisch anzusprechen und nach Belegen für oder gegen jede Ursache zu fahnden:

	Ursachen und Verdachtsmomente	Therapieansätze/Prophylaxe
H (4x)	**Hypoxie** (z. B. Atemwegsverlegung, Tubusfehllage) Auch durch andere reversible Ursachen, z. B.: Spannungspneumothorax (s. u.), Opiatintoxikation	F_iO_2 = 1,0; Beatmung; Atemwegsmanagement, regelmäßige Lagekontrolle nach Atemwegssicherung (Thoraxbewegungen, Auskultation, EDD)
	Hypovolämie (z. B. Blutung durch Trauma, gastrointestinale Blutung, Aneurysmaruptur)	Volumensubstitution (initial Vollelektrolytlösung empfohlen Keine Glukoseinfusion!) Klinik: ggf. auch Transfusion kombiniert mit rascher operativer Versorgung
	Hypo-/Hyperkaliämie, Hypokalzämie, Azidose und metabolische Störungen: Laborwerte, bzw. Verdacht durch Hinweise aus 12-Kanal-EKG und Vorgeschichte (z. B. Nierenversagen)	Bei Hyperkaliämie und Hypokalzämie: Calciumchlorid (s. S. 127 und S. 155 f.) Bei Hyperkaliämie: Natriumbikarbonat (s. S. 127 und S. 155 f.) Ggf. kontrollierter Elektrolytausgleich
	Hypothermie (immer bei Ertrinkungsunfällen und starker Kälteexposition bedenken); Diagnose: Thermometer mit niedrigem Messbereich (28-42 °C lt. DIN EN 1789 nach prEN 12470-1 für RTW vorgeschrieben)	Wiedererwärmung (z. B. ECMO) Adäquate Wiedererwärmung nur in der Klinik möglich: Transport unter CPR
H	**Herzbeuteltamponade** (schwierige Diagnose; ähnelt den üblichen Symptomen bei Herz-Kreislaufstillstand; hochgradiger Verdacht bei penetrierendem Thoraxtrauma (z. B. Schuss, Stich) und kürzlicher herzchirurgischer OP	Entlastungspunktion; bei entspr. Möglichkeit (innerklinisch) Notthorakotomie
I	**Intoxikation** (z. B. Opiate, trizyklische Antidepressiva)	Antidot, Eliminationsverfahren, oft nur symptomatische Behandlung möglich
T	**Thromboembolie:** • **Lungenembolie** (schwierige Diagnose; Verdacht bei folgender Anamnese/Symptomen vor dem Herz-Kreislaufstillstand: plötzlich einsetzende Atemnot, sauerstoffresistente Zyanose, gestaute Halsvenen; Virchow-Trias) • **Herzinfarkt** (EKG/Labor/Anamnese von kurz vor dem Herz-Kreislaufstillstand verfügbar?)	Thrombolyse erwägen: • Gabe unter CPR bei V. a. Lungenembolie erwägen [AHA Class IIa] – anschließend CPR für 60 bis 90 min fortsetzen! • kann auch als Ultima Ratio in unklaren Fällen nach initial erfolgloser Standard-CPR erwogen werden • ggf. Akut-PCI anstreben
S	**Spannungspneumothorax** (besonders bei PEA daran denken; weitere Verdachtmomente: Z. n. ZVK-Anlage, Z. n. Thoraxtrauma. Diagnose klinisch: Auskultation, Perkussion, Halsvenenstauung, Zyanose)	Entlastungspunktion, nachfolgend Thoraxdrainage

Mögliche Ursachen sind während jeder Reanimation frühestmöglich zu bedenken und systematisch auszuschließen. Dabei geht es vorrangig um eine strukturierte, gedank-

TR 39 (214) Der körperliche Untersuchungsbefund, die Anamnese und vorangegangene Ereignisse können die Feststellung einer nicht kardialen Ursache des Herz-Kreislauf-Stillstandes ermöglichen.

Unter diesen Umständen sollten therapeutische Maßnahmen auf die mutmaßliche nicht kardiale Ätiologie abgestellt werden. [LOE 3, LOE 4]

liche Abwägung von Wahrscheinlichkeiten und Risikofaktoren: Situation, Umgebung, Vorerkrankungen und (Fremd-)Anamnese. Gezielt und schnell erhebbare Untersuchungsbefunde können den Verdacht stützen oder widerlegen. Dies darf jedoch nicht zu einer Unterbrechung der Basismaßnahmen führen. Manche der genannten Ursachen können auch als Komplikation während der CPR auftreten (Spannungspneumothorax bei hohen Beatmungsdrücken, Hypoxie durch Fehlintubation).

Die H-/T-Merkregel enthält bei der AHA zwei zusätzliche „Hs" (Hypoglykämie, Hydrogen-Ion = Azidose), die vom ERC unter „Hypo-/Hyperkaliämie/metabolischen Störungen" subsumiert werden, sowie ein zusätzliches „T" (Trauma – vom ERC je nach Folge subsumiert unter „Hypoxie"/"Hypovolämie"/"Tamponade des Herzbeutels"/ "Spannungspneumothorax"). Zählt man die koronare und pulmonale Thrombose getrennt, ergibt sich bei der AHA eine 6-H-6-T-Merkregel.

Sicher und effektiv defibrillieren

Die Defibrillation ist bei VF/pVT die einzige definitiv lebensrettende Maßnahme [AHA Class I]. Vier Gefahren müssen dem Anwender eines Defibrillators jedoch bewusst sein:

1. Gefahren durch fehlerhafte Indikationsstellung
2. Gefahren durch ineffektive Schockabgabe
3. Gefahren durch Elektrounfall (Anwender, Anwesende)
4. Brandgefahr

Gefahren durch fehlerhafte Indikationsstellung

Eine Schockabgabe ist bei fehlender Indikation für den Patienten gefährlich (mehrere Tausend Volt bei mehreren Ampère Stromstärke); z. B. kann bei vorhandenem Spontankreislauf durch eine Schockabgabe ein Herz-Kreislauf-Stillstand ausgelöst werden. Daher ist vor der Schockabgabe die sichere Diagnose einer VF oder pVT im EKG notwendig (zur diagnostischen Sicherheit von AED s. S. 63). Beachte, dass EKG-Bilder, die einer VF/pVT ähneln, durch externe physikalische Störeinflüsse hervorgerufen werden können (z. B. Bewegungen des Patienten/der Paddles, pulsierende elektrische Felder). Auch eine falsche Ableitungswahl und andere Fehler (s. S. 99) können fälschlicherweise zur Diagnose eines Kammerflimmerns führen, obwohl der Patient eine Asystolie oder einen normalen Herzrhythmus hat.

Gefahren durch ineffektive Schockabgabe

Ein Patient, der zur Lebensrettung bei VF/pVT auf eine Defibrillation angewiesen ist, kann sterben oder mit vermeidbaren Folgeschäden reanimiert werden, wenn bei falscher Defibrillationstechnik der Strom den Herzmuskel nicht erreicht, z. B. weil:

- die Elektroden nicht korrekt platziert sind, um dem Strom den Weg durch das Herz zu ermöglichen,
- der Widerstand zwischen Elektrode und Herz zu hoch ist (z. B. ausgetrocknete Elektroden, ungleichmäßiges oder zu schwaches Anpressen der Paddles auf die Haut; mangelnder Hautkontakt/Lufteinschlüsse bei starker Brustbehaarung, PEEP/auto-PEEP, Inspirationsstellung des Thorax),
- der Strom den direkten Weg über eine Leitbrücke zwischen den Elektroden an der Thoraxoberfläche nimmt (Schweiß, Wasser, verschmiertes Leitgel) anstatt über das Herz zu fließen,
- durch fehlerhafte Gerätebedienung eine zu geringe Energie abgegeben wird.

Da eine effektive Schockabgabe nicht direkt messbar oder sichtbar ist, muss der Anwender höchsten Wert auf eine technisch korrekte Defibrillatoranwendung legen (Maßnahmen zur effektiven Schockabgabe werden ab S. 113 dargestellt). Fehler bei der Schockabgabe oder technische Defekte müssen während einer Reanimation insbesondere dann in Betracht gezogen werden, wenn trotz meherer Defibrillationsversuche laut EKG weiter VF/pVT besteht.

Gefahren für Helfer und Anwesende

Eine Schockabgabe kann auch für Helfer und andere Anwesende gefährlich sein (Elektrounfall), wenn ihr Körper (bes. das Herz) in den Stromweg gerät (z. B. Auslösen von VF mgl.). Daher ist eine Warnung durch den defibrillierenden Helfer rechtzeitig vor der Schockauslösung auszusprechen (bei Aufladung). Schon während der EKG-Analyse sollte niemand mehr den Patienten berühren, um Artefakte zu vermeiden (Fehldiagnosen, s. o.). Unmittelbar vor Schockabgabe muss sich der defibrillierende Helfer aber erneut durch einen Rundumblick vergewissern, dass weder er selbst noch andere Personen Kontakt zum Pat. haben, sei es direkt oder über elektrisch leitende Gegenstände oder Flüssigkeiten.

ERC-Praxis **Brandgefahr bei Elektroschockabgabe**

Zur Verringerung der Brandgefahr ist auf eine korrekte Elektrodenplatzierung und einen guten Kontakt zu achten (bei Pads und Paddles).
Laufende Sauerstoffquellen (Masken, Nasensonde) sind vor einem Defibrillationsversuch mindestens 1 Meter vom Brustkorb des Patienten zu entfernen.
Bei Patienten mit Atemwegssicherung sollen während der Schockabgabe die Verbindungen zwischen Trachealtubus (oder LMA, LT, ETC) und Beatmungsbeutel/Beatmungsgerät nicht gelöst werden, um eine Anreicherung der Umgebungsluft mit Sauerstoff zu vermeiden (alternativ nach Diskonnektion die Sauerstoffaustrittsstelle 1 m entfernen).

In einigen Fallberichten wurden Branderscheinungen durch Defibrillationsversuche mit Funkenschlag beschrieben. Bei Defibrillationsversuchen kann es leicht zu kleinen Funken kommen, die auf blitzartigen Stromüberschlägen durch hochohmige Medien (z. B. kurze

Luftbrücken) auf gut leitendes Material (z.B. Kontaktgel, Schweiß, Piercing) beruhen. Weitere Beispiele sind: unzureichender Elektrodenkontakt (ungleichmäßig oder zu schwach angedrückte Paddles, verknitterte Klebeelektroden), fehlendes/ausgetrocknetes Leitgel, defekte Elektroden, Schockabgabe über thorakalen transdermalen Medikamentensystemen. Diese sind z.T. hautfarben/transparent und somit schlecht erkennbar (z.B. Nitropflaster, die auch durch den Wirkstoff zu Verpuffungen/Mikroexplosionen führen können; s. Abb. auf S. 65).

__TR 38__ (208) Helfer sollen Vorsichtsmaßnahmen treffen, um Funkenbildung während eines Defibrillationsversuches zu vermeiden; dazu muss z.B. dem korrekten Aufsetzen und dem Kontakt der Pads/Paddles besondere Beachtung geschenkt werden. Helfer sollen möglichst sicherstellen, dass eine Defibrillation nicht in einer mit Sauerstoff angereicherten Atmosphäre versucht wird [AHA Class IIa]. [LOE 5 (6x), LOE 6]

In Gegenwart von höheren Sauerstoffkonzentrationen können zahlreiche – sonst kaum brennbare – Substanzen (z.B. Kleidungsstücke) schneller und heftiger Feuer fangen als in Raumluft (man erinnere sich an das Brennen von Eisenspänen im Chemieunterricht). Die Diskonnektion am Beatmungstubus vor Schockabgabe wurde für die gravierendsten Zwischenfälle in den Fallberichten verantwortlich gemacht. In einem Abstand von mehr als 50 cm von einem Sauerstoffausströmpunkt medizinischer Geräte ist die Sauerstoffkonzentration selten deutlich erhöht; nach Abstellen einer Sauerstoffquelle sinkt die Sauerstoffkonzentration in der Umgebung durch Verteilung meist rasch ab. Leicht entzündliche Substanzen (z.B. alkoholische Desinfektionsmittel) hingegen erhöhen die Brandgefahr zusätzlich.

Maßnahmen zur effektiven Defibrillation

Elektrodenposition

a) für VF und VT (mit/ohne Puls)
   Standard (anterior-apikal/„anterior-anterior"/„sternal-apikal"/antero-lateral):
   - rechte Elektrode („Sternum"): rechts neben dem Sternum u. unterhalb der Clavicula
   - linke Elektrode („Apex"): mittlere Axillarlinie auf Höhe der EKG-Elektrode V_6 bzw. auf Höhe der weiblichen Brust (keine Elektroden auf der weiblichen Brust platzieren; auch bei Männern unbedingt ausreichend seitlich ansetzen).

   Alternativen:
   - biaxillär (linke Elektrode wie „Apex Standard", rechte Elektrode spiegelbildlich auf der rechten Brustwand)
   - apikal-posterior (linke Elektrode wie „Apex Standard", rechte Elektrode in der oberen Rückenregion rechts oder links)

__TR 31__ (205) Defibrillationselektroden (Hand-Paddles oder Klebe-Pads) sollen auf dem entkleideten Oberkörper in antero-lateraler Position angebracht bzw. aufgesetzt werden [AHA Class IIa]. Alternativ kommt die antero-posteriore Platzierung in Betracht, Pads können alternativ auch apex-posterior angebracht werden. [LOE 2 (3x), LOE 3 (4x)]

Bei großen Brüsten wird die linke Defibrillationselektrode seitlich oder unterhalb der linken Brust platziert. [LOE 5] [AHA Class IIa für die Platzierung lateral der linken Brust].

Der Defibrillationserfolg kann mit 12-cm-Elektroden gegenüber 8-cm-Elektroden verbessert werden. [LOE 3 (4x), LOE 5, LOE 6 (3x)] Kleine Elektroden (4,3 cm) können schädlich sein (Myokardschäden). [LOE 6]

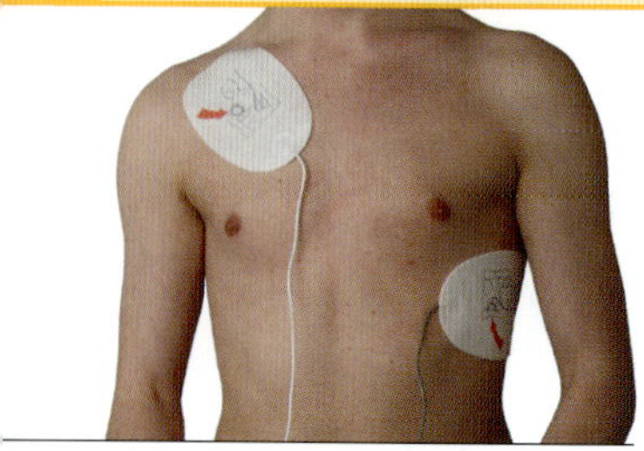

Abb. 2.60 a Standard-Elektrodenposition zur Defibrillation (anterior-apikal)

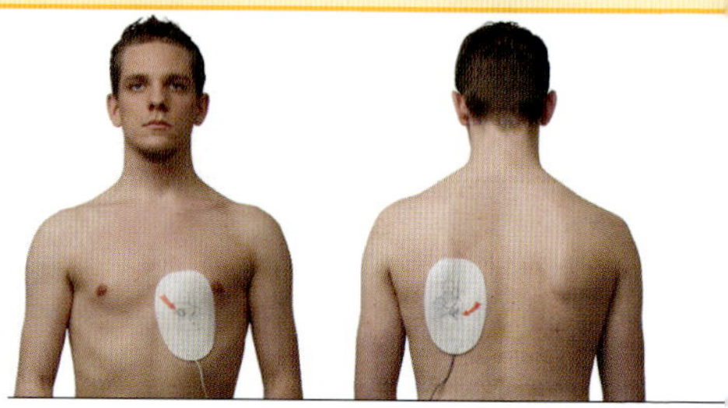

Abb. 2.60 b Alternativ-Elektrodenposition zur Defibrillation (anterior-posterior)

- anterior-posterior (a.-p.; eine Elektrode auf der linken Brustwand vorne über Herzen, andere Elektrode auf dem Rücken unterhalb der linken Scapula)

b) Kardioversion bei supraventrikulären Herzrhythmusstörungen (→ Vorhöfe im Stromweg!)
- empfohlen: anterior-posterior
- alternativ: anterior-apikal

Welche Elektrode (Plus/Minus) auf welche Elektrodenstelle aufgebracht wird, spielt bei allen Platzierungsvarianten keine Rolle. Eine asymmetrisch geformte Apikalelektrode sollte – sofern für die Apikalposition verwendet – mit ihrer langen Achse entlang der Körperlängsachse angebracht werden.

Kein körperfremdes Material zwischen Paddles und Herz!

- Transdermale Medikamentensysteme entfernen (z. B. Nitropflaster) und Haut darunter rasch abwischen – vgl. S. 65
- Schnelle Rasur der Elektrodenposition, wenn nötig: Eine üppige Behaarung kann durch Lufteinschlüsse zu Impedanzerhöhung, lokalen Verbrennungen und Funkenbildung führen. Jedoch keine Verzögerung des Defibrillationsversuches, wenn ein Rasierer nicht sofort verfügbar ist.
- Abstand zu Aggregaten von permanenten Herzschrittmachern (SM) oder automatischen implantierten Defibrillatoren (AICD) halten, die sich meist subkutan unterhalb einer Clavicula befinden. Dafür ggf. eine der Alternativ-Elektrodenpositionen wählen (s. o.). Eine Schockabgabe über SM- oder AICD-Aggregaten kann zur Beschädigung des Aggregates oder Verbrennungen des Herzmuskels an der SM-Elektrodenspitze führen.

Wenn die Entfernung von körperfremdem Material im Stromweg (Pflaster, Schrittmacher, implantierte Defibrillatoren, auch Port-Systeme, Piercings) nicht möglich ist: Abstand halten (mind. 10 cm) oder alternative Elektrodenposition wählen (s. o.). Die AHA empfiehlt die Platzierung der Defibrillationselektroden mit einem Abstand von mind. 2,5 cm von implantierten Aggregaten (ICD) [AHA Class Indeterminate].

Defi-Klebeelektroden (Pads) oder Hand-Paddles?

Grundsätzlich sind beide Formen akzeptable Alternativen. Defi-Klebeelektroden sind etwas schneller in der Anwendung und bieten dem Anwender höhere Sicherheit (Abstand).

Sie sind daher die bevorzugte Alternative [AHA Class IIa]. Nach der ersten EKG-Analyse und ggf. Schockabgabe mit Hand-Paddles sollten weitere EKG-Analysen über EKG-Elektroden durchgeführt werden. Dies gilt besonders bei der Verwendung von Gel-Pads als Leitmedium, da diese durch Schockabgaben polarisiert werden können und eine Scheinasystolie vortäuschen können (noch bis zu 3–4 min nach dem letzten Schock).

Leitmedium für Hand-Paddles verwenden

Für manuelle Metallelektroden (Paddles) ist ein Leitmedium notwendig (sonst erhöhte Impedanz und ineffektive Schockabgabe mit schwereren Verbrennungen). In Bezug auf die Reduktion der Thoraximpedanz erscheint kein verfügbares Leitmedium den anderen überlegen [AHA Class Indeterminate]. Gel-Pads (selbsthaftende Auflagen auf Wasserbasis) sind aus Gründen der Sicherheit und Praktikabilität empfohlen. Verschmiertes Leitgel aus der Tube kann leicht zwischen den Paddles Gelbrücken bilden, die zu gefährlichen Spannungsbögen und ineffektiver Stromabgabe führen können. Keine anderen, weniger leitenden oder sonst ungeeigneten Substanzen verwenden (z. B. Ultraschallgel). Wird Leitgel aus der Tube verwendet, so soll dies aus Sicherheitsgründen (noch während laufender CPR) auf die angedachten Elektrodenpositionen aufgetragen und durch festes Aufsetzen der Paddles (kein Helfer mehr am Patienten) verteilt werden (kein Verreiben zwischen den Paddles). Nebenstehende Abbildungen zeigen ein Leitmedium zur manuellen Defibrillation, das über einen fest haftenden Kleberand verfügt.

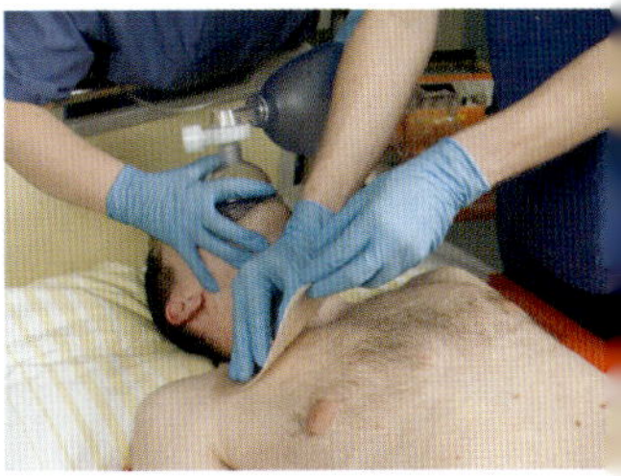

Abb. 2.61 a Leitmedium für Defibrillation mit Hand-Paddles (hier: Defibrillationselektroden mit Kleberand, Fa. P. J. Dahlhausen)

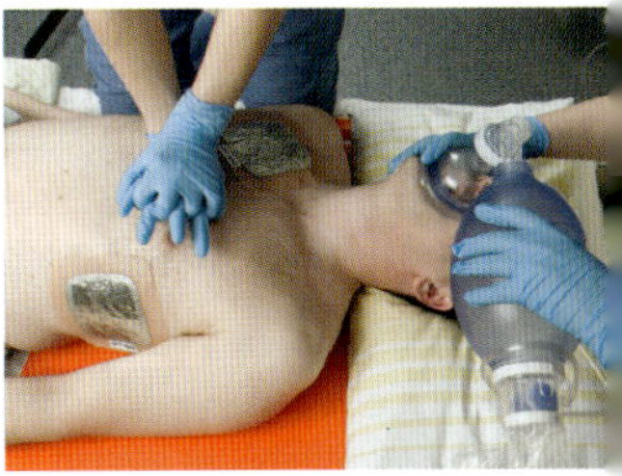

Abb. 2.61 b Defibrillationselektroden fertig aufgeklebt

Hand-Paddles fest anpressen

Bei Erwachsenen und Kindern, die älter als 8 Jahre sind, soll der Anpressdruck der Gewichtskraft einer Masse von 8 kg auf die Fläche der Paddles entsprechen. Zum Anpressdruck bei kleineren Kindern s. S. 175f.

Die Schockabgabe soll in end-exspiratorischer Thoraxstellung erfolgen, zu welcher der Anpressdruck beitragen kann. Daher soll auch der PEEP vor Schock minimiert werden (Patienten, die während einer Intensivbehandlung zur Oxygenierung auf PEEP angewiesen sind, ggf. PEEP während Schockabgabe, bes. bei Kardioversion, belassen). Der ERC empfiehlt, die Defibrillation – wenn möglich – durch den stärksten Helfer im Reanimationsteam durchführen zu lassen, um einen entsprechenden Anpressdruck zu erzielen. Aus Sicht der Autoren von Reanimation kompakt sollte die Qualifikation der Helfer bei der Teamaufteilung im Vordergrund stehen, auch, damit keine unnötigen CPR-Pausen entstehen.

Schocksequenz: „Ein-Schock-Strategie"

Jede Analyse und Schockabgabe unterbricht die Minimalperfusion (TK), deren Bedeutung für die Prognose des Patienten nach neueren Untersuchungen nicht hoch genug eingeschätzt werden kann. Schon kleinste Pausen der CPR (no-flow-time > 15 s) können die Überlebensrate und Myokardfunktion nach ROSC drastisch verringern. Bei hoher Erfolgsrate eines einzigen Schocks (bei biphasischen Stromkurven > 90 %) wird es im Falle eines erfolglosen Schocks daher als aussichtsreicher eingeschätzt, ein CPR-Intervall anzuschließen, als eine längere Unterbrechung für weitere Defibrillationsversuche oder eine Kreislaufkontrolle hinzunehmen.

Demzufolge wird nach den aktuellen Leitlinien unmittelbar nach einem einzigen Schock die CPR (30 : 2) für 2 Minuten fortgesetzt (ohne weitere Unterbrechung für Patientenkontrollen), bevor eine erneute Analyse mit Defibrillationsversuch (wenn angezeigt) unternommen wird [AHA Class IIa]. Bei diesem Vorgehen wird ausdrücklich in Kauf genommen und verlangt, dass trotz Wiederherstellung eines Herzrhythmus mit Spontankreislauf bis zu 2 Minuten Thoraxkompressionen durchgeführt werden, bevor der ROSC durch die nächste Rhythmusanalyse und/oder wiederkehrende Lebenszeichen erkannt wird. Allerdings ist die Wahrscheinlichkeit für einen direkt nach Defibrillation zurückkehrenden Kreislauf extrem gering; auch würden in diesem Fall TK nicht schaden (vgl. S. 101 f.):

- Es ist durchaus üblich, dass eine VF/VT durch den Schock zunächst in eine Asystolie konvertiert („myocardial stunning") und erst mit Verzögerung von 30 oder mehr Sekunden in einen organisierten Rhythmus übergeht oder durch Thoraxkompressionen in erfolgreich defibrillierbare VF überführt werden kann. Selbst ein organisierter Rhythmus unmittelbar nach Defibrillation führt selten gleich zu tastbaren Pulsen (in einer Studie zeigte sich in 2,5 % der Fälle ein tastbarer Puls unmittelbar nach Abgabe des ersten Schocks bei einer Reanimation, wobei nach einiger Zeit, aber noch vor dem zweiten Schock bei 24,5 % dieser Patienten der Puls nachweisbar wurde [Rea et al., Ann Emerg Med, 2005]). → Falls ein Schock erfolglos ist oder ein Nicht VF/VT Rhythmus keinen Auswurf produziert, wird bei Puls- und Rhythmuskontrollen unnötig Zeit verloren, in der lebenswichtige Organe nicht durchblutet werden.
- Es wurde festgestellt, dass Thoraxkompressionen unter Herzrhythmus mit Spontankreislauf die Rückfallrate für Kammerflimmern nicht erhöhen.

Schock-Art (Stromkurvenform)

Für eine erfolgreiche Defibrillation muss ein ausreichend hoher elektrischer transmyokardialer Stromfluss erzeugt werden, um eine „kritische Masse" des Myokards zu depolarisieren und damit deren Reizleitung auszuschalten, sodass die Wellenfront der kreisenden Erregung bei VF/pVT abbricht und die Herzmuskelzellen wieder synchronisiert im Rhythmus eines übergeordneten Zentrums (Sinusknoten) arbeiten können. Der optimale Stromfluss liegt bei 30–40 Ampère (monophasisch, s. u.) bzw. bei 15–20 Ampère (biphasisch, s. u.). Die Wiederaufnahme der Herzfunktion nach Schockabgabe bei VF/pVT setzt aber auch eine gewisse Oxygenierung der Herzmuskelzellen voraus, sonst bewirkt der Defibrillationsversuch lediglich den Übergang in eine schwerer therapierbare Asystolie/PEA (nach BÄK).

An derzeit erhältlichen Defibrillatoren kann jedoch nicht die transmyokardiale Stromstärke, sondern nur eine Energiedosis in Joule (J) eingestellt werden, deren Abgabe je nach physikalisch-technischer Bauart verschieden ist. **Eine zu hohe Energiedosis ist für den Herzmuskel schädlich, eine zu niedrige nicht effektiv.**

***TR 33** (206) Elektroschocks mit biphasischen Stromkurven sind sicher und effektiv zur Beendigung von Kammerflimmern, verglichen mit Elektroschocks mit monophasischen Stromkurven [AHA Class IIa]. [LOE 1, LOE 2 (4x), LOE 4 (2x)]*

Daher stellt sich die Frage nach der optimalen Dosis. Diese Frage ist nicht einfach zu beantworten, da die Wirkung einer bestimmten Energie von veränderlichen physikalischen Bedingungen der Stromanwendung abhängt:
Bei einem Elektroschock kann der Stromfluss zum Einen über eine unterschiedlich lange Zeit stattfinden (in derzeit verwendeten Defibrillatoren zwischen 8 und 30 Millisekunden). Zum Anderen kann in der Zeit des Stromflusses auch die angelegte Spannung bzw. die Höhe des Stromflusses variiert werden. Aus der jeweils anliegenden Spannung ergibt sich in Verbindung mit dem Widerstand zwischen den Elektroden die Stromstärke. Je länger Strom mit einer bestimmten Stromstärke bei einer bestimmten Spannung fließt, umso höher ist die angewendete Energie, die am Defibrillator in der Einheit Joule (J) ausgewählt werden kann oder voreingestellt ist (1 J = 1 Ampère x 1 Volt x 1 Sekunde = 1 Coulomb x 1 Volt).

Die verschiedenen Hersteller von Defibrillatoren haben für ihre Geräte unterschiedliche Verläufe der Stromkurven (engl. waveforms = Wellenformen) entwickelt und zumeist patentrechtlich geschützt. Bei herkömmlichen Defibrillatoren steigt der Stromfluss zu Beginn rasch an und fällt dann je nach Stromkurve unterschiedlich schnell wieder auf Null ab (z.B. MDS- und oder MTE-Wellenform, s.u.). Bei neueren Stromkurvenformen wechselt nach dem Abfall der Kurve auf Null die Polarität der Elektroden und es wird ein erneuter Stromstoß in umgekehrter Richtung abgegeben (sog. **biphasische Defibrillation,** z.B. BTE- oder RLB-Stromkurvenform, s.u.). Die herkömmlichen (= monophasischen) Stromkurvenformen kommen in neueren Geräten nicht mehr zur Anwendung, sind aber bei älteren Geräten noch oft in Gebrauch.

Bei länger anhaltender VF/VT ist die Erfolgsrate biphasischer Schocks höher als die monophasischer Schocks. Aus diesen und anderen Gründen wird empfohlen, wenn möglich biphasisch zu defibrillieren. Biphasische Stromkurvenformen sind i.d.R. bei niedrigerer Energie mindestens gleich effektiv, aber weniger schädlich als monophasische [AHA Class IIa]. Bis zur Erstellung des CoSTR 2005 lagen keine direkten Vergleichsuntersuchungen zur Effektivität oder Schädlichkeit unterschiedlicher biphasischer Stromkurvenformen vor. Bei der Anschaffung eines neuen Gerätes sollte darauf geachtet werden, dass der Hersteller die Effektivität seiner Stromkurvenform in Studien an Menschen mit VF/pVT sowohl unter kurzen (z.B. Herzkatheterlabor) als auch unter längeren Kreislaufstillstandszeiten (z.B. Rettungsdienst) getestet hat und nachweisen kann.

Schockenergien abhängig von der Stromkurvenform (nach ERC)

(sofern keine anderslautende Empfehlung des Herstellers vorliegt)

Stromkurvenform			1. Schock	2. und weitere Schocks
biphasisch	biphasic rectilinear (RLB)*	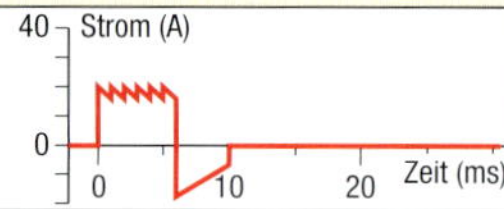	mind. 120 J (bis 200 J) ideal mind. 150 J	mind. 150 J (bis 360 J) wenn nicht vom Hersteller angegeben oder nicht bekannt: mind. 200 J
	biphasic truncated exponential (BTE)**	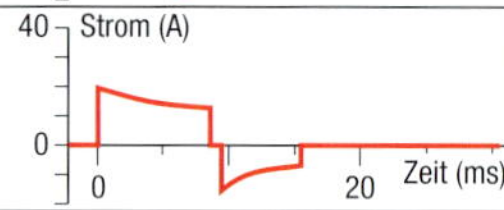	mind. 150 J (bis 200 J)	
	biphasisch, andere		mind. 150 J (bis 200 J)***	
monophasisch	monophasic damped sinusoidal (MDS)	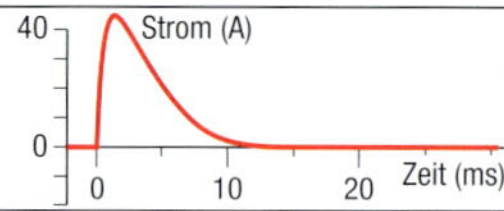	360 J	360 J
	monophasic truncated exponential (MTE)	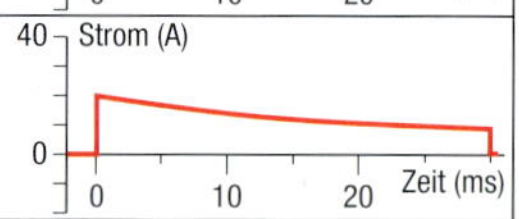		

* Beispielhersteller: Zoll ** Beispielhersteller: Philips/Laerdal
*** wenn nicht vom Hersteller angegeben oder nicht bekannt: 200 J
Die angeführten Energie-Empfehlungen des ERC basieren auf Expertenkonsens über die derzeit vorliegenden Untersuchungsergebnisse, die zwar die Effektivität von Elektroschocks mit bestimmten physikalischen Charakteristika in definierten Situationen belegen, aber nicht ausreichen, um die optimale Energie schlechthin festzulegen.
Hersteller von Defibrillatoren, deren Energie vom Anwender wählbar ist (monophasische und biphasische Geräte, ggf. auch AED), werden in den Leitlinien aufgefordert, die Art der Stromkurvennform (mono- oder biphasisch) und die empfohlene Energie (Energiebereich) für Defibrillationsversuche auf der Frontseite deutlich erkennbar auszuweisen.

Die Frage, ob bei biphasischer Stromkurvenform die Energie zunächst niedrig gewählt werden (eher geringer Myokardschaden) und bei erfolgloser Schockabgabe gesteigert werden soll (= eskalierende Energiestufen) oder gleich mit einer eher hohen Energie begonnen werden soll (möglicherweise früherer Defibrillationserfolg) ist auf der bisherigen Datengrundlage nicht zu beantworten. Beide Strategien werden daher von den Leitlinien z. Zt. als akzeptabel bezeichnet. Die gerätebezogenen Empfehlungen bei biphasischen Geräten unterscheiden sich abhängig von Studienergebnissen mit der jeweils verwendeten Stromkurvenform (stromkurvenabhängiges Optimum). Für Defibrillationsversuche bei Erwachsenen mit monophasischen Geräten wird für alle Schocks eine Energie von 360 J empfohlen.

***TR 35** (206) Nicht eskalierende und eskalierende Defibrillationsstrategien können sicher und effektiv zur Beendigung von Kammerflimmern angewendet werden, gleich ob kurz oder länger bestehend [AHA Class IIa]. [LOE 3]*

Ablauf der manuellen Defibrillation

1. Nach Feststellung des Herz-Kreislauf-Stillstandes: Basis-CPR bis Punkt 5. fortführen

2. Defibrillator einschalten

3. Brustkorb vorbereiten: abtrocknen, ggf. rasieren, ggf. Pflaster entfernen, Identifikation eines eventuellen Schrittmacher- oder ICD-Aggregats
a) Hand-Paddles: Leitmedium (Gel-Pads/Elektrodengel) auf Elektrodenposition aufbringen[1]
b) Defi-Klebe-Elektroden: Auf den Brustkorb aufkleben, mit dem Defibrillator verbinden

4. Ggf. Energie wählen, wenn nicht voreingestellt (s. S. 107 und 118)

5. EKG-Analyse (wenn nicht schon über eine Monitorableitung erfolgt)[2] – wegen Gefahr von Artefakten keine Manipulation am Patienten
- bei Hand-Paddles: diese fest und gleichmäßig aufsetzen[3] (wenn initial noch kein EKG-Monitoring vorhanden: erste Analyse über die Paddles = Quick-look-Funktion, weitere Analysen über 3-Pol-/4-Pol-EKG-Kabel)
- bei Defi-Klebe-Elektroden: Analyse über die Defi-Klebe-Elektroden
  a) bei VF/pVT: weiter bei Punkt 6.
  b) bei PEA/Asystolie: weiter bei Punkt 8.
  c) bei organisiertem Rhythmus: Pulskontrolle (ROSC?) – ggf. Postreanimationsbehandlung, im Zweifel wie PEA behandeln (weiter bei Punkt 8.)

6. Anweisung an alle anderen Helfer aussprechen, wegen Aufladung des Defibrillators vom Patienten zurückzutreten und ggf. eine offene Sauerstoffquelle zu entfernen (mind. 1 m)

7. bei VF/pVT: Defibrillator laden[4]
- Warnung aussprechen („Vorsicht, Defibrillation! Abstand zum Patienten halten!“)
- Schneller Rundumblick: vergewissern, dass weder der Defibrillierende noch andere Anwesende den Patienten oder eine elektrisch leitende Verbindung zum Patienten berühren (Infusionen, Bett)
- Schock auslösen (Blick zum Pat., Hand-Paddles fest und gleichmäßig aufgesetzt)

8. Anweisung an die anderen Helfer, die CPR sofort wieder aufzunehmen → CPR für 2 min
Bei Verwendung von Handpaddles in dieser Zeit eine EKG-Ableitung zur nächsten Analyse über 3-Pol- oder 4-Pol-Kabel herstellen (an Umstellung der der Ableitungswahl am EKG-Gerät denken!)

[1] Die BÄK empfiehlt das in ERC-Kursen aus Sicherheitsgründen abgelehnte Auftragen von Elektrodengel direkt auf die Paddles.

[2] Die BÄK empfiehlt bei der ersten Analyse über Hand-Paddles/Klebe-Pads die erste EKG-Analyse erst während des Aufladens (parallel zu Schritt 8) erfolgen, sodass ggf. schneller geschockt werden kann, weil die EKG-Analyse nicht eine eigene Zeitspanne vorab beansprucht hat. Dieses Vorgehen hat aber das Problem, dass bei nicht erforderlichem Schock der Defibrillator sicher entladen werden muss (nach ERC: Entladung noch auf dem Brustkorb[3]), dieser Vorgang kostet ebenfalls Zeit.

[3] Hand-Paddles sollten sich nach ERC (ALS-Provider Manual) aus Sicherheitsgründen nur in ihrer Halterung im Gerät oder auf dem Brustkorb des Patienten befinden. Paddles werden nur zum Transfer zwischen Gerät und Thorax kürzestmöglich in der Luft gehalten. Keine Ablage im Bett oder auf dem Boden (Sicherheitsrisiko). Die Paddles sollen sich nach ERC (ALS-Provider Manual) vom Start der Ladung bis zur Entladung auf dem Thorax befinden, da die Bewegung von geladenen Paddles durch die Luft ein Sicherheitsrisiko darstellt.

[4] Die AHA empfiehlt ausdrücklich nach Bestätigung einer VF/pVT, die Zeit der Defibrillatoraufladung – wenn möglich – mit CPR zu überbrücken, ohne die Defibrillation zu verzögern. Das „wenn möglich“ wird jedoch nicht näher spezifiziert. Wahrscheinlich bezieht es sich auf Defibrillatoren, die so konstruiert sind, dass sie die CPR während der Aufladung ohne Sicherheitsrisiko zulassen (z. B. cprMAX®-Technologie, Fa. Medtronic). Ein Sicherheitsrisiko sollte auf jeden Fall nicht eingegangen werden.

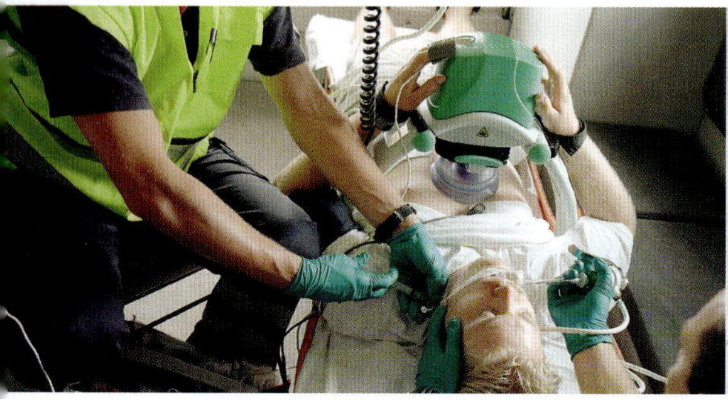

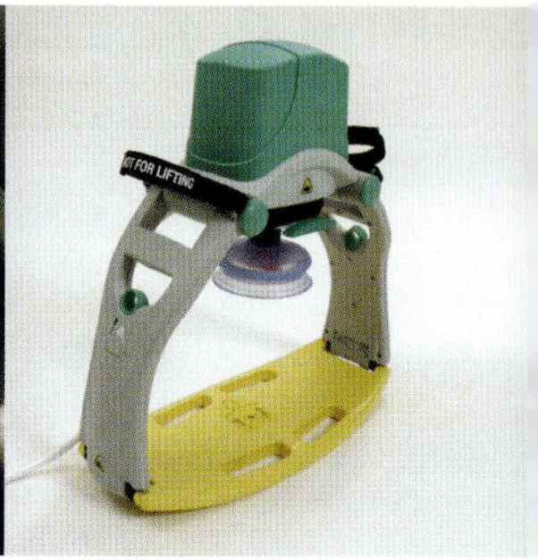

LUCAS CPR® – effiziente Herzdruckmassage

Als Retter haben Sie alle Hände voll zu tun, um Ihren Patienten am Leben zu erhalten. HLW, Pulskontrolle, einen Zugang legen … und das alles während der Fahrt ins Krankenhaus.

Dabei kommt die überlebenswichtige Herzdruckmassage oft zu kurz. In dieser Situation ist der **LUCAS CPR®** von Medtronic ideal:

- in weniger als 20 Sekunden am Patienten angelegt, ganz gleich ob am Boden, auf der Trage oder im Fahrzeug,
- leicht bedienbar,
- Kompressionstiefe zwischen 4 und 5 cm,
- pro Minute bis zu 100 Kompressionen von gleichbleibend hoher Qualität,
- mit Druckluft angetrieben, die leicht mitzuführen ist,
- leicht und kompakt im Rucksack transportierbar.

Durch **LUCAS CPR®** haben Sie die Gewissheit, dass Ihr Patient die bestmögliche Herzmassage bekommt, solange er sie benötigt. Und Sie haben Zeit und Kraft für weitere wichtige Handgriffe zu seinem Überleben.

Sparen Sie Ihre Kraft und geben Sie Ihrem Patienten die bestmögliche Herzdruckmassage mit dem **LUCAS CPR®**.

Forschung zeigt: HLW ist entscheidend

Eine wirkungsvolle, gleichmäßige und kräftige Herzdruckmassage ist bei Patienten mit Plötzlichem Herzstillstand (SCA, Sudden Cardiac Arrest) entscheidend für das Überleben. Darüber hinaus können dadurch neurologische Schäden, die infolge von Sauerstoffmangel auftreten, vermieden werden. Aber was ist wirkungsvoll und gut?

Forschungen zeigen, dass es vor allem zwei Faktoren gibt, die eine HLW erfolgreicher machen:

1. **Kraftvolle Durchführung** – Beim durchschnittlichen Patienten ist eine Kompressionskraft erforderlich, die dem Gewicht von ca. 50 kg entspricht. Allerdings liegt die maximale Kompressionskraft, die ein Helfer in den ersten 3 Minuten aufbringen kann, bei nur ca. 70% seines Körpergewichts. Außerdem schwankt bei manueller Durchführung die Intensität so stark, dass der Brustkorb deutlich weniger als 50% der Zeit komprimiert wird.

2. **Gleichbleibend gute Durchführung** – In der Praixs stößt die Kondition eines Retters schon nach einer Minute an Grenzen, so dass er nach nur 4 Minuten nur noch rd. 30% seiner Leistung bringen kann. Zudem wird die HLW häufig unterbrochen, um Puls und Atmung zu kontrollieren, eine Defibrillation durchzuführen oder Medikamente zu geben. Und das in voller Fahrt auf dem Weg ins Krankenhaus.

Um die HLW in der optimalen Qualität durchzuführen, ist daher die Unterstützung durch den LUCAS CPR® von Medtronic ideal.

Medikamente bei Herz-Kreislaufstillstand

ERC-Praxis

Die Evidenz für die Wirksamkeit von Medikamenten unter Reanimation ist gering. Die Basis-CPR (Thoraxkompressionen und Beatmungen) darf daher nicht durch die Schaffung von Zugangswegen oder für Medikamentengaben unterbrochen oder in ihrer Qualität beeinträchtigt werden.

Unter Reanimationsbedingungen sind die Prioritäten der Zugangswege für Medikamente in den aktuellen Leitlinien nach Abwägung der Zuverlässigkeit, der Risiken und der Schnelligkeit wie folgt angeordnet:

1. Zentralvenöser Zugang (nur, wenn schon vor der Reanimation vorhanden)
2. Periphervenöser Zugang (Routine-Zugang in den meisten Reanimationssituationen)
3. Intraossärer Zugang (wenn venöser Zugang schwierig oder unmöglich)
4. Tracheale Gabe (wenn venöser Zugang und intraossärer Zugang nicht möglich)

Bei Neugeborenen kommt auch ein Nabelvenenkatheter in Betracht (s. S. 192).

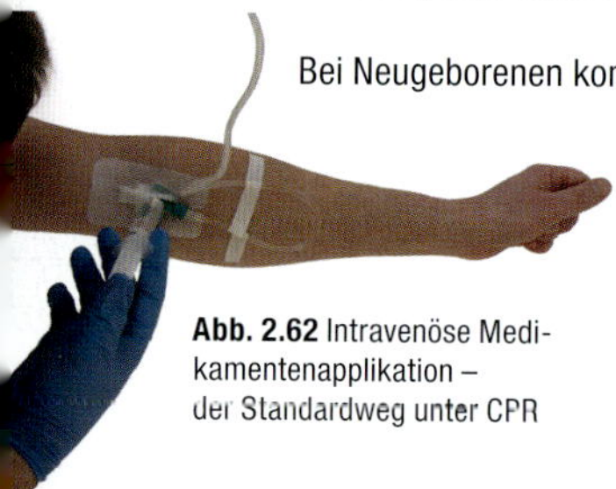

Abb. 2.62 Intravenöse Medikamentenapplikation – der Standardweg unter CPR

Zur detaillierteren Beschreibung der verschiedenen Zugangswege (Anlagetechniken, mögliche Punktionsorte) verweisen wir auf die einschlägigen Lehrbücher der Notfall- und Intensivmedizin.

ERC-Praxis **Venöse Zugänge**

Ein bereits liegender zentralvenöser Katheter (ZVK) ist einem periphervenösen Zugang zur Medikamentengabe unter Reanimationsbedingungen vorzuziehen (höhere Plasmaspiegelmaxima und schnelleres Erreichen der Zielorgane).
Die Anlage eines ZVK unter Reanimationsbedingungen ist jedoch nicht empfohlen (komplexe Technik, Komplikationen und erforderliche CPR-Pause)!
Die periphere Venenpunktion ist schneller, einfacher und sicherer – daher als Standardzugang für die Reanimation empfohlen.

Nach Medikamentengabe über einen periphervenösen Zugang soll jeweils mit mindestens 20 mL Infusion nachgespült werden und die Extremität für 10–20 s hochgehalten werden, um eine schnellere Einschwemmung zu erreichen.

Ein ZVK ist häufig bei hospitalisierten Patienten zu finden, teilweise auch auf Normalstationen. Zunehmende Verbreitung finden auch sog. Portsysteme, z.B. bei ambulanten, chronisch kranken Patienten mit schlechten Venenverhältnissen oder für spezielle Therapieverfahren (z.B. Chemotherapie, parenterale Ernährung). Portsysteme sind vollständig implantierte ZVK mit einer Hohlkammer, die von der Außenatmosphäre durch eine punktierbare Membran und die Haut getrennt ist. Aus Sicht der Autoren von „Reanimation kompakt" ist die Nutzung eines Ports der Nutzung eines ZVK ebenbürtig. Die Portpunktion sollte allerdings durch darin versierte Personen und mit speziellen Portpunktionsnadeln durchgeführt werden (mit den Spezialnadeln wird die Portmembran kaum geschädigt, so dass zahlreiche Punktionen möglich sind, ohne dass der Port undicht wird und potenziell nekrotisierende Substanzen wie Adrenalin, Amiodaron oder hochprozentige Glukose nach subkutan gelangen können). Portnadeln sind mittlerweile auch in einigen Rettungsmitteln und Notfallausrüstungen zu finden. Bei der Punktion sollte auch unter Notfallbedingungen an hygienisches Arbeiten, Lagekontrolle (Aspiration-/Injektionsprobe), Nachspülen sowie Blocken mit 10–20 mL NaCl 0,9 % nach Benutzung gedacht werden.

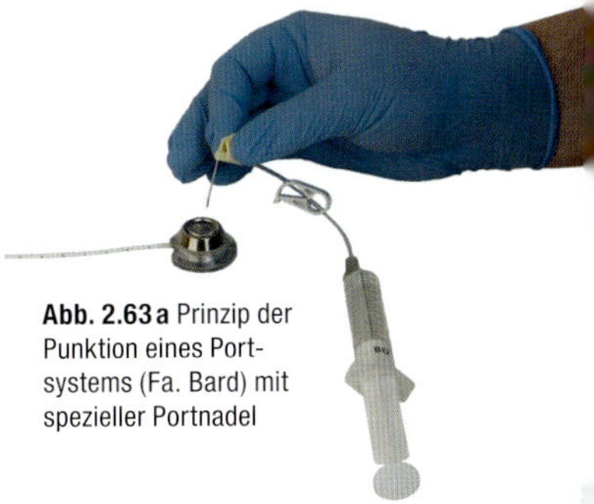

Abb. 2.63 a Prinzip der Punktion eines Portsystems (Fa. Bard) mit spezieller Portnadel

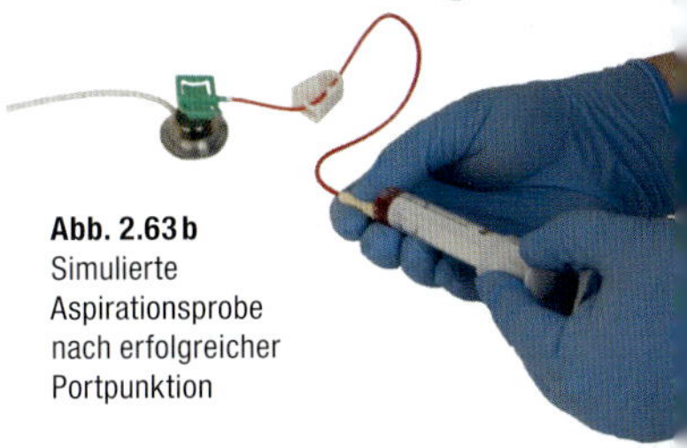

Abb. 2.63 b Simulierte Aspirationsprobe nach erfolgreicher Portpunktion

Die Anlage eines periphervenösen Zugang am Arm wird in der Regel von Mitgliedern eines Reanimationsteams sicher beherrscht, ggf. kann auch am Bein punktiert werden. Anatomisch ist auch die V. jugularis externa als periphere Vene anzusehen, die in Reanimationssituationen oft gestaut und für den Versierten leicht punktierbar ist. Auf sichere Fixierung venöser Zugänge möglichst schon vor deren Nutzung achten!

Die **AHA** sieht eine Erwägung einer ZVK-Anlage unter CPR vor, wenn nach Defibrillation und Medikation über einen peripheren i.v.- oder einen i.o.-Zugang kein Spontankreislauf auftritt, sofern Kontraindikationen beachtet werden. Die AHA betont, dass der ZVK selbst eine relative Kontraindikation für eine spätere Lysetherapie darstellt.

ERC-Praxis **Intraossärer Zugang**

Wenn sich die Anlage eines periphervenösen Zuganges schwierig oder unmöglich gestaltet, ist – auch bei Erwachsenen – ein intraossärer Zugang als funktionell gleichwertige, aber invasivere Alternative zu erwägen.

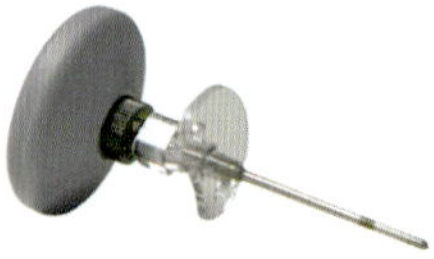

Abb. 2.64 Intraossäre Infusionskanüle: Dieckmann Modification, 2 Seitenlöcher (Firma Cook®)

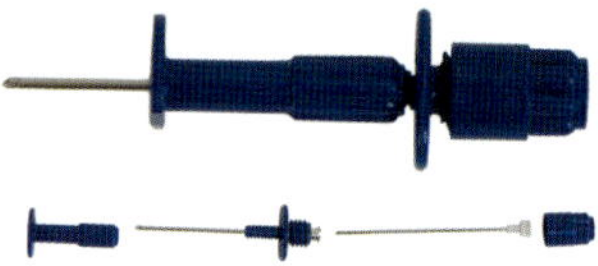

Abb. 2.65 Intraossäre Einwegnadel: Pharmaseal Illinois, 15 G, verstellbare Länge 10–48 mm (Firma Allegiance)

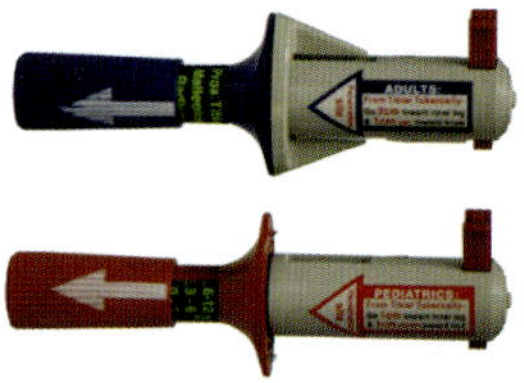

Abb. 2.66 Mechanisierter i. o.-Zugang: B.I.G.™ Bone Injection Gun (Fa. WaisMed Ltd.), Modell 15 G (blau, Erw.), Modell 18 G (rot, Kinder)

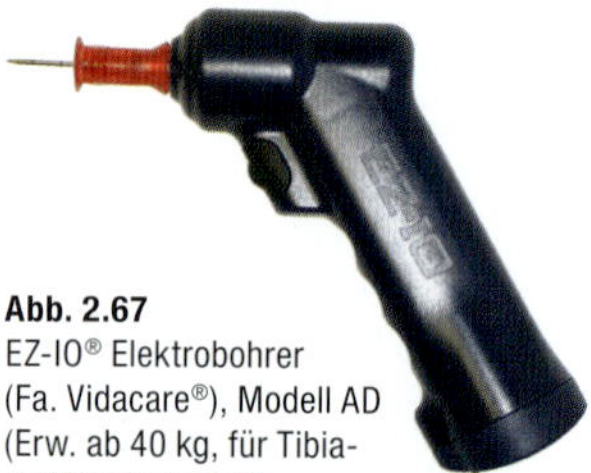

Abb. 2.67 EZ-IO® Elektrobohrer (Fa. Vidacare®), Modell AD (Erw. ab 40 kg, für Tibia- und Humeruskopf), Modell PD (Kinder, Tibiazugang)

Dabei sind geeignete Intraossärnadeln zu verwenden, keinesfalls Venenverweilkanülen. Intraossäre Zugänge sollten im Regelfall nicht länger als 24 Stunden belassen werden. Wegen eines erhöhten Risikos einer für den Patienten sekundär bedrohlichen Osteitis (oder seltener Osteomyelitis), ist die vorherige Hautdesinfektion auch im Notfall erforderlich (wenn dies der erste Schritt vor dem Auspacken und Vorbereiten des i. o.-Systems mit Anschlüssen, Aspirations-/Injektionsprobe und Medikamenten ist, entsteht kein relevanter Zeitverzug). Der Anwender muss sich, z. B. um Fehlbedienungen mit Unbrauchbarmachung des Systems zu vermeiden, unbedingt vorher mit dem verwendeten System in seinem Notfallinstrumentarium vertrautmachen (Training an Modellen).

Die Anwendung von Intraossärsystemen erfordert z. B. Kenntnisse über wenige Kontraindikationen und Komplikationen, die anatomisch möglichen Zielregionen und altersabhängigen Eindringtiefen. Die Abbildungen zeigen derzeit erhältliche Systeme, die verschiedene Vor- und Nachteile aufweisen (Preis, Schnelligkeit, Präzision, Stabilität und Dichtigkeit).

CoSTR *(S. 220) Der intraossäre Zugangsweg ist sicher und effektiv zur Flüssigkeitsgabe unter Reanimation, zur Medikamentenapplikation und für Blutuntersuchungen. Ein intraossärer Zugang kann bei Patienten in jeder Altersgruppe angelegt werden. [LOE 3 (2x), LOE 4, LOE 5 (3x), LOE 7 (2x)] (AHA Class IIa, falls ein i. v.-Zugang nicht geschaffen werden kann)*

TR 54 *(220) Wenn ein intravenöser Zugang nur verzögert oder gar nicht angelegt werden kann, sollte ein intraossärer Zugang in Betracht gezogen werden. Wenn sowohl ein intravenöser als auch ein intraossärer Zugang nur verzögert oder gar nicht angelegt werden kann, sollen Reanimationsmedikamente über den Trachealtubus verabreicht werden. Es gibt keine Vorteile einer endobronchialen Verabreichung gegenüber der direkten Gabe in den Trachealtubus. Die Verdünnung tracheal verabreichter Medikamente mit Wasser statt NaCl 0,9 % kann eine bessere Absorption ermöglichen. [LOE 2, LOE 3, LOE 4, LOE 5 (6x), LOE 6 (4x)]*

Technik zur Anlage eines introssären Zugangs

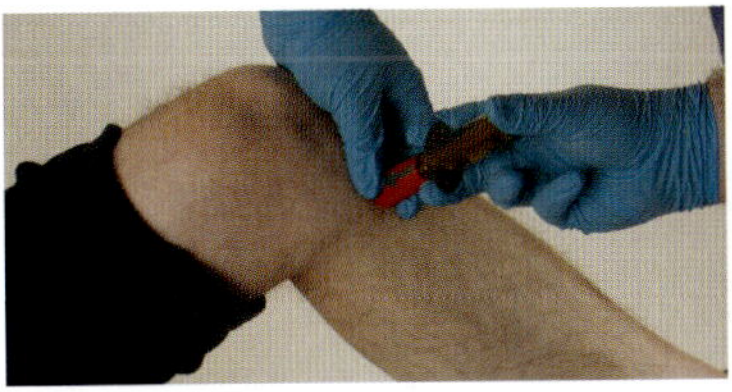

Abb. 2.68 a Lokalisation der Einschussstelle an der proximalen Tibia, Hautdesinfektion, bei B.I.G.™: Eindringtiefe einstellen, aufsetzen, entsichern, senkrecht zum Knochen abschießen

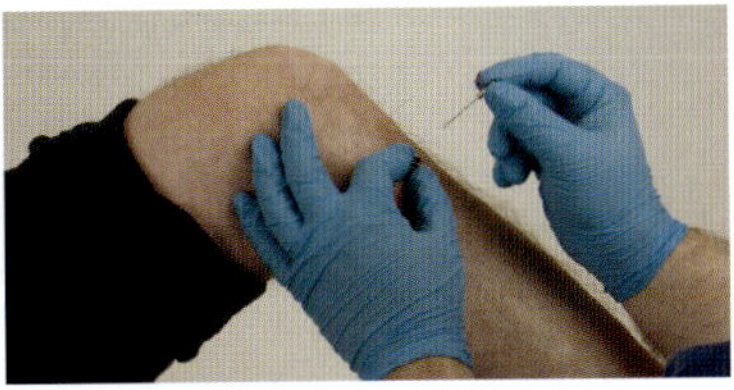

Abb. 2.68 b Nach Einbringen der i. o.-Kanüle: Stahltrokar entfernen

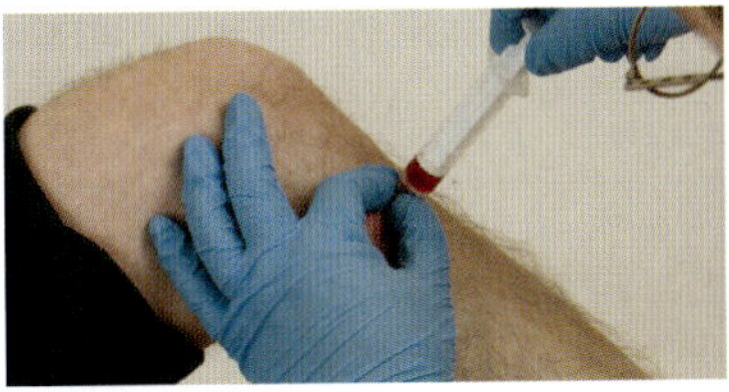

Abb. 2.68 c Injektions- und Aspirationsprobe

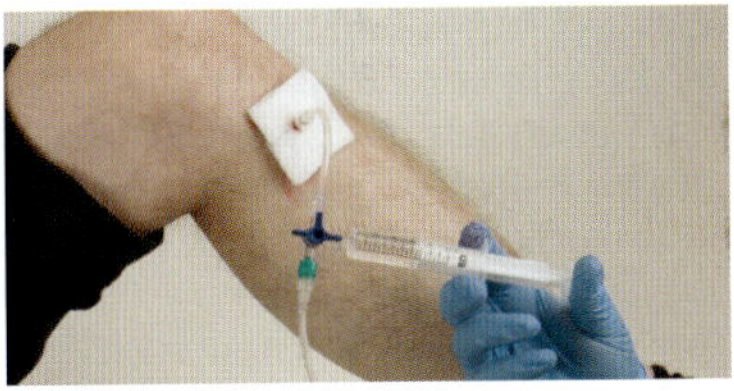

Abb. 2.68 d Zugentlastung u. Dreiwegehahn: Nach Injektion von Medikamenten Spülen mit NaCl 0,9 %

ERC-Praxis **Tracheale Medikamentengabe**

Die tracheale Medikamentenapplikation ist der intravenösen und intraossären Verabreichung eindeutig nachgeordnet und ist nur indiziert, wenn letztere verzögert oder nicht möglich sind.

Von Adrenalin soll bei trachealer Gabe unter Reanimation die 3- bis 10-fache Dosis der i. v.-Medikation appliziert werden: (2–) 3 mg (mind.) ad 10 mL verdünnt. Zur Verdünnung ist Aqua einer Kochsalzlösung vorzuziehen (bessere Resorption des Wirkstoffs).

Eine tiefere endobronchiale Gabe ist der direkten Gabe in den Trachealtubus (tracheale Applikation) nicht überlegen (von der BÄK wird die tief endobronchiale Applikation aber weiterhin ausdrücklich empfohlen). Nur bestimmte Medikamente können über das respiratorische Epithel zur Aufnahme gebracht werden. Die Plasmaspiegel nach endotrachealer Gabe sind nicht vorhersehbar und i. d. R. niedriger als bei i. v.-Gabe. Ein abweichendes (Neben-) Wirkungsprofil der verabreichten Medikamente ist möglich (z. B. pulmonales Depot mit verstärkter Freisetzung nach Wiederherstellung eines Spontankreislaufs, bei

Adrenalin beispielsweise Hypertonie, Arrhythmien, Wiederauftreten von VF). Die optimale Dosis ist meist nicht bekannt. Bei der trachealen Medikamentengabe sollte das Medikament entweder direkt in den Tubus gespritzt werden oder es sollten für die tracheale oder endobronchiale Medikamentengabe zugelassene Medizinprodukte verwendet werden (z.B. AID-Adapter oder EDGAR-Tubus s. Abb. 2.69). Von der früheren Empfehlung und geläufigen Praxis, einen auf die Spritze passenden, abgeschnittenen Absaugkatheter zur endobronchialen Instillation zu verwenden, möchten wir abraten (im Widerspruch zur aktuellen Handlungsempfehlung der BÄK), um schwer zu rechtfertigende Komplikationen zu vermeiden (z.B. in den Tubus gerutschter Katheter). Diese improvisierte, nicht bestimmungsgemäße Nutzung eines Absaugkatheters ist unserer Ansicht nach nicht konform mit dem heutigen Medizinprodukterecht und nicht erforderlich. Die früher vorgebrachten Argumente für dieses Vorgehen (z.B. tief endobronchiale Gabe, weniger Medikamentenadhäsion) sind nach heutigem Wissensstand größtenteils zu revidieren oder in den Hintergrund getreten. Alternativ stehen die o.g. hierfür zugelassenen Produkte zur Verfügung.

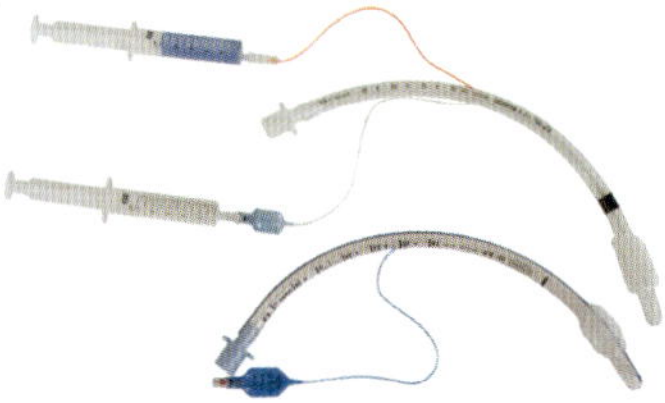

Abb. 2.69 EDGAR-Tubus (Endobronchial Drug and Gas Application during Resuscitation, ID 8 mm, Fa. Rüsch), beachte das eigene Medikamentenlumen; zum Vergleich konventioneller Trachealtubus (ID 8,0 mm, Typ Magill, Fa. Portex)

TR 54 *(220) Wenn ein intravenöser Zugang nur verzögert oder gar nicht angelegt werden kann, sollte ein intraossärer Zugang in Betracht gezogen werden. Wenn sowohl ein intravenöser als auch ein intraossärer Zugang nur verzögert oder gar nicht angelegt werden kann, sollen Reanimationsmedikamente über den Trachealtubus verabreicht werden. Es gibt keine Vorteile einer endobronchialen Verabreichung gegenüber der direkten Gabe in den Trachealtubus. Die Verdünnung tracheal verabreichter Medikamente mit Wasser statt NaCl 0,9 % kann eine bessere Absorption ermöglichen. [LOE 2, LOE 3, LOE 4, LOE 5 (6x), LOE 6 (4x)]*

TR 48 *(218) Trotz fehlender Placebo-kontrollierter Untersuchungen wurde Adrenalin zum Standard-Vasopressor bei Herz-Kreislauf-Stillstand [AHA Class IIb für 1 mg alle 3–5 min i.v. oder i.o.]. Die Datenlage ist unzureichend, um Vasopressin als Alternative oder als Kombinationstherapie bei Herz-Kreislauf-Stillstand zu empfehlen oder abzulehnen, unabhängig von der Rhythmusdiagnose im EKG [AHA Class Indeterminate]. [LOE 1 (3x), LOE 2, LOE 5 (3x), LOE 6 (viele)]*

TR 49 *(218) Angesichts der Verbesserung von Kurzzeitüberlebensraten sollte der Einsatz von Amiodaron bei VF und VT, die nicht auf Defibrillationsversuche ansprechen, erwogen werden [AHA Class IIb]. [LOE 1 (2x), LOE 7 (5x)]*

CoSTR 2005 (S. 219) *Keine der bislang vorliegenden Untersuchungen konnte bei Herz-Kreislauf-Stillständen eine generell nützliche Wirkung für Atropin nachweisen, sei es prä- oder innerklinisch [AHA Class Indeterminate]. [LOE 3 (5x), LOE 4]*

TR 52 *(219) Bei Hypomagnesämie und bei Torsade de pointes (Form der polymorphen Kammertachykardie) wird die Gabe von Magnesium empfohlen [AHA Class IIa für Torsade de pointes]. [LOE 2 4x), LOE 3, LOE 5, LOE 6 (4x), LOE 7]*
Die Datenlage reicht jedoch nicht aus, um eine routinemäßige Anwendung von Magnesium bei Herz-Kreislauf-Stillständen zu empfehlen oder abzulehnen.

Indikationen/Dosisempfehlungen bei Herz-Kreislaufstillstand

Wirkstoff	Indikation (ERC)	Dosierung	Empfehlungsstärke (AHA Class)[1]
Adrenalin[2] (Epinephrin)	VF/VT, wenn persistierend nach 2 Schocks	1 mg i. v. oder i. o. Wdh. alle 3–5 Min. zur Not: 3 mg ad 10 ml (Aqua ad injectabilia[3]) tracheal	IIb (i. v./i. o.)
	PEA/Asystolie (direkt)		
Amiodaron	VF/VT, wenn persistierend nach 3 Schocks und Vasopressorgabe	300 mg als Bolus i. v. (in 20 ml G5 %)	IIb
	zusätzlich zur 1. Gabe von 300 mg, wenn VF/VT persistierend oder rezidivierend	weitere 150 mg i. v.; anschließend 900 mg über 24 h i. v.	
Atropin	Asystolie/Bradykarde PEA (< 60/min)	3 mg einmalig i. v. (AHA: 1 mg alle 3 min bis max. 3 mg insges.)	Indeterminate
Kalzium	PEA, aber nur bei den Ursachen Hyperkaliämie, Hypokalzämie, Überdosierung von Kalziumkanalblockern	6,8 mmol $CaCl_2$ i. v. = 10 ml 10 %ige Lösung i. v. (nur bei CPR zügig spritzen)	keine Angabe
Lidocain	statt Amiodaron, wenn Amiodaron nicht verfügbar	1–1,5 mg/kg KG i. v.	Indeterminate
Magnesium (-sulfat)	VF/VT, wenn refraktär und V. a. Hypomagnesämie (z. B. nicht Kalium sparende Diuretika); Torsade de pointes	8 mmol $MgSO_4$-$7H_2O$ i. v. = 4 ml 50 %ige Lösung i. v. = ca. 2 g i. v.	IIa (für Torsade de pointes), Indeterminate (für Routinegabe)
Natriumbikarbonat (Natriumhydrogencarbonat)	Hyperkaliämie; Vergiftung mit trizyklischen Antidepressiva; schwere metabolische Azidose; Routinegabe nicht empfohlen!	50 mmol $NaHCO_3$ i. v. = 50 ml 8,4 %ige Lösung i. v. Mehr nur nach BGA!	Indeterminate (Kinder), IIb (prolongierter Stillstand bei Kindern)
Theophyllin (Aminophyllin)	Asystolie	5 mg/kg langsam i. v. = 250–500 mg i. v.	(nicht erwähnt)
Vasopressin[2]	nicht empfohlen	40 Units i. v. oder i. o. statt 1. oder 2. Adrenalingabe mgl. (AHA)	Indeterminate

[1] Die Evidenz für Medikamente zur Reanimation ist allgemein gering. Empfehlungen basieren überwiegend auf tierexperimentellen Untersuchungen, pathophysiologischen Untersuchungen und z. T. Humanbeobachtungen mit geringer Evidenz, ohne dass eine Steigerung von Überlebensraten bei routinemäßiger Anwendung nachgewiesen ist.

[2] Die Verwendung von Adrenalin bei Herz-Kreislaufstillstand wird nach dem sog. Großvaterprinzip immer wieder durch Expertenübereinkunft bestätigt, basierend auf überlieferten Tierversuchen. Es liegt die Vorstellung α-adrenerger Stimulation mit Vasokonstriktion zugrunde, die zu verbesserter Herz- und Hirndurchblutung unter TK führt. Es existiert keine Plazebo-kontrollierte Humanstudie, die den Nutzen irgendeines Vasopressors unter CPR oder eine Überlegenheit von Vasopressin gegenüber Adrenalin in Bezug auf Überleben bis zur Krankenhausentlassung nachweisen konnte.

[3] steriles Wasser kann bessere Resorptionsraten als NaCl 0,9 % erzielen

Atemwegssicherung und Beatmung unter CPR

Die Atemwegssicherung beginnt auch für professionelle Helfer mit einfachen Maßnahmen (s. S. 19ff., 36ff., 43ff. und 82).
Erweiterte Maßnahmen zur Fremdkörperentfernung (z. B. Absaugen, Einsatz der Magillzange ggf. unter Laryngoskopie) sowie Beatmung je nach Ausrüstung und Ausbildung (Atemspende und Hilfsmittel zur Atemspende, Beutel-Masken-Beatmung s. S. 93ff.).
Bei der Beatmung im Rahmen der Reanimation von Erwachsenen und Kindern ist initial stets O_2 in höchstmöglicher Konzentration zu verabreichen, sofern verfügbar (Klinik, Rettungsdienst). Der O_2-Anteil in normaler Raumluft beträgt ca. 21 %. In der Ausatemluft bei Atemspende sind noch ca. 17 % O_2 enthalten (effektive überbrückende Oxygenierung). Unter Verwendung eines Beatmungsbeutels kann mit angeschlossener O_2-Zuleitung ein inspiratorischer O_2-Gehalt von etwa 45 % (40–60 %) erreicht werden; der noch bis auf 85–100 % gesteigert werden kann, wenn eines der folgenden Systeme verwendet wird:
a) Reservoirsystem (Speicherbeutel/Speicherschlauch und O_2-Fluss von 10–15 L/min)
b) Demand-Ventil (der Beatmungsbeutel zieht über ein unterdruckabhängiges Ventil beim Auffalten reinen O_2 aus einer Druckgasversorgung)

(Bedenken zur O_2-Applikation bei COPD-Patienten oder zur O_2-Toxizität unter Reanimationsbedingungen sind bei Erwachsenen nicht gegeben. Zur Problematik bei Neugeborenen s. S. 188f.)

Ziele der Atemwegssicherung während der Reanimation

- **Optimale Oxygenierung bei freien Atemwegen:** Ohne Oxygenierung kann es bei längerem Andauern des Kreislauf-Stillstandes unmöglich sein, das Herz nach Defibrillation wieder zum Schlagen zu bringen und hypoxische Hirnschäden zu vermeiden.
- **Keine Unterbrechung der Thoraxkompressionen zur Beatmung:** Hierin liegt nach heutiger Auffassung ein wesentlicher Wert der Atemwegssicherung für die CPR, da Pausen der Thoraxkompressionen zur Beatmung entfallen können. In diesen Pausen fällt der für den Reanimationserfolg entscheidende koronare Perfusionsdruck drastisch ab und steigt erst nach einigen Kompressionen wieder auf das Niveau vor der Pause an.
- **Effizientere u. technisch einfachere Beatmung** (als z. B. Beutel-Maskenbeatmung).
- **Reduktion der Aspirationsgefahr** (meist durch bessere mechanische Abdichtung der Trachea vor Blut, Sekreten und Erbrochenem im Vergleich zur Beutel-Masken-Beatmung; ferner geringere Atemwegsdrücke).

Zur Bedeutung der Atemwegssicherung:

„Patienten sterben nicht daran, dass sie nicht intubiert werden konnten, sondern dass sie nicht beatmet oder nicht effektiv reanimiert wurden.“ (nach Williamson, 1993)

ERC-Praxis **Endotracheale Intubation**

Die endotracheale Intubation gilt weiterhin als die zuverlässigste Methode der Atemwegssicherung, soll aber in Reanimationssituationen nur von darin gut ausgebildetem, geübtem und erfahrenem Fachpersonal durchgeführt werden [AHA Class I].

Die Intubation, insbes. die Laryngoskopie, soll ohne Unterbrechung der Thoraxkompressionen durchgeführt werden (kurze Pause evtl. erforderlich, wenn der Tubus durch die Stimmritze geführt wird). Alternativ kann die Intubation – um eine Unterbrechung der Thoraxkompressionen zu vermeiden – aufgeschoben werden, bis ein Spontankreislauf einsetzt [oder die initiale CPR, inkl. Defibrillationsversuche, ohne Erfolg bleibt: AHA Class IIb].

Kein Intubationsversuch soll länger als 30 Sekunden dauern (entsprechend ca. 50 Kompressionen).

Eine adäquate Tubuslagekontrolle nach Intubation ist obligat. Der Trachealtubus muss durch eine geeignete Fixierung vor Dislokation geschützt werden.

Abb. 2.70 Zubehör zur endotrachealen Intubation:

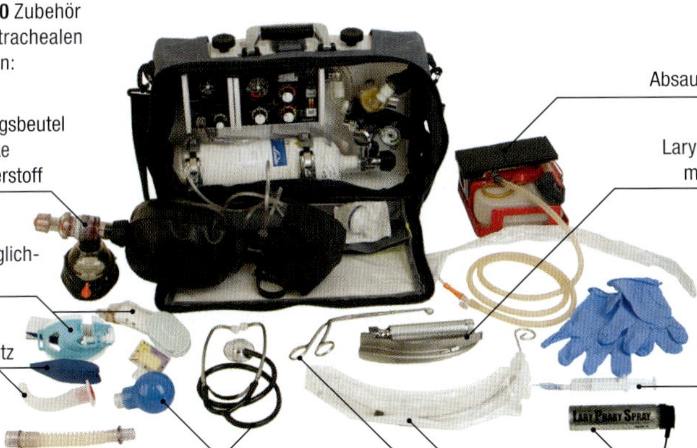

Gelingt der Intubationsversuch nicht innerhalb von 30 s, ist erneut mittels Beutel-Masken-Beatmung zu oxygenieren (die BÄK empfiehlt mind. für 1–2 min Basis-CPR vor einem weiteren Intubationsversuch).

TR 46 (217) Zur Sicherung der Trachealtubuslage sollen entweder kommerziell gefertigte Trachealtubushalter oder Pflasterklebestreifen bzw. Binden verwendet werden [AHA Class I]. [LOE 7 (2x)]

Zum Risiko unerkannter präklinischer Fehlintubationen bei Herz-Kreislauf-Stillstand liegen zuverlässige Zahlen in der Größenordnung von 6 bis 14 % vor (überwiegend aus Paramedic-Systemen); bei Paramedic-Systemen mit geringem Patientenaufkommen und Training kam es in bis zu 50 % der Fälle zu Fehlintubationen (inkl. erkannter Fehlintubationen). Auch zu spät erkannte Dislokationen im Verlauf sind häufig (besonders unter CPR und während des Transportes). Eine Lagekontrolle ist sofort nach Intubation der Trachea sowie nach der Fixierung empfohlen. Die AHA empfiehlt zur routinemäßigen Lagekontrolle die Auskultation und zusätzlich die exspiratorische CO_2-Detektion oder Anwendung eines EDD [AHA Class IIa].
Wenn Fachpersonal im Rettungsdienst endotracheale Intubationen durchführt, empfiehlt die AHA dringend die Etablierung eines Prozesses zur kontinuierlichen Qualitätsverbesserung, um Komplikationen zu minimieren [AHA Class IIa].

Lagekontrolle des Trachealtubus

Abb. 2.71 Stethoskop

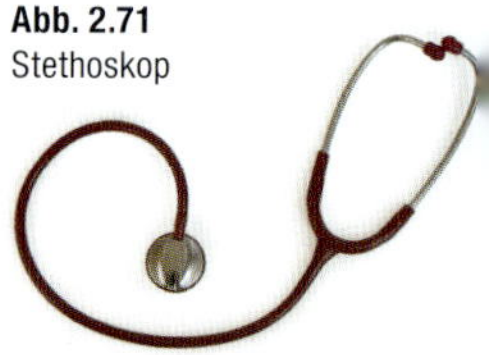

Primäre = klinische Zeichen für korrekte Tubuslage

Primäre Zeichen sind nicht zuverlässig! Möglichst immer mehrere Zeichen prüfen, z. B.:

- Beidseitiges, beatmungssynchrones Heben und Senken des Thorax
- Auskultation beider Lungenseiten (in den Axillae; einseitige Intubation?) und über dem Epigastrium bei Beatmung (normalerweise sind dort keine Geräusche zu hören)
- Beschlagen des Tubus im Rhythmus der (Be-) Atmung

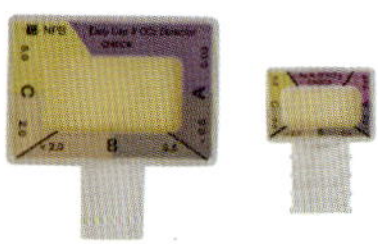

Abb. 2.72 CO_2-Detektoren (semiquantitative Einweg-Farbindikatoren): Easy Cap II® für Pat. ab 15 kg und Pedi-CAP® für Pat. 1–15 kg (Fa. Nellcor), keine Interpretation bei Blau-Gelb-Blindheit möglich

Sekundäre Zeichen für korrekte Tubuslage

Sekundäre Zeichen sind relativ zuverlässig. Kein Zeichen für sich alleine ist jedoch absolut sicher. Daher sollte die Tubuslage stets mit mehreren Methoden kontrolliert werden, sowohl im Rettungsdienst als auch im Krankenhaus. Sekundäre zeichen decken keine zu tiefe Intubation auf (Intubation eines Hauptbronchus, meist rechts – Folge: einseitige Beatmung) → Auskultation, später Röntgenkontrolle.

- **Exspiratorischer CO_2-Nachweis:** qualitativ/quantitativ mit kapnometrischer Messung oder Farbindikatorsystem. Ein anhaltender CO_2-Nachweis über mehrere Atemzüge (> 6) spricht sehr für eine tracheale (oder bronchiale) Lage (hoher positiver Vorhersagewert des CO_2-Nachweises). Der CO_2-Nachweis kann bei Kreislauf-Stillstand/Hypothermie/Hyperventilation trotz trachealer Lage negativ sein und ist dann nur bedingt aussagekräftig. Ein positiver Nachweis würde aber in diesen Fällen die tracheale (bronchiale) Tubuslage bestätigen, sodass die AHA den CO_2-Nachweis als mögliche initiale Methode zur Tubuslagekontrolle bei Herz-Kreislauf-Stillstand sieht [AHA Class IIa]. Sensitivität für ösophageale Lage hoch, für tracheale Lage variabel.

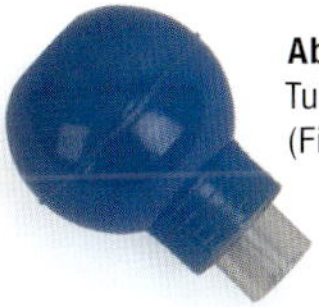

Abb. 2.73 TubeCheck B™ (Firma Ambu®)

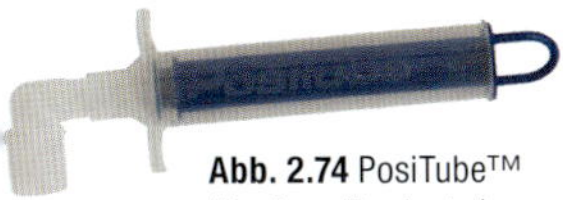

Abb. 2.74 PosiTube™ (Fa. Para Products/ Servoprax, Lifeguard)

TR 44 *(216) Medizinisches Fachpersonal soll sich darüber im Klaren sein, dass die Beurteilung des exspiratorischen CO_2 zur Bestätigung der korrekten Platzierung eines Trachealtubus nicht unfehlbar ist, besonders bei Patienten mit Herz-Kreislauf-Stillstand. Der exspiratorische CO_2-Nachweis sollte nur als eine von mehreren unabhängig von einander einzusetzenden Methoden zur Bestätigung der trachealen Tubuslage angesehen werden. Eine kontinuierliche Kapnometrie kann zur frühzeitigen Feststellung einer Trachealtubusdislokation während eines Transportes von Nutzen sein. [LOE 1, LOE 3, LOE 5 (10x), LOE 6 (2x)]*

TR 45 *(217) Die Verwendung von EDD sollte nur als eine von mehreren unabhängig von einander einzusetzenden Methoden zur Bestätigung der trachealen Tubuslage angesehen werden. [LOE 2, LOE 3 (4x), LOE 5, LOE 7 (4x)]*

- **Ösophagusdetektor:** ((o)esophageal detection device = ODD/EDD), z.B. TubeCheck B™ (elastischer Kunststoffball) oder PosiTube™ (leichtgängige Spritze). Funktionsprinzip: das EDD wird auf den Tubus aufgesetzt (Ball komprimiert/Spritze entleert) und erzeugt einen Sog (Ball spontan/Spritze unter Aspiration). Der Unterdruck kann bei ösophagealer Lage nicht ausgeglichen werden, da der Ösophagus kollabiert und sich angesaugte Schleimhaut über die Tubusspitze legt. Bei trachealer Lage kann Luft i. d. R. frei aspiriert werden (Ball füllt sich rasch/Spritzenkolben weicht nach Füllung der Spritze nicht zurück), da das Trachealllumen durch Knorpelspangen offengehalten wird. EDD sind relativ zuverlässig (sensitiv für die ösophageale Fehlplatzierung; möglicherweise weniger sensitiv für tracheale Lage – ggf. wird ein korrekt platzierter Tubus aus Sicherheitsgründen zu Unrecht entfernt; geringe Sensitivität und Spezifität bei Säuglingen). EDD sind einfach und schnell anwendbar – auch bei Herz-Kreislauf-Stillstand. Bei fehlendem CO_2-Nachweis bei Reanimation sollte die Kontrolle mit dem EDD erfolgen.

Anwendung eines kolorimetrischen CO_2-Detektors

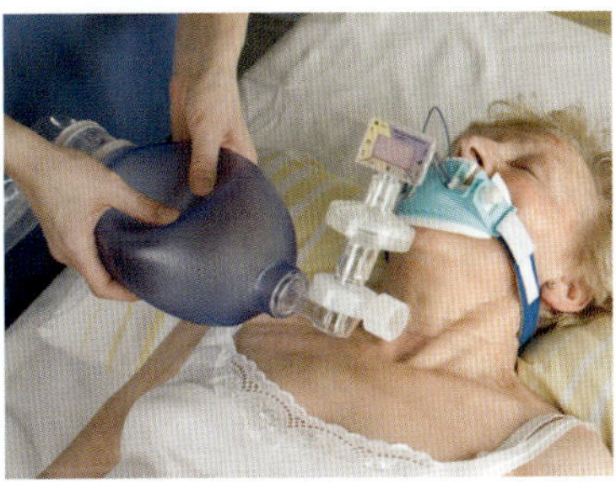

Abb. 2.75 a Easy-Cap®: wenn kein CO_2 nachgewiesen wird, ist der Indikator violett (i. d. R. Inspiration bei trachealer Tubuslage oder ösophageale Tubuslage)

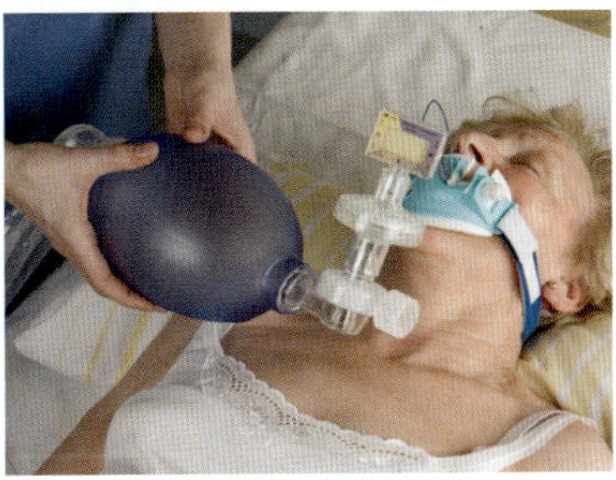

Abb. 2.75 b Easy-Cap®: wenn CO_2 nachgewiesen wird, ist der Indikator gelb (i. d. R. durch Exspiration bei trachealer Tubuslage)

Anwendung eines EDD (TubeCheck B™)

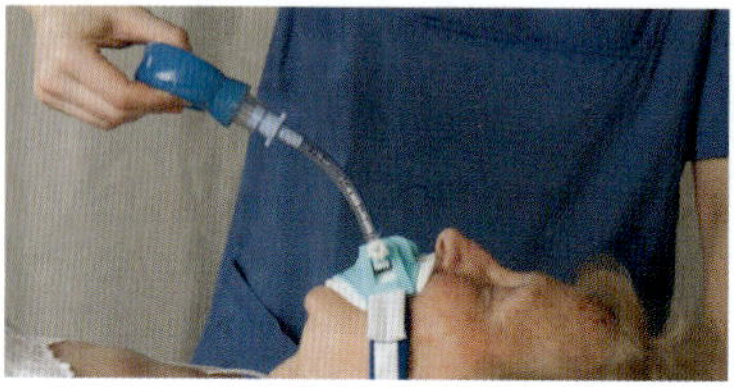

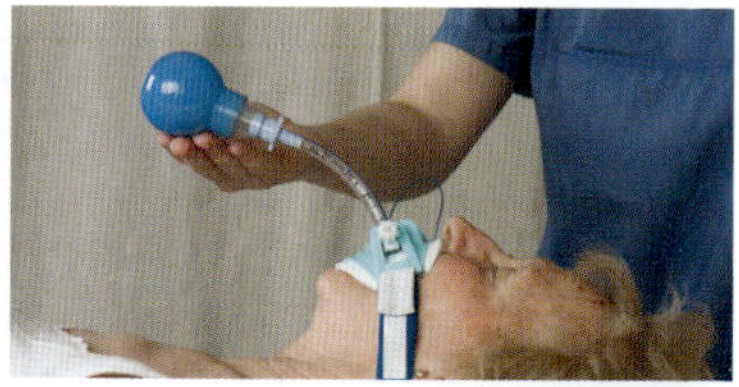

Abb. 2.76 Anwendung des TubeCheck: leergedrückt aufsetzen. Beurteilung:
- Der TubeCheck füllt sich rasch → der Tubus liegt wahrscheinlich in der Trachea.
- Der TubeCheck füllt sich nicht oder nur langsam → der Tubus liegt am ehesten im Ösophagus.

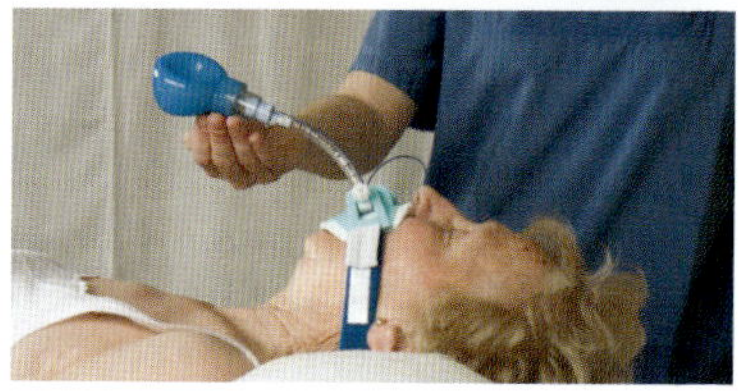

Anwendung eines EDD (PosiTube™)

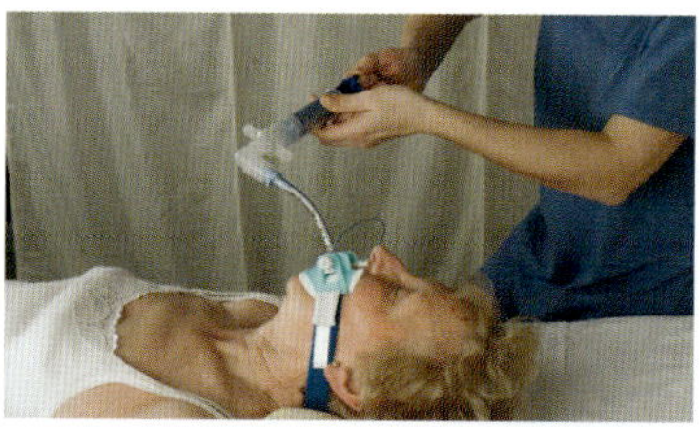

Abb. 2.77 Die Testspritze wird entleert aufgesetzt und dann aufgezogen.
Ist beim Ziehen kein Widerstand spürbar und weicht der Kolben nach Loslassen nicht zurück, so liegt der Tubus wahrscheinlich tracheal.
Ist beim Ziehen ein Widerstand spürbar und weicht der Kolben nach Loslassen zurück, so liegt der Tubus am ehesten ösophageal.

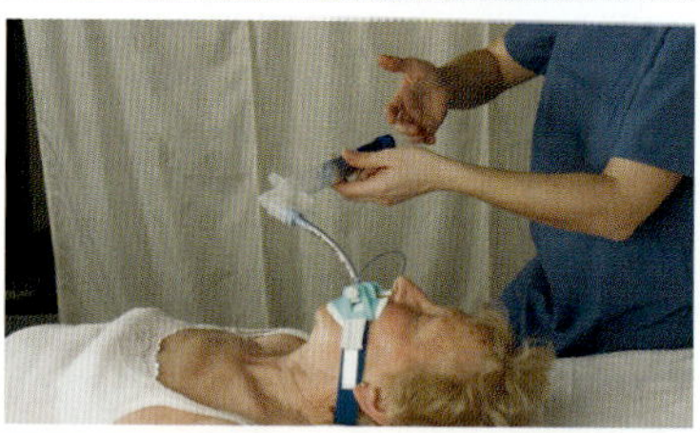

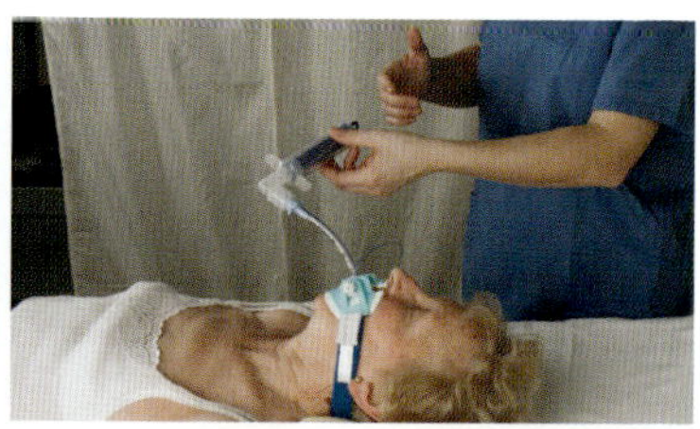

Im Zweifel soll mittels Laryngoskopie kontrolliert werden, ob der Tubus zwischen den Stimmbändern hindurch geht.
Darüberhinaus gilt der Grundsatz: „If in doubt, take it out!“ (Im Zweifel Extubation, Reoxygenierung und ggf. neuer Intubationsversuch).
Ein **sicheres Zeichen** für die korrekte Tubuslage ist die fiberoptisch durchgeführte Bestätigung nach Intubation (präklinisch meist nicht verfügbar).

ERC-Praxis **Alternativen zur Intubation**

Wenn kein ausreichend ausgebildetes und erfahrenes Personal zur Durchführung der endotrachealen Intubation zur Verfügung steht, sind folgende Verfahren zur Atemwegssicherung als Alternative zur Intubation akzeptabel:

- Combitubus® (CT, ETC, ein ösophagotrachealer Doppellumentubus) [AHA Class II a]
- Larynxmaske (engl. laryngeal mask airway, LMA™, LM) [AHA Class II a]
- Larynxtubus (LT)

Auch nach erfolgreicher Atemwegssicherung mit einem dieser Verfahren, werden die Thoraxkompressionen nicht mehr zur Beatmung ausgesetzt (sofern keine gravierenden Undichtigkeiten eine adäquate Ventilation verhindern, bes. bei LMA mgl.) → ununterbrochene Thoraxkompressionen mit einer Frequenz von 100/min; Beatmung mit einer Frequenz von 10/min – Hyperventilation vermeiden. Bei starken Leckagen muss wieder zur CPR mit dem Verhältnis 30 : 2 zurückgekehrt werden.

Die AHA empfiehlt zur Beatmung ohne Unterbrechung der TK einen Frequenzbereich von 8–10/min.

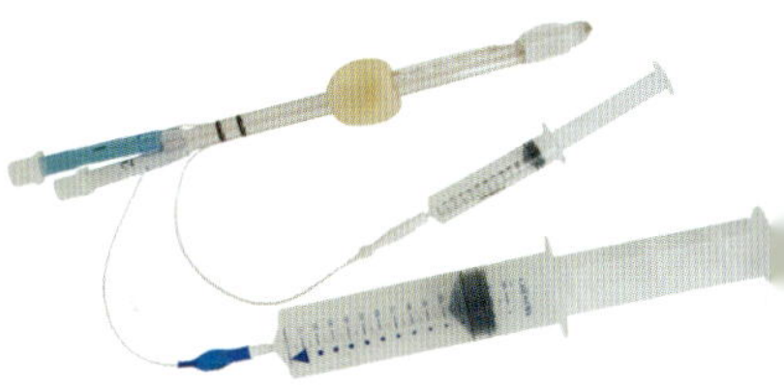

Abb. 2.78 Kombitubus (ETC, Größen – Typ Combitube SA, Fa. Tyco Healthcare/Kendall)

Für die genannten alternativen Verfahren zur Atemwegssicherung liegen Daten für den Einsatz bei Reanimation vor (bezogen auf Einlegetechnik und erfolgreiche Beatmung). LMA und ETC sind nach AHA bei präklinischer Anwendung durch trainiertes Personal gleich effektiv wie eine Beutel-Masken-Beatmung [AHA Class IIa].

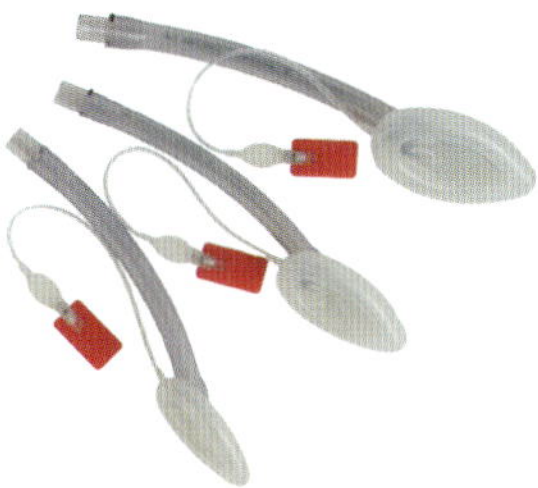

Abb. 2.79 Larynxmaske LMA-Unique™, Größen 3, 4, 5; Fa.The Laryngeal Mask Company

Untersuchungen zur Auswirkung auf Überlebensraten oder Vergleiche zwischen den Alternativverfahren und dem Goldstandard Intubation gibt es bislang leider nicht. Alle stellen akzeptable Alternativen dar, wenn die Intubation mangels trainierten Personals nicht in Frage kommt. Die Auswahl des optimalen Alternativverfahrens richtet sich nach den Fähigkeiten des Anwenders und den speziellen Einsatzbedingungen.

Die verschiedenen Verfahren unterscheiden sich im Grad des Aspirationsschutzes, ihrer traumatisierenden Eigenschaften und Gefahren, in der Möglichkeit, Ösophagus oder Trachea später zu sondieren (z. B. Absaugung/Magenentlastung) und nicht zuletzt im Preis. Die Anwendung ist in einschlägigen Lehrbüchern der Notfallmedizin ausführlich beschrieben. Die Größenauswahl, das Einlegen und Benutzen der Hilfsmittel, Sicherheitsvorkehrungen (Lagekontrolle, Fixierung), Erkennen und Management von Komplikationen müssen in praktischem Unterricht erlernt und geübt werden.

Der LT wurde nicht im CoSTR 2005 (ILCOR) erwähnt, da zu diesem Zeitpunkt keine ausreichende Evidenz aus Humanuntersuchungen vorlag. Der ERC hat aufgrund kurz darauf publizierter Daten [Kette et al., Resuscitation, 2005] den LT noch in die Anwenderleitlinien 2005 aufgenommen. Laut **BÄK** ist der Larynxtubus der Larynxmaske vorzuziehen.

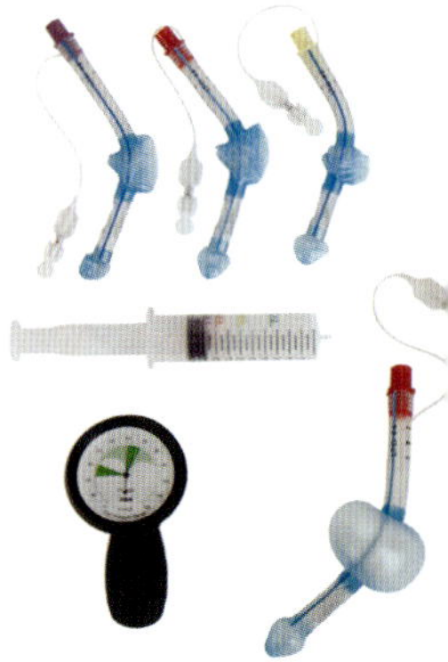

Abb. 2.80 Larynxtubus LT-D, Größen 3, 4, 5 – Fa. VBM Medizintechnik Larynxtubus LT-D (Gr. 4) im gefüllten Zustand mit Cuffdruckmessgerät

> ***TR 43*** *(216) Es ist akzeptabel für medizinisches Fachpersonal, den Doppellumentubus oder die Larynxmaske als Alternative zum Trachealtubus für die Atemwegssicherung bei Herz-Kreislauf-Stillstand einzusetzen [AHA Class IIa]. [CT: LOE 2 (6x), LOE 3, LOE 4, LOE 5 (4x), LOE 7 (3x), LMA: LOE 2, LOE 3 (4x), LOE 4, LOE 5 (6x), LOE 7 (13x), LT: LOE 5 (2x), LOE 7 (4x), LOE 8]*

ERC-Praxis **Unmögliche Beatmung**

Ist die Beatmung eines Patienten mit Atemstillstand erforderlich, aber weder mit optimierter Beutel-Masken-Beatmung noch mit endotrachealer Intubation oder den empfohlenen Alternativen (ETC, LMA, LT) möglich, muss die lebensrettende Sauerstoffzufuhr ggf. über eine Nadel-Krikothyroidotomie (Trachealkanülierung) oder eine chirurgische Krikothyroidotomie (Koniotomie) ermöglicht werden (z. B. bei schwerem Gesichtsschädeltrauma oder nicht zu beseitigender Verlegung der oberen Atemwege durch Fremdkörper oder Schwellung).

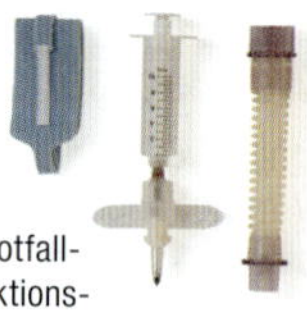

Abb. 2.81 Notfall-trachealpunktions-besteck (Quicktrach, Fa. VBM Medizintechnik)

Diese Techniken sind in allen gängigen Lehrbüchern der Notfallmedizin ausführlich beschrieben und gehören zum notärztlichen Repertoire. Ihre sichere Anwendung setzt jedoch Training an Phantomen oder geeigneten Präparaten voraus. Trotz der einfachen Prinzipien von Koniotomie und Trachealkanülierung sind auch bei Verwendung der Fertigsets ernste Komplikationen möglich, die der Anwender kennen und beherrschen können muss (z. B. Fehllagen, Barotrauma). Auch der Zeitbedarf ist nicht zu unterschätzen. Der geschilderte Extremfall („cannot ventilate and cannot intubate") gilt als extrem selten und wird zuweilen diagnostiziert, bevor weniger invasive Alternativen überhaupt versucht wurden. Andererseits darf in dieser Situation, wenn sie tatsächlich einmal auftritt, nicht

zu viel Zeit mit frustranen Intubations- oder anderen Atemwegssicherungsversuchen vertan werden; die Entscheidung muss in 1–2 Minuten fallen (Zeitangabe nach [Schuss/Henn-Beilharz in Krier/Georgi, Thieme, 2001]).
Ein zeitgerechtes Atemwegsmanagement erfordert klare Konzepte (Algorithmen) für den Umgang mit dem vorhandenen Equipment für das Atemwegsmanagement. Mindestens eine Alternative zur Intubation sollte in den entsprechenden Rettungsmitteln und an anderen Intubationsarbeitsplätzen verfügbar sein.

Automatische Beatmungsgeräte

Zur Verwendung von Beatmungsgeräten geben die Leitlinien keine konkreten Handlungsempfehlungen, da die theoretischen Vor- und Nachteile durch die wenigen vorliegenden Studienergebnisse nicht evidenzbasiert abgewogen werden können. Einzelne Untersuchungen, z. T. nur an Übungsphantomen, zeigten mögliche Vorteile manuell getriggerter, sauerstoffgetriebener, flussbegrenzter Beatmungsgeräte (z. B. Oxylator EM100) bei ungeschütztem Atemweg gegenüber konventioneller Beutel-Masken-Beatmung (z. B. signifikant reduzierte Magenblähung und geringere Spitzenbeatmungsdrücke). Das verabreichte Volumen hängt von der Inspirationszeit ab. Der automatische Modus dieser Geräte sollte laut **AHA** wegen des PEEP-Effektes nicht unter CPR eingesetzt werden [AHA Class III].
Transportbeatmungsgeräte können eine sichere und effektive Maskenbeatmung zulassen; der beatmende Helfer kann z. B. beide Hände zur Kopfpositionierung und Maskenfixierung benutzen (Doppel-C-Griff, vgl. S. 95) oder er kann mit einer Hand die Maske abdichten und den Kopf halten und mit der anderen Hand einen Krikoiddruck durchführen (vgl. s. 96).
Nach Intubation kann das Beatmungsgerät den Helfer am Kopf für andere Aufgaben freisetzen. Bei intubierten Patienten zeigten Transportbeatmungsgeräte hinsichtlich arterieller Blutgase keine Unterschiede zur Beutel-Masken-Beatmung. Der Einsatz des Beatmungsgerätes kann – korrekte Einstellung vorausgesetzt – helfen, eine schädliche Hyperventilation zu vermeiden. Initiale Einstellung von Beatmungsgeräten (ERC, AHA): Atemzugvolumen 6–7 ml/kg KG, Atemfrequenz 10/min.
Die ordnungsgemäße Funktion des Beatmungsgerätes und der gewählten Atemwegssicherung muss durch den Anwender sichergestellt und geräteabhängig kontrolliert werden (z. B. Leckage, Stenose, Diskonnektion, Patientenbeobachtung, Auskultation). Dies gilt umso mehr für die Reanimation (nicht alle Geräte haben zuverlässige Alarmfunktionen für CPR-Bedingungen).

TR 7 *(190) Die derzeitige, unzureichende Datenlage lässt keine Empfehlung für oder gegen die Benutzung eines manuell getriggerten, flussbegrenzten Reanimationsbeatmungsgerätes [LOE 5, LOE 6 (3x)] oder eines automatischen Transportbeatmungsgerätes [LOE 4, LOE 6 (2x)] während der Beutel-Masken-Beatmung und bei der Reanimation von Erwachsenen mit Herz-Kreislauf-Stillstand zu.*

TR 47 *(217) Die Benutzung eines manuell getriggerten flussbegrenzten Beatmungsgerätes oder eines automatischen Transportbeatmungsgerätes durch medizinisches Fachpersonal zur Beatmung von Erwachsenen während eines Herz-Kreislauf-Stillstandes nach einer erweiterten Atemwegssicherung ist begründbar. [AHA Class IIa nur bei Spontankreislauf mit Puls für Transportbeatmungsgeräte in Kombination mit Trachealtubus, Doppellumentubus oder Larynxmaske]. [LOE 4, LOE 5, LOE 6 (3x)]*

ROSC – Wiederkehr eines Spontankreislaufes

(ROSC= restoration of spontaneous circulation)

Feststellung des ROSC

Wenn der Patient während der Reanimationsmaßnahmen Lebenszeichen (Bewegungen, normale Atmung, Husten) zeigt:

1. Kontrolle EKG-Rhythmus
2. Wenn organisierter Rhythmus vorhanden: Pulskontrolle
3. Wenn Puls tastbar: Postreanimationsbehandlung und/oder Behandlung von Periarrest-Arrhythmien (s. S. 139 ff.)

Bei geringstem Zweifel, ob Puls vorhanden: weiter CPR!

Patientenversorgung nach ROSC

ROSC ist nur der erste Schritt zur Wiederherstellung der Lebensfunktionen des Patienten. Notfall- und intensivmedizinische Interventionen in der Zeit kurz nach dem Herz-Kreislauf-Stillstand beeinflussen das endgültige Outcome signifikant. Ziele:

- Monitoring, um ein Frührezidiv sofort erkennen und behandeln zu können
- Optimieren der kardiopulmonalen und zerebralen Funktion
- Ursachen und Trigger des Herz-Kreislauf-Stillstandes identifizieren und therapieren
- Maßnahmen zur Rezidivprophylaxe
- Maßnahmen, die die Wahrscheinlichkeit eines neurologisch intakten Langzeitüberlebens verbessern können

Transfer zur Intensivstation

- zügige Aufnahme/Übernahme in geeignete Intensivbehandlungseinheit anmelden/vorbereiten/durchführen
- engmaschiges Monitoring (Puls, invasiver und nicht-invasiver Blutdruck, EKG, S_pO_2, bei Beatmung auch endexspiratorisches CO_2, regelmäßige BGA)
- ggf. spezielle Überwachung/Diagnostik im Hinblick auf Myokardschäden (z. B. Low-output-Syndrom), SIRS und Multi-Organversagen: Elektrolyte, Herzenzyme, ZVD, PA-Druck, Herzindex usw.

Sicherstellung der Atemfunktion

- Patienten mit kurzer Kreislaufstillstandszeit und schneller Erholung zerebraler Funktionen: Intubation/Beatmung und Sedierung nicht zwingend erforderlich (bei Dauer > 48 h erhöhtes Pneumonierisiko); aber grundsätzlich adäquate Sauerstoffgabe über Maske (Vermeidung von Hypoxie, Hyperkapnie und erneutem Stillstand)
- Eine Intubation/kontrollierte Beatmung ist bei allen Patienten mit eingeschränkten zerebralen Funktionen zu erwägen. Ziele: ausreichende O_2-Sättigung durch erforderliche F_iO_2 sicherstellen, Normokapnie (Hypokapnie erzeugt zerebrale Vasokonstriktion und damit verminderten Blutfluss – Ischämie – Sauerstoffmangel im Gehirn – AHA Class III

für routinemäßige Hyperventilation). Die AHA empfiehlt zur Beatmung nach ROSC initial einen Frequenzbereich von 10–12/min (unter CPR ohne Unterbrechung der TK: 8–10/min). Bei erhöhter Resistance („auto-PEEP") sind ggf. niedrigere Frequenzen und längere Exspirationszeiten erforderlich.

- Magensonde einlegen, um eine Magenblähung durch vorangehende Mund-zu-Mund- oder Beutel-Maskenbeatmung zu entlasten (sonst Lungenfunktion weiter beeinträchtigt).
- Husten führt zu heftigen und schädlichen Hirndruckspitzen und ist möglichst zu vermeiden (keine mechanische Provokation; ausreichende Analgosedierung (nicht nur bei Intubation), und wenn absolut nötig auch Relaxanzien (nur beim narkotisierten und intubierten Patienten)
- Thorax-Röntgen (Lagekontrolle von Tubus und ZVK; Lungenödem? Pneumothorax? Rippenfrakturen?)

Sicherstellung der Kreislauffunktion

- Venöse Zugänge prüfen und sicher fixieren, ggf. Neuanlage (Hygiene)
- Bei Zeichen eines Myokardinfarktes: Indikation zur sofortigen Lyse/PCI prüfen
- Behandlung von Periarrest-Arrhythmien (Behandlung von Hypokaliämie! – Beachte: unmittelbar nach ROSC meist Hyperkaliämie, die oft durch anschließenden Kaliumtransport nach intrazellulär in eine Hypokaliämie umschlägt, woraus eine Gefahr für ventrikuläre Arrhythmien resultiert)
- Medikamentöse Therapie eines Low-output-Syndrom (bei niedrigem rechtskardialen Füllungsdruck ggf. Infusion; bei Linksherzversagen ggf. Vasodilatatoren und/oder Diuretika), der Blutdruck sollte ggf. medikamentös so weit angehoben werden, dass eine normale Urinproduktion und – ggf. abhängig vom geschätzten/gemessenen Hirndruck – eine ausreichender zerebraler Perfusionsdruck sichergestellt ist (normalen Blutdruck des Patienten beachten).

Behandlung von Krampfanfällen

Bei 5–15 % der Patienten mit ROSC treten Krampfanfälle auf, die den zerebralen Metabolismus stark erhöhen. Behandlung nach üblichen Therapieempfehlungen für Krampfanfälle, aber auf mögliche Blutdruckabfälle durch die verwendeten Medikamente achten (Benzodiazepine, Phenytoin, Propofol, Barbiturate).

Temperaturkontrolle

Hyperthermien werden häufig in den ersten 48 h nach Herz-Kreislaufstillstand festgestellt. Jedes Grad Temperaturerhöhung über 37 °C vermindert das neurologische Outcome. Daher sind Hyperthermien in den ersten 72 h nach ROSC konsequent mit Antipyretika oder aktiver Kühlung zu behandeln.

ERC-Praxis **Therapeutisch induzierte moderate Hypothermie**

Bewusstlose erwachsene Patienten mit Spontankreislauf nach präklinischem Herz-Kreislauf-Stillstand mit initialem Kammerflimmern sollen so schnell wie möglich und für 12 bis 24 h auf eine Körpertemperatur von 32–34 °C gekühlt werden (ILCOR-Empfehlung seit 2003, AHA Class IIa).
Auch komatöse Patienten nach außerklinischem Herz-Kreislauf-Stillstand mit initialer Asystolie/PEA oder nach innerklinischem Herz-Kreislauf-Stillstand können von dieser Strategie profitieren [AHA Class IIb].

Der Wert der induzierten Hypothermie nach ROSC wurde in 2 unabhängigen randomisierten Multicenter-Studien (trotz relativ kleiner Fallzahlen (273 und 77 Patienten) und nicht möglicher Verblindung) signifikant und klinisch relevant belegt (häufiger unabhängige Lebensführung und Arbeitsfähigkeit und niedrigere Mortalität). Verglichen mit anderen therapeutischen Interventionen, zeigte die Kühlung sehr niedrige „numbers needed to treat"-Zahlen (nur 6 bis 7 Patienten müssen im Durchschnitt behandelt werden, damit der positive Effekt bei einem Patienten auftritt). Bei den gekühlten Patienten waren aber Komplikationen wie Pneumonie, Blutungen und Sepsis häufiger [NNT 12, 14 bzw. 16]. Auch Hyperglykämien, Hypophosphatämie und Hypomagnesiämie wurden unter Kühlung vermehrt beobachtet.

Mögliche Kühlungsverfahren:

- Infusion von 4 °C kalter kristalloider Infusionslösung (30 ml/kg), die Körpertemparatur fällt dabei regelhaft um etwa 1,5 °C ab.
- Kühlpackungen (an Hals, Leisten und in den Achselhöhlen), Kühldecken
- Invasive Kühlung (Kühlkatheter) gewährleistet präzisere Kühlungskontrolle (bislang nicht auf Überlegenheit gegenüber anderen Verfahren untersucht)

Kältezittern ggf. durch ausreichende Sedierung und ggf. durch Muskelrelaxierung unterdrücken.
Die spätere Wiedererwärmung sollte langsam erfolgen (0,25–0,5 °C/h); dabei sind anschließende Hyperthermien zu vermeiden bzw. zu behandeln.

Hämodynamisch stabile Patienten mit spontaner milder Hypothermie (> 33 °C) nach ROSC, die häufig nach Herz-Kreislauf-Stillstand feststellbar ist, sollen nicht aktiv wiedererwärmt werden. Diese Hypothermie wird meist gut toleriert (kein signifikant erhöhtes Komplikationsrisiko) und verbessert das neurologische Outcome.

Normoglykämie

Hyperglykämien sind mit Insulin auf normoglykämische Werte zu korrigieren (4,4–6,1 mmol/l bzw. 80–110 mg/dl), da Hyperglykämien nach ROSC (und übrigens auch Apoplexie) mit deutlich schlechterem neurologischen Outcome und höherer Mortalität vergesellschaftet sind. Trotzdem dürfen auch keine Hypoglykämien auftreten!

Prognose nach ROSC

Es ist noch nicht möglich, die Prognose eines Patienten möglichst kurz nach ROSC ausreichend zuverlässig (geforderte Spezifiät nahe 100 %) festzustellen. Hinweise auf schlechte Prognose (Tod oder vegetativer Status):

- Fehlende Pupillenreflexe oder fehlende Schmerzreaktionen (ohne Analgesie!) nach drei Tagen (unabhängig voneinander; hohe Spezifität).
- Fehlende somotosensorisch-evozierte Potenziale (N. medianus) bei komatösen, normothermen Patienten (72 h nach ROSC zeigt ein bilaterales Fehlen der N_{20}-Antwort mit 100 % Spezifität eine schlechte neurologische Erholung an: Tod/vegetativer Status).
- Schwer beeinträchtigtes EEG 24–48 h nach ROSC (ein gutes EEG ist ein positiver Outcome-Marker; ein mittelgradig beeinträchtigtes EEG hat keine Aussagekraft für die Prognose nach ROSC).
- Biochemische Marker (z. B. neuronenspezifische Enolase oder S-100b im Serum) können helfen, das Outcome nach Herz-Kreislaufstillstand abzuschätzen, sind aber derzeit für die individuelle Prognosestellung noch nicht geeignet.

In einer LOE-1-Metaanalyse (Einschluss von 1914 Patienten) wurden 4 Faktoren identifiziert, die frühestens 24 h nach ROSC auf ein schlechtes neurologisches Outcome hinweisen: fehlender Kornealreflex, fehlende Lichtreaktion der Pupillen, Abwehrreaktion auf Schmerzreiz, fehlende motorische Antwort. Diese Nachweise sind mit einfacher klinischer Untersuchung zu erbringen, beinhalten aber keine Therapieempfehlung sondern unterstützen lediglich die Prognoseabschätzung [Details s. Booth et al., JAMA, 2004].

Periarrest-Arrhythmien

Unter Periarrest-Arrhythmien werden Herzrhythmusstörungen verstanden, die z. B. ausgelöst durch Myokardinfarkte über Kammerflimmern in einen Herz-Kreislaufstillstand übergehen oder einem Herz-Kreislauf-Stillstand folgend das Risiko eines erneuten Herz-Kreislaufstillstands bergen können.

Die dargestellten Algorithmen versetzen auch den Nicht-Spezialisten – bei entsprechender Grundausbildung – in die Lage, diese potenziell lebensbedrohlichen Situationen einzuschätzen und eine erste lebensrettende Therapie einzuleiten. Voraussetzung ist eine gewisse Kenntnis in der EKG-Interpretation.

Sie sind so einfach wie möglich gestaltet und gewährleisten trotzdem im Notfall eine effektive und sichere Erstbehandlung. Für nicht lebensbedrohliche Fälle geben die Algorithmen Hilfestellung, wobei im Regelfall Zeit genug bleibt, einen erfahrenen Kardiologen oder anderen geeigneten Facharzt hinzuzuziehen, um ggf. noch weiter differenzierte Therapiekonzepte anzuwenden. Im Folgenden geben wir Hinweise zum grundsätzlichen Verständnis der Periarrest-Algorithmen und wichtigen Fragestellungen. Details sind den Leitlinientexten zu entnehmen. Zu Grundlagen der Herzrhythmusdiagnostik und Pharmakologie der Antiarrhythmika verweisen wir auf entsprechende Lehrbücher.

Grundsätze

Maßnahmen bei Verdacht auf lebensbedrohliche Herzrhythmusstörungen

- Sauerstoffgabe
- Venöser Zugang
- Monitoring der Vitalfunktionen
- 12-Kanal-EKG – wenn irgend möglich – zur genaueren Rhythmusdiagnostik vor der Behandlung. Ferner kann die Beurteilung des Ereignisses anhand des ersten 12-Kanal-EKG-Befundes im Nachhinein durch einen Experten dem Patienten unangenehme oder risikoreiche Untersuchungen (z. B. Elektrophysiologie) ersparen oder früher zu einer Therapie führen (z. B. ICD-Implantation).
- rechtzeitig Reanimationsbereitschaft herstellen (Monitoring, Personal, Defibrillator, Beatmungsbeutel).

Faktoren für die Festlegung der Therapie-Strategie

- Ursache der Arrhythmie:
  Die Beseitigung einer bekannten Ursache (z. B. Elektrolytstörung, Tachykardien bei Volumenmangel oder Fieber) kann unmittelbar zur Behebung der Störung führen. Gleichzeitig kann sogar die symptomatische Behandlung eines Herzens, welches nur auf eine extrakardiale Pathophysiologie reagiert, mehr schaden als nützen, da das Herz unter Umständen noch mehr beeinträchtigt wird (z. B. Tachykardie, die einen Volumenverlust oder Sauerstoffmangel kompensiert). Weitere Frage zur Behandlungsindikation der Herzrhythmusstörung: Ist die Herzrhythmusstörung die Ursache der akuten Beschwerden?
- Patientenzustand (stabil oder instabil)
  Grundsätzlich muss der Behandler/behandelnde Arzt vor jeder Therapie gewissenhaft aber zügig entscheiden, ob der Patient lebensbedroht ist oder nicht. Hierfür werden in den Algorithmen entsprechende Kriterien angeführt. Allgemein sollte auch ein erhöhter Sympathikotonus an Instabilität denken lassen (erkennbar an Blässe, Kaltschweißigkeit des Gesichtes und der Extremitäten).

Thorakale Beschwerden geben Hinweise, dass der Herzrhythmusstörung eine kardiale Ischämie zugrunde liegen kann oder dass die Herzrhythmusstörung zu kardialer Funktionsbeeinträchtigung führt.

Bei Herzrhythmusstörungen unterscheidet sich die Auswirkung unterschiedlicher Herzfrequenzen je nach Patient (Alter, Trainingszustand, Vorerkrankungen, Medikamenteneinnahme). Für manche Patienten bedeutet schon eine Herzfrequenz außerhalb der definierten Normgrenzen (notfallmedizinisch meist 60–100/min) eine kreislaufwirksame Beeinträchtigung und der Sauerstoffbedarf kann nicht ausreichend gedeckt werden. Andere Patienten tolerieren Herzfrequenzen sogar noch außerhalb der festgelegten Instabilitätsgrenzen (z. B. Leistungssportler < 40/min oder Jugendliche bei Anstrengung > 150/min). Manche Patienten können keine Herzfrequenzen zeigen, die für das Notfallbild typisch wären, so dass die Symptomatik untypisch erscheint oder verschleiert wird (z. B. Herzschrittmacherträger, Patienten unter β-Blockertherapie).

Der instabile Patient ist sofort zu behandeln, und zwar möglichst schnell und wirksam. Das bedeutet konkret durch Elektrotherapie (in Form von Kardioversion bei Tachykardien oder Schrittmachertherapie bei Bradykardien). Gerade bei Tachykardien ist die Elektrotherapie (Kardioversion) für den instabilen
Patienten zu bevorzugen (schnellerer Wirkungseintritt, zuverlässigere Wirkung).

Bei stabilen Patienten ist genug Zeit vorhanden, um die vorliegende Herzrhythmusstörung vor einer Behandlung näher zu klassifizieren.

- **QRS-Komplex breit** (≥ 0,12 s) oder schmal?
  Bei stabilen Patienten, weitere Differenzierungen vorzunehmen. (Bei Instabilität werden Breitkomplextachykardien, insbesondere bei ACS-Symptomatik, wie ventrikuläre Tachykardien angesehen und behandelt, auch wenn das differenzialdiagnostische Spektrum weiter reicht (z. B. supraventrikuläre Tachykardie mit (frequenzabhängigem) Schenkelblock, antidrome Tachykardie bei Präexzitationssyndrom)).
- **Rhythmus regelmäßig oder unregelmäßig?**
  Daraufhin entscheidet sich nach dem Algorithmus auch, ob ein Therapieversuch durch den weniger Erfahrenen in Frage kommt (Risiko der Verschlechterung vs. Gefahr der Therapie) oder ob möglichst ein erfahrener Spezialist die Behandlung begleiten oder fortführen sollte.

Periarrest-Arrhythmie + Lebensgefahr

→ **primär Strom** (Kardioversion s. u., Schrittmacher; jeweils unter Präoxygenierung und Analgosedierung/Kurznarkose)
→ wenn erfolglos: Expertenhilfe und/oder Medikament

Herzrhythmusstörung ohne Lebensgefahr

→ **primär Medikament und Expertenhilfe**
→ ggf. in besonderen Fällen Strom

Alle antiarrhythmischen Therapien haben auch proarrhythmische Wirkung und sind kardiodepressiv!
→ Immer mit Komplikationen rechnen.
→ Nie mehrere Antiarrhythmika gleichzeitig verabreichen (kardiodepressive Wirkung potenziert sich).

Kardioversion (vgl. S. 146)

- Eine Kardioversion wird notfallmäßig bei supraventrikulären und ventrikulären Rhythmusstörungen angewendet, wenn der Patient Instabilitätszeichen zeigt.
- Vor Kardioversion: immer Analgosedierung/Kurznarkose und Präoxygenierung!

- Eine Kardioversion muss – im Gegensatz zur Defibrillation – R-Zacken-getriggert (= synchronisiert) sein, damit der Elektroschock nicht in der vulnerablen Phase (relative Refraktärzeit, Teil der T-Welle) abgegeben wird, wo er Kammerflimmern auslösen kann

Die Synchronisationsfunktion wird durch Drücken einer Gerätetaste vor Auslösen des Schocks aktiviert und muss i.d.R. bei weiteren Schocks erneut betätigt werden. Nach Aktivierung werden i.d.R. vom Gerät erkannte QRS-Komplexe markiert (Kontrolle durch den Anwender). Vorsicht: Nach Drücken der Schocktaste wird der Stromimpuls auf einen der nächsten erkannten QRS-Komplexe abgegeben (im Gegensatz zur unsynchronisierten Defibrillation evtl. mit geringer Verzögerung im Sekundenbereich → Paddles nicht zu früh abheben).
Die meisten Geräte benötigen zwingend eine EKG-Ableitung über das 3-(4-)Pol-Kabel als Basis für eine korrekte R-Zacken-Identifikation.

Die AHA empfiehlt andere initiale Kardioversionsenergien als der ERC:
Vorhofflimmern: biphasisch 100–120 J, monophasisch 100–200 J
Vorhofflimmern und andere supraventrikuläre Tachykardien: monophasisch 50–100 J
Monomorphe VT: monophasisch 100 J (ggf. Steigerung in folgenden Schritten: 200 J, 300 J, 360 J)

Tachykardie (Alg. 6–9) – Details

Der Tachykardie-Algorithmus ist so umfangreich, dass er in diesem Werk auf 4 Seiten wiedergegeben werden muss.

Regelmäßige Schmalkomplex-Tachykardien

- **Bei stabilem Patienten** können laut Algorithmus (s. Alg. 9) vagale Manöver angewendet werden: bis zu 25 % der Fälle von paroxysmalen supraventrikulären Tachykardien können durch vagale Manöver terminiert werden; bei Misslingen: negativ dromotrope Pharmaka (s. nächste Seite).
- **Bei Instabilitätszeichen:** Kardioversion (s.o. und S. 146); während die Kardioversion vorbereitet wird, ist es legitim, einen Therapieversuch mit Adenosin (s. nächste Seite) zu unternehmen [AHA Class IIb]; bei Misslingen ist der synchronisierte Schock unverzüglich anzuwenden.

Vagale Manöver

- **Valsalva-Manöver:** Exspirationsanstrengungen gegen die geschlossene Glottis (am besten in Rückenlage). Um dem Patienten die Technik zu erklären, kann er aufgefordert werden, eine Spritze durch festes Einblasen in den Auslasskonus „aufzublasen“, sodass der Kolben zurückweicht (gelingt natürlich nicht, aber der Patient führt das Manöver korrekt durch); bei Kindern erscheint das Aufblasenlassen eines Luftballons geeignet; auch das Pressen wie beim Toilettengang kann als Beschreibung dienen.

- **Karotissinusmassage:** stets nur einseitig, nicht bei Strömungsgeräusch über der A. carotis (Gefahr der Plaqueruptur mit Apoplex). Bei akuter myokardialer Ischämie oder toxischer Digitaliswirkung kann eine plötzliche Bradykardie (Karotismassage) Kammerflimmern auslösen.
  Der Sinus caroticus befindet sich oft unerwartet kranial (und dorsolateral) des Kehlkopfes (nahe posteriore Basis/Angulus mandibulae), weswegen der Reflex wohl häufig in der Praxis trotz Manipulation am Hals nicht ausgelöst wird.
- Alternative vagale Manöver sind in der Literatur als erfolgversprechend beschrieben (z. B. eiskaltes Wasser trinken, fazialer Eispack), aber auch ihnen wohnen Komplikationsmöglichkeiten inne.
- Vagale Manöver nur unter Reanimationsbereitschaft und EKG-Monitoring!
- Wenn möglich, Dokumentation des gesamten Manövers mit 12-Kanal-EKG.

Adenosin (Adrekar®)

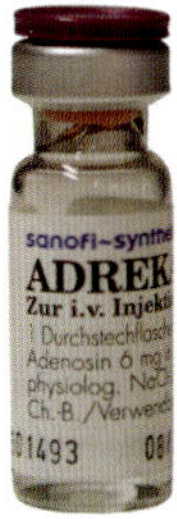

- Bei stabilen Patienten mit supraventrikuläre Reentry-Tachykardien, die nicht auf vagale Manöver ansprechen, ist die Adenosingabe (initial 6 mg) als schneller (!) i. v.-Bolus empfohlen [AHA Class I]. Tachykardien, die den AV-Knoten nicht einbeziehen (Vorhofflimmern, Vorhofflattern) werden nicht terminiert.
- Verabreichung nach Aufklärung des Patienten über unangenehme Symptome (z. B. Flush, Atemnot, Angina pectoris, Kollaps)
- Rasche Injektion sofort gefolgt von 20-mL-NaCl-0,9 % (z. B. Dreiwegehahntechnik) unter EKG-Dokumentation und Reanimationsbereitschaft: es tritt kurz nach Injektion eine AV-Blockade für etwa 5 Sekunden auf (ventrikuläre Asystolie!)
- Prolongierte Asystolie möglich (z. B. bei Vormedikation mit Dipyridamol oder Carbamazepin; bei denerviertem Herz)
- Dosis: 6 mg bei der ersten Injektion (zweimalige Wiederholung mit jeweils 12 mg möglich – ca. 2 min nach erfolgloser vorangehender Gabe)
- Blockade der Adenosinwirkung durch Theophyllin
- Keine Adenosingabe bei präexzitationsbedingtem Vorhofflimmern oder Vorhofflattern (z. B. WPW-Syndrom; die medikamentöse AV-Knoten-Blockierung kann die Präexzitation beschleunigen)

Differenzialdiagnose regelmäßige Schmalkomplextachykardie

Durch vagale Manöver und Adenosingabe können Vorhofarrhythmien (z. B. Vorhofflattern) vorübergehend demaskiert werden (Sichtbarwerden der Flatterwellen durch Absenkung der Kammerfrequenz → EKG-Dokumentation, möglichst mit Mehrkanalausdruck!). Wird hingegen durch eine der genannten Maßnahmen die

Rhythmusstörung schnell beendet, handelte es sich wahrscheinlich um eine AVKnoten-Re-Entry-Tachykardie oder (seltener) um einen atrioventrikuläre Re-Entry-Tachykardie bei Präexzitationssyndrom (z. B. WPW).

Negativ dromotrope Pharmaka

Statt Adenosin (bei Kontraindikationen) oder zur Rezidivbehandlung bzw. –prophylaxe können länger wirksame Medikamente mit AV-Knoten-blockierenden Eigenschaften eingesetzt werden (β-Blocker, Kalziumantagonisten – z. B. Verapamil 2,5 –5 mg über 2 min i. v.) [AHA Class IIa]. Kein Adenosin, Diltiazem, Verapamil oder Digoxin bei präexzitationsbedingtem Vorhofflimmern oder Vorhofflattern (z. B. WPW-Syndrom; die medikamentöse AV-Knoten-Blockierung kann die Präexzitation beschleunigen).

Unregelmäßige Schmalkomplex-Tachykardie

Hierbei handelt es sich zumeist um Vorhofflimmern mit Überleitung (Arrhythmia absoluta; jeder RR-Abstand ist anders) oder seltener um Vorhofflattern mit unregelmäßiger Überleitung (teils unterschiedliche, teils gleiche RR-Abstände durch „schützende AV-Blockierung").

- Therapieoptionen bei stabilen Patienten: möglichst durch Experten, der die individuell geeignetste Therapie (teilweise Langzeittherapie) auswählen kann. Wesentliche Ziele:
  - medikamentöse Kontrolle der Herzfrequenz (z. B. β-Blocker, Digoxin, Diltiazem, Magnesium)
  - Komplikationsprophylaxe (insbes. Antikoagulation, da bei anhaltendem Vorhofflimmern Thromben in den Vorhöfen entstehen können, die spontan oder bei Kardioversion embolisieren können.

    Keine Kardioversion (elektrisch oder medikamentös) ohne Antikoagulation oder TEE-Kontrolle bei Vorhofflimmern, das länger als 48 h besteht.
  - medikamentöser Versuch der Rhythmuskonversion (z. B. Amiodaron)
  - geplante Kardioversion (Patient nüchtern)
- Ergänzung zur Therapie bei instabilen Patienten mit Kardioversion (s. S. 141 f. und 146):

Torsade de pointes

(Spitzenumkehrtachykardie, besondere Form der polymorphen VT)

- sofort Zufuhr von Medikamenten stoppen, die das QT-Intervall verlängern können
- Elektrolytveränderungen behandeln (insbesondere Hypokaliämie)
- Magnesiumgabe (Magnesiumsulfat: 8 mmol $MgSO_4 \cdot 7H_2O$ i. v. = 4 ml 50 %ige Lösung i. v. = ca. 2 g i. v.)
- Expertenhilfe suchen, um zusätzliche Optionen einzusetzen (z. B. Overdrive-Pacing) und eine Rezidivprophylaxe einzuleiten.
- Bei Auftreten von Instabilitätszeichen: synchronisierte Kardioversion (s. S. 141 f. und 146); bei Pulslosigkeit Defibrillation wie bei VF/VT.

Regelmäßige Breitkomplextachykardie (stabiler Patient)

Wenn bei wahrscheinlichen VT ein Antiarrhythmikum eingesetzt werden soll, ist Amiodaron empfohlen [AHA Class IIa]. Die AHA empfiehlt im Gegensatz zum ERC (vgl. Alg. 8) eine Amiodarondosis von 150 mg über 10 min mit Repetition nach Notwendigkeit bis zu einer Maximaldosis von 2,2 g/24 h. Außerdem weist die AHA in diesem Fall auf eine zu planende elektive Kardioversion hin.

Alg. 6 – Tachykardie 1/4, Triage

nach ERC, 2005

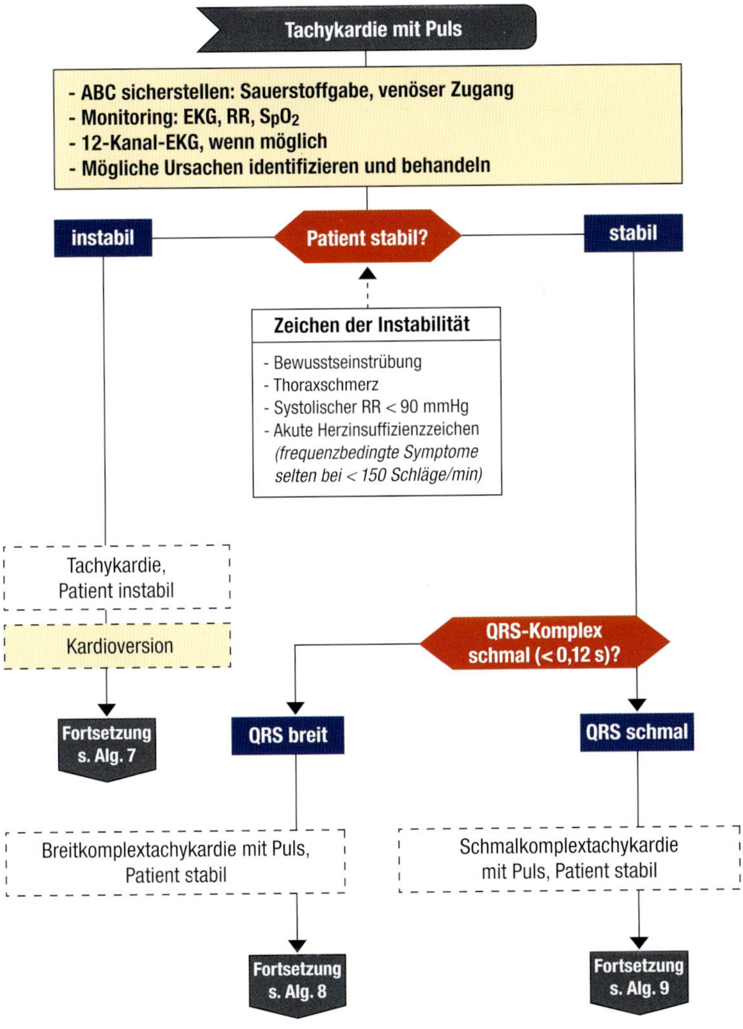

Alg. 7 – Tachykardie 2/4, Instabilität

nach ERC, 2005

Tachykardie mit Puls

- **ABC sicherstellen: Sauerstoffgabe, venöser Zugang**
- **Monitoring: EKG, RR, SpO_2**
- **12-Kanal-EKG, wenn möglich**
- **Mögliche Ursachen identifizieren und behandeln**

Patient stabil?

instabil

Synchronisierte Kardioversion (DC)* bis zu 3 x
Immer unter Analgosedierung oder Kurznarkose.

Amiodaron
300 mg i.v. über 10 – 20 min

Weitere synchronisierte Kardioversionen (DC)*, wenn indiziert
Immer unter Analgosedierung oder Kurznarkose.

Amiodaron
900 mg i.v. über 24 h

stabil

Fortsetzung s. Alg. 6

Zeichen der Instabilität

- Bewusstseinstrübung
- Thoraxschmerz
- Systolischer RR < 90 mmHg
- Akute Herzinsuffizienzzeichen *(frequenzbedingte Symptome selten bei < 150 Schläge/min)*

Elektrodenposition

a) für VF und VT (mit/ohne Puls)
Standard: anterior-apikal/„anterior-anterior“
Alternativen:
- biaxillär
- apikal-posterior
- anterior-posterior

b) für supraventrikuläre Herzrhythmusstörungen
- empfohlen: anterior-posterior
- alternativ: anterior-apikal

*** Energiestufen für die erste Kardioversion**

	biphasisch	monophasisch
Vorhofflattern, paroxysmale supraventrikuläre Tachykardie	70 – 120 J	100 J
Vorhofflimmern, Breitkomplex-Tachykardie	120 – 150 J	200 J

Weitere Kardioversionen mit höheren Energien möglich. Zur Technik der Kardioversion s. S. 141 f.

Keine Kardioversion (elektrisch oder medikamentös) ohne Antikoagulation oder TEE-Kontrolle bei Vorhofflimmern, das länger als 48 h besteht.

Alg. 8 – Tachykardie 3/4, Breitkomplex stabil

nach ERC, 2005

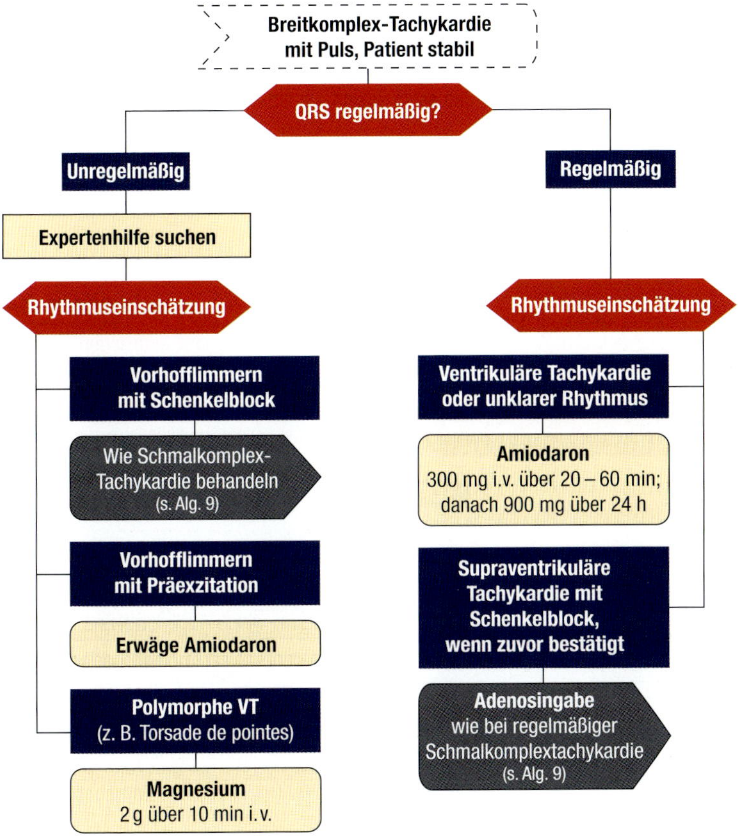

Alg. 9 – Tachykardie 4/4, Schmalkomplex stabil

nach ERC, 2005

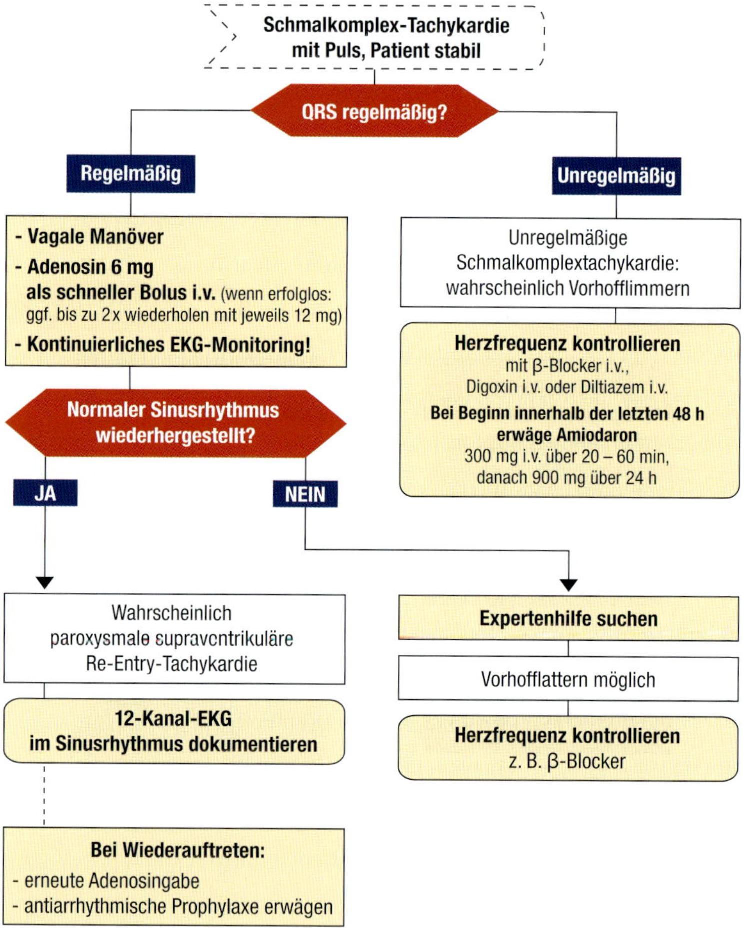

Bradykardie (Alg. 10) – Details

Atropin

- Sofern keine reversiblen Ursachen identifiziert werden können, ist Atropin bei akuter symptomatischer Bradykardie Mittel der ersten Wahl [AHA Class I], soll aber bei schlechter Perfusion den Einsatz eines externen Schrittmachers nicht verzögern.
- Beachte: paradoxe Bradykardien bei Dosierungen < 0,5 mg möglich.
- Vorsicht bei ACS: Verstärkung der Ischämie möglich.
- Nicht bei Herztransplantierten: paradoxer höhergradiger AV-Block oder Sinusarrest möglich.

Schrittmacherindikation

Wenn das Risiko einer Asystolie besteht (Kriterien s. Alg. 10) oder eine bedrohliche Bradykardie nicht ausreichend mit Atropin behandelbar ist, sollte der Patient einem klinischen Experten zur Prüfung der Indikation für eine permanente oder passagere transvenöse Herzschrittmachertherapie vorgestellt werden.

Überbrückende Maßnahmen

Bis zum Einsatz eines permanenten oder passageren, transvenösen Schrittmachers kommen – je nach Erfahrungsstand des Anwenders und der Verfügbarkeit – folgende Maßnahmen in Betracht:

- **Transkutaner Herzschrittmacher** [AHA Class I]
  Unverzüglich einsetzen, wenn Atropin nicht anspricht, wahrscheinlich nicht wirksam ist oder der Patient schwer beeinträchtigt ist (bes. bei AV-Block II° Typ Mobitz 2 oder III°).
  Elektrische und mechanische Kopplung der Schrittmacherimpulse überprüfen.
  Analgosedierung! Wenn möglich: Ursachensuche!
- **Weitere Atropingaben** zu 0,5 mg i. v. (bis max. 3 mg)
- **Adrenalin** [AHA Class IIb]: 2–10 µg/min i. v., beginnend mit 2 µg/min und aufsteigend titriert bis zur ausreichenden Wirkung. Praktisch ist zur Durchführung der Adrenalingabe eine Spritzenpumpe von Vorteil.

Anwendungsvorschlag:

1. Mischung: 1 Amp. Adrenalin (Suprarenin® 1 mg/1 mL) + 19 ml NaCl 0,9 %: ergibt 20 mL
2. Einstellung der Förderrate an der Spritzenpumpe: 2 mL/h; ggf. steigern bis auf 12 mL/h

Die angesetzte Menge reicht für mindestens 1,5 Stunden.

- **Alternative Medikamente s. Alg. 10.**
- **„fist pacing“:** Zeigt Atropin keine Wirkung und ist ein Herzschrittmacher nicht sofort verfügbar, können rhythmische Faustschläge auf die untere Brustbeinhälfte vorübergehend einen Kreislauf aufrecht erhalten (Frequenz 50–70/min).

Alg. 10 – Bradykardie

nach ERC, 2005

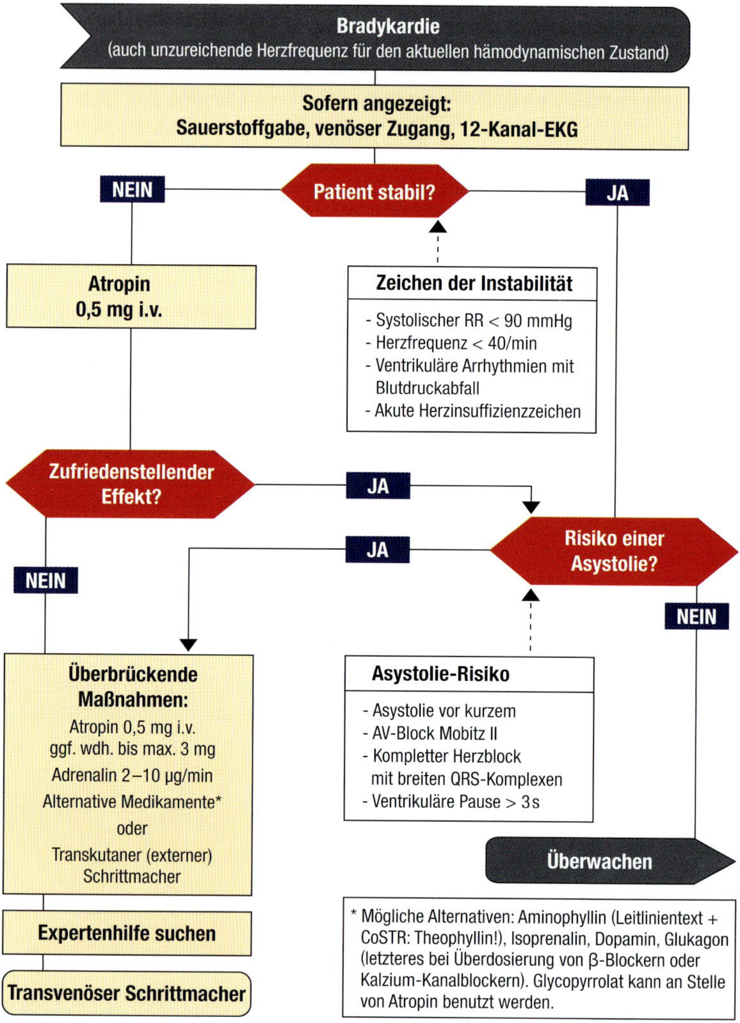

Alg. 11 – Akutes Koronarsyndrom

nach ERC, 2005

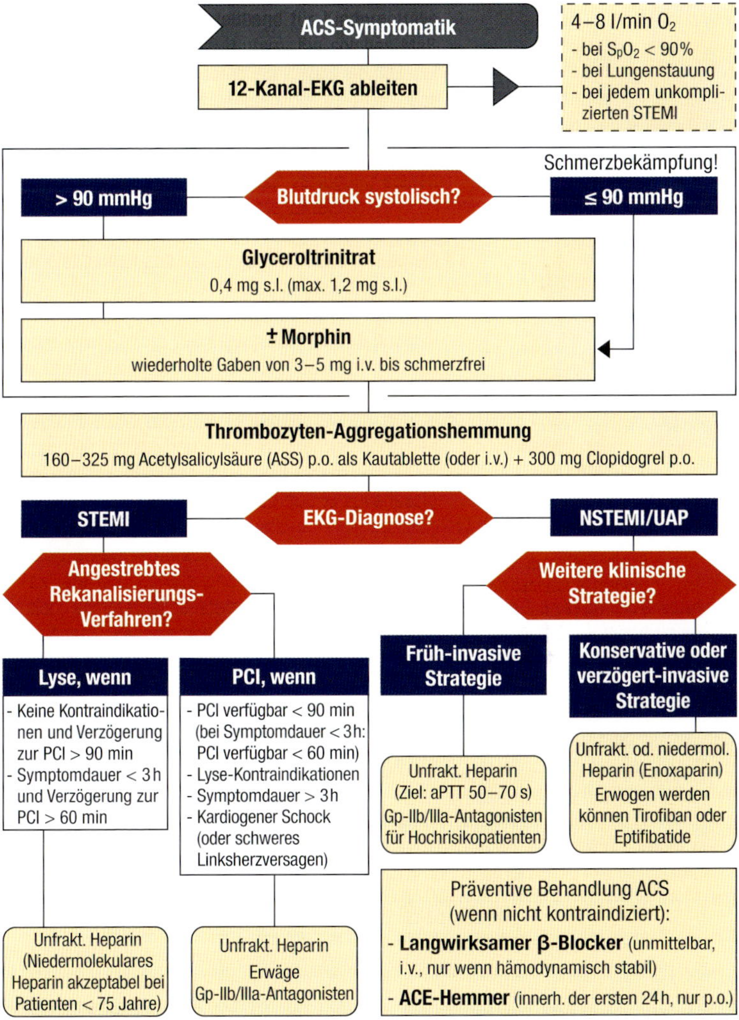

Akutes Koronarsyndrom

Akutes Koronarsyndrom = acute coronary syndrome (ACS)

Die koronare Herzkrankheit (KHK), die sich im Akutstadium z. B. als Herzinfarkt unter dem Symptomenkomplex des ACS äußert, spielt die Hauptrolle unter den Ursachen des plötzlichen Herz-Kreislauf-Stillstandes. Unter dem Gesichtspunkt, Herz-Kreislauf-Stillstände durch eine adäquate Therapie möglichst zu vermeiden, wird das ACS auch ausführlich in den Reanimationsleitlinien thematisiert. Im Rahmen dieses Kompaktwerkes beschränken wir uns auf einen Überblick und ausgewählte Aspekte zum ACS.
Für weitere Hintergrundinformationen empfehlen wir die Leitlinien zur Diagnostik und Therapie des ACS der Deutschen Gesellschaft für Kardiologie (DGK) aus dem Jahr 2004, deren konkrete Forderungen für die Praxis nicht im Widerspruch zu den Reanimationsleitlinien 2005 stehen: www.dgk.org
Eine knappe Darstellung der Strategien für die Praxis des Rettungsdienstes nach den Leitlinien der DGK ist verfügbar unter: www.naseweis-verlag.de

Symptomatik des ACS

Akutes Engegefühl des Brustkorbs oder Thoraxschmerz

\+ besonders, wenn dies in Ruhe oder bei geringer Belastung auftritt und **länger als 20 Minuten** anhält

oder + zunehmende, schwere AP (CCS III/IV) bei bisher stabiler AP

oder + innerhalb der letzten 6 Wochen neu aufgetretene, schwere AP (CCS III/IV)

Vorsicht: Häufig untypische Beschwerden bei Diabetikern, Frauen, Herztransplantierten, Jüngeren (< 40 Jahre), Älteren (> 75 Jahre): Übelkeit, Erbrechen, Oberbauch- oder Rückenschmerzen, zunehmende Luftnot, stechende Schmerzen. Auch bei hämodynamischer Verschlechterung beatmeter Patienten an die Möglichkeit eines Herzinfarktes denken!

Wichtige Begriffe

Der Begriff des ACS wurde geschaffen, da sich unter der ACS-Symptomatik – rein klinisch nicht sicher unterscheidbar – drei verschiedene Erscheinungsformen der koronaren Herzerkrankung verbergen können:

- **STEMI:** ST-elevation myocardial infarction = Herzinfarkt mit ST-Hebung im EKG
  Diagnose STEMI: typische ACS-Symptomatik + EKG-Befund:

  - ST-Hebung
  > 0,1 mV in mind. zwei benachbarten Extremitätenableitungen und/oder
  > 0,2 mV in mind. zwei benachbarten Brustwandableitungen
  - oder (wahrscheinlich) neu aufgetretener Linksschenkelblock

- **NSTEMI:** Non-ST-elevation myocardial infarction = Herzinfarkt ohne ST-Hebung im EKG
  (Diagnose NSTEMI: typische ACS-Symptomatik + positive Herzenzyme, z. B. kardiales Troponin I/T)

- **UAP:** unstable angina pectoris = instabile Angina pectoris
  Diagnose UAP: typische ACS-Symptomatik + Anamnese kardiovaskulärer Risikofaktoren bei normalen Werten der Herzenzyme – z. B. kardiales Troponin I/T

Alle Patienten mit STEMI und einer Symptomdauer von bis zu 12 Stunden sind Kandidaten für eine Reperfusionstherapie (Lyse oder PCI) [AHA Class I].
Eine bereits präklinische Differenzierung des ACS mittels 12-Kanal-EKG und klinischen Parametern (s. Alg. 11) ist anzustreben [AHA Class IIa; Class I für die Verfügbarkeit des 12-Kanal-EKG im Rettungsdienst], um die geeignete Reperfusionsstrategie zu bahnen (Zielklinikauswahl und Voranmeldung für PCI). Die Lysetherapie im Rettungsdienst bringt im Mittel einen Zeitgewinn von 60 min gegenüber klinischer Lyse und ist der PCI bei Symptombeginn < 3 Stunden in der initialen Wiedereröffnungsrate ebenbürtig und bei Anwendung standardisierter Protokolle sicher [AHA Class IIa].
Nach Lyse im Rettungsdienst Transport in Klinik mit PCI-Möglichkeit erwägen, da bei einigen Patienten, bes. wenn instabil, eine „Rescue-PCI“ notwendig wird (nach DGK, 2004); oft später sekundäre PCI zur Kontrolle nach primärer Lyse-Therapie.
Eine Lyse-Therapie ist innerklinisch empfohlen, wenn eine PCI nicht innerhalb von 90 min möglich ist.

Indikationen für den Vorzug der primären PCI

- PCI (Ballondilatation) < 90 min nach erstem Kontakt (bei Symptomdauer < 3 h PCI innerhalb 60 min)
- Symptomdauer > 3 h
- Kontraindikationen gegen Lyse-Therapie
- Kardiogener Schock oder schweres Linksherzversagen

Eine Notfall-PCI setzt einen Herzkatheter-Arbeitsplatz mit routiniertem Personal voraus (mindestens 75 Eingriffe pro Arzt im Jahr), außerdem eine maximale Zeit von 90 min bis zur Ballondilatation nach erstem Patientenkontakt mit einer medizinischen Notfalleinrichtung (Rettungsdienst, Notfallambulanz). Fehlen diese Voraussetzungen, ist eine Lyse auch bei Symptomdauer > 3 h bzw. bei hämodynamisch instabilem Patienten nicht kontraindiziert.

Medikamentöse Frühtherapie bei ACS

Merkwort für die Basistherapie bei ACS „MONA“ (siehe auch folgende Seiten):

- **M**orphin
- **O**xygen (Sauerstoff)
- **N**itroglycerin (Glyceroltrinitrat)
- **A**cetylsalicylsäure (ASS)

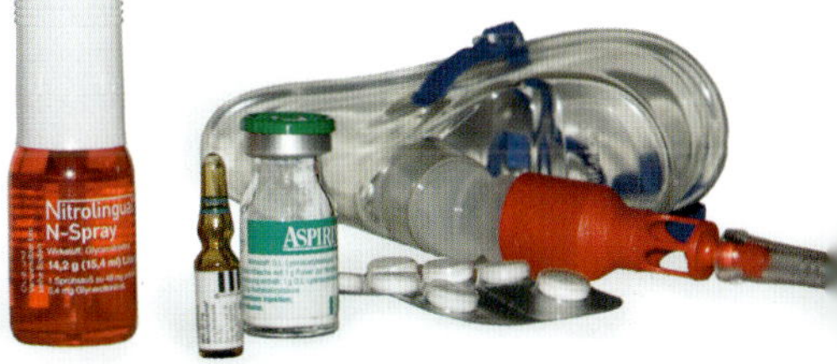

Abb. 2.83 Die „MONA“-Medikamente

Morphin

Standardmedikament zur Analgesie bei nitroresistentem ACS-Schmerz, wird auch wegen Reduzierung des pulmonalarteriellen Druckes gegenüber anderen Analgetika bevorzugt; Dosierung s. Alg. 11.
Im deutschen Sprachraum ist Fentanyl als Alternative zu Morphin gebräuchlich. Fentanyl besitzt gegenüber Morphin Vorteile (geringere Histaminliberation, schnellerer maximaler Wirkungseintritt von 5–8 min vs. 30 min), andererseits handelt es sich bei Fentanyl um einen hochpotenten Wirkstoff, mit dessen Anwendung und Wirkung der Anwender vertraut sein sollte (Gefahr der Atemdepression, Blutdruckabfall, Kumulation).

Oxygen (Sauerstoff = O_2)

Rettungsdienstpersonal kann jedem Patienten mit ACS O_2 verabreichen [AHA Class IIa in den ersten 6 h nach Symptombeginn]. Bei hypoxischen Patienten (S_pO_2 < 90 %) soll auf jeden Fall O_2 gegeben und je nach Sauerstoffsättigung angepasst werden [AHA Class I].

Glyceroltrinitrat (Nitroglyzerin, „Nitro“, z. B. Nitrolingual®)

Standardmedikament zur Analgesie und Herzentlastung bei ACS [AHA Class I]; Dosierung s. Alg. 11. Nicht bei niedrigem Blutdruck (< 90 mmHg oder mehr als 30 mmHg unter dem individuellen Normaldruck [AHA Class III]), bei zusätzlicher Bradykardie und weiteren Hinweisen auf rechtsventrikulären oder inferioren Infarkt. Kein Glyceroltrinitrat bei Einnahme von PDE-5-Inhibitoren innerhalb der letzten 24 h, je nach Präparat auch länger [AHA Class III] (z. B. Sildenafil=Viagra®, Tadalafil=Cialis®, Vardenafil=Levitra®) – bedrohliche, therapierefraktäre Blutdruckabfälle möglich (jeden Patienten taktvoll fragen). Beachte, dass PDE-5-Inhibitoren zunehmend auch zunehmend bei pulmonalarterieller Hypertonie eingesetzt werden (Sildenafil unter dem Handelsname Revatio®).

Acetylsalicylsäure (ASS, ASA; z. B. Aspirin direkt®, Aspirin i. v.®)

- Standardmedikament zur Thrombozytenaggregationshemmung
- Schnellstmögliche Gabe empfohlen, sofern keine echte Allergie dagegen spricht. Die AHA empfiehlt auch, dass Disponenten in Rettungsleitstellen bei Anrufen mit Schilderung einer ACS-Symptomatik dem Patienten die orale ASS-Einnahme aus der Hausapotheke (160–325 mg zerkauen) empfehlen sollen, sofern folgende Kontraindikationen ausgeschlossen sind: bekannte ASS-Allergie, Zeichen einer aktiven oder kürzlich aufgetretenen gastrointestinalen Blutung [AHA Class IIa]. Sofern der Patient noch kein ASS eingenommen hat, ist unter diesen Bedingungen die ASS-Gabe durch den Rettungsdienst vor Ort empfohlen (Paramedic-System) [AHA Class I].
- Die ASS-Gabe wird grundsätzlich in Form von Kautabletten in einer Dosis von 160–325 mg empfohlen (kostengünstig, effektiv). Andere Anwendungsformen (Brausetablette oder i. v.) können effektive Alternativen darstellen (i. v.-Gabe besonders bei Übelkeit/Erbrechen).

Clopidogrel (z. B. Iscover®, Plavix®)

Neueres Standardmedikament (schon in der Frühphase) zur Thrombozytenaggregationshemmung.
Im Gegensatz zum Algorithmus (s. Alg. 11) allerdings gemäß Leitlinientext und ILCOR-Empfehlung (CoSTR) nur für folgende Patienten empfohlen:
- STEMI (bis 75 Jahre), die mit Fibrinolyse, ASS und Heparin behandelt werden.
- Pat. ohne STEMI, die erhöhte Herzenzyme oder neue aufgetretene Ischämiezeichen im EKG haben.
- Pat. mit ACS, die aufgrund einer echten Allergie kein ASS erhalten dürfen.

Spezielle Reanimationssituationen

In den Leitlinien werden einige spezielle Umstände und Krankheitsbilder dargestellt, die häufiger mit Herz-Kreislauf-Stillständen assoziiert sind und/oder bei der Therapie eines Herz-Kreislauf-Stillstandes Besonderheiten aufweisen. Diese Umstände sind ggf. auch im Hinblick auf eine Vermeidbarkeit von Herz-Kreislauf-Stillständen zu berücksichtigen (frühes Erkennen und Behandeln). Im Folgenden werden wichtige Aspekte einer Auswahl solcher Situationen wiedergegeben.

Elektrolytstörungen

Bei EKG-Veränderungen, Arrhythmien und Herz-Kreislauf-Stillstand ist stets an ursächliche Elektrolytstörungen zu denken. Dabei sind Störungen des Kaliumhaushaltes besonders bedrohlich (am häufigsten Hyperkaliämie).

Hyperkaliämie
- Symptomatik:
  schlaffe Lähmungen, abgeschwächte Muskeleigenreflexe, EKG-Veränderungen (AV-Block I°, hohe T-Wellen, bradykarde und tachykarde Herzrhythmusstörungen)
- Ursachen (oft kombiniert): Rhabdomyolyse, Tumorlyse, Hämolyse, Niereninsuffizienz, Medikamente (z. B. ACE-Hemmer, AT_2-Rezeptorantagonisten, kaliumsparende Diuretika), metabolische Azidose, endokrine Störungen und kaliumreiche Nahrung (Nüsse)
- Therapie (abhängig vom Schweregrad):
  - leichte Erhöhung (5,5–6 mmol/l): Flüssigkeitsgabe i. v., Ionen-Austauschharze p. o./ rektal, Diuretika kontinuierlich i. v., Hämodialyse
  - moderate Erhöhung (6–6,5 mmol/l): zusätzlich Glukose + Insulin i. v.
  - schwere Erhöhung (≥ 6,5 mmol/l) ohne EKG-Veränderungen: zusätzlich Salbutamol (vernebelt), Natriumbikarbonat i. v. (bei metabolischer Azidose)
  - schwere Erhöhung (≥ 6,5 mmol/l) mit toxischen EKG-Veränderungen: zusätzlich Kalziumchlorid i. v. zur Kardioprotektion
  - bei Herz-Kreislauf-Stillstand: zuerst Kardioprotektion (10 ml 10 %-iges Kalziumchlorid i. v.); dann Umverteilungs- und Ausscheidungsstrategien (bei Azidose/Nierenversagen: 50 mmol Natriumbikarbonat i. v.; 10 U schnell wirksames Insulin + 50 g Glukose i. v.; in therapieresistenten Fällen Hämodialyse)

Herz-Kreislauf-Stillstand während Schwangerschaft

- Prävention in bedrohlichen Situationen: Linksseitenlage oder Uterus manuell nach links verlagern; 100 % O_2, Flüssigkeitsbolus i. v., früh Expertenhilfe suchen (z. B. rasche Entscheidung über eine Notfall-Sectio).
- Spezielle Ursachen (für gezielte Behandlung auf Wahrscheinlichkeit prüfen): kardiale Vorerkrankung, Thromboembolie, Suizid, schwangerschaftsinduzierte Hypertonie (SIH), Sepsis, Blutverluste (ektope Schwangerschaft; Plazenta praevia).
- Höhere Aspirationsgefahr bei Hochschwangeren (frühe Intubation unter Krikoiddruck), Intubation oft erschwert; evtl. 0,5–1 mm kleinerer Tubus als üblich notwendig (Schleimhautödem).
- Unter Reanimation bei Schwangeren (> 20 Wochen) Uterus zur linken Seite verlagern (z. B. 15 ° Linksseitenlage) [AHA Class IIa], da dieser den venösen Rückstrom und die Effektivität der Thoraxkompressionen beeinträchtigen kann.
- Bei Herz-Kreislauf-Stillstand frühestmöglich Notfall-Hysterektomie bzw. Notfall-Sectio ab der 20.–23. Schwangerschaftswoche erwägen, da hierdurch die Überlebenschancen für Mutter und Kind (wenn lebensfähig) steigen (die besten Überlebensraten für das Kind liegen bei einer Schwangerschaftsdauer von > 24–25 Wochen und Entbindung innerhalb von 5 Minuten nach Eintritt des Kreislauf-Stillstandes vor).

Herz-Kreislauf-Stillstand bei Hypothermie

- Einteilung: milde Hypothermie (32–35 °C), moderate Hypothermie (30–32 °C), schwere Hypothermie (< 30 °C)
- Diagnose mit niedrig messendem Thermometer (Thermometer nach prEN 12470-1 mit Messbereich von 28–42 °C für RTW nach DIN EN 1789 vorgeschrieben); ösophageale, vesikale, rektale oder tympanale Messung empfohlen
- Vorsicht bei Todesfeststellung! (Übersehen einer Minimalzirkulation → EKG-Beobachtung über 1 min, wenn verfügbar Echokardiografie; Todesfeststellung erst nach erfolgloser Wiedererwärmung unter fortgesetzter Reanimation oder wenn der bereits gefrorene Körper Reanimationsmaßnahmen undurchführbar macht)
- Reanimation nach BLS- und ALS-Algorithmen mit folgenden Einschränkungen:
  - Medikamentengabe erst ab einer Körpertemperatur von über 30 °C (Dosisintervalle verdoppelt)
  - Nach 3 Defibrillationsversuchen (AHA: nach 1 Defibrillationsversuch) ohne Erfolg bei schwerer Hypothermie: weitere Defibrillationen erst bei Erwärmung über 30 °C
  - Arrhythmien (außer VF) normalisieren sich, wenn der Patient erwärmt wird, sodass eine medikamentöse Therapie i. d. R. nicht angezeigt ist.
  - Bei präklinischer Reanimation hypothermer Patienten ist (sofern keine Schocks und Medikamente indiziert) i. d. R. der Transport in die Klinik unter ununterbrochener Basisreanimation notwendig, da eine Wiedererwärmung erst mit geeigneten Verfahren möglich ist. Auch präklinisch ist eine weitere Auskühlung zu vermeiden.

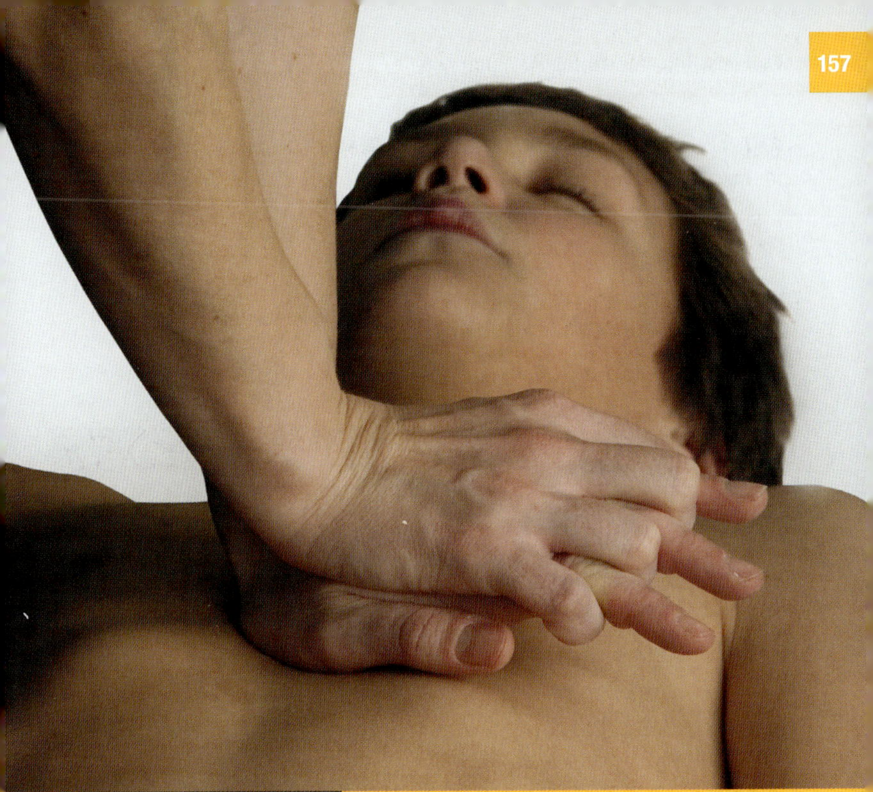

KAPITEL 3

Inhaltsübersicht

Reanimation von Kindern

Alg. 12 – Einfache lebensrettende Maßnahmen, Kinder

für professionelle Helfer – nach ERC, 2005

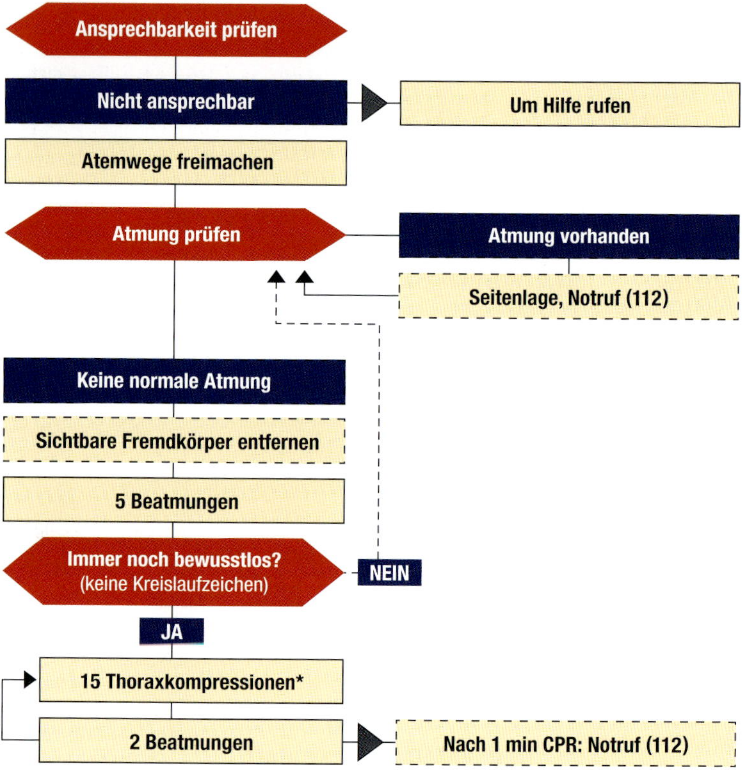

* • **Laienhelfer:** CPR 30:2 (generell Ein-Helfer-Methode – wenn möglich, reanimierenden Helfer regelmäßig austauschen)
• **Professionelle Helfer, die auf sich allein gestellt sind:** CPR 30:2 möglich, insbesondere wenn sich Schwierigkeiten beim Wechsel zwischen Kompressionen und Beatmung ergeben, die zu einer verminderten Anzahl von Kompressionen führen würden.

BLS Kinder – Grundlagen

Die kindliche Anatomie und Physiologie ist nicht einfach nur „kleiner“ als die bei Erwachsenen, sondern unterscheidet sich in manchen Punkten erheblich von den Gegebenheiten des Erwachsenen. Während Kinder also medizinisch keinesfalls nur als „kleine Erwachsene“ angesehen werden dürfen, sind andererseits viele Grundprinzipien der Reanimation bei Kindern und Erwachsenen gleich. Um dieses Büchlein „Reanimation kompakt“ handlich zu gestalten, haben wir die zahlreichen, gleichermaßen gültige Vorgehensweisen und Erklärungen aus dem Erwachsenen-Kapitel hier nicht noch einmal wiederholt (z. B. Stabile Seitenlage). Die folgenden Angaben zur Reanimation bei Kindern beschränken sich daher auf die notwendigen Anpassungen der Größenverhältnisse bei Hilfsmitteln und Medikamenten sowie die Darstellung der von Erwachsenen abweichenden Empfehlungen.

Einige Unterschiede zwischen den Empfehlungen für Kinder und Erwachsene begründen sich durch die jeweils vorherrschende und zu behandelnde Ursache des Herz-Kreislauf-Stillstandes: bei Kindern tritt ein unerwarteter Herz-Kreislauf-Stillstand überwiegend durch generalisierten Sauerstoffmangel ein (Asphyxie, Ersticken → sekundäre Kreislaufstörung) während bei Erwachsenen mit zunehmendem Alter der plötzliche Herztod (Herzinfarkt, Herzrhythmusstörungen → primäre Kreislaufstörung) an Bedeutung gewinnt. Als Ursachen des asphyktischen Herz-Kreislauf-Stillstandes kommen in Betracht:

- zentrales Atemversagen (langdauernde zerebrale Anfälle, erhöhter Hirndruck, Vergiftungen)
- pulmonale Erkrankungen (Infektionen wie Pneumonie oder Pseudokrupp, Verlegung der Atemwege durch Fremdkörper)
- Unfälle (Verkehrsunfälle, Ertrinken)

Die häufigste Ursache des kindlichen Herz-Kreislauf-Stillstandes ist mit fast 50 % der plötzliche Säuglingstod (SID, ca. 1/2000 Lebendgeborene, ca. 400 in Deutschland/Jahr), dessen genaue Ätiologie immer noch ungeklärt ist, gefolgt von Kreislaufversagen durch Volumenmangel (Flüssigkeits- oder Blutverlust, Sepsis). Maligne Herzrhythmusstörungen oder Herzpumpversagen kommen selten bei Kindern mit Herzfehlern oder anderen Herzerkrankungen (Myokarditis, Kardiomyopathie) vor.
Die Aussichten von Reanimationsversuchen bei Kindern mit asphyktischem Herz-Kreislauf-Stillstand sind enttäuschend.

Es bleibt aber festzustellen, dass im Bereich der Reanimationsforschung bei Kindern noch deutlich mehr wissenschaftliche Lücken bestehen, als es ohnehin schon bei Erwachsenen der Fall ist. Oft müssen in Ermangelung aussagekräftiger Studien mit Kindern als Patienten Daten aus Erwachsenenstudien oder tierexperimentellen Arbeiten auf Kinder extrapoliert werden, ohne dass die Verlässlichkeit dieses Vorgehens geprüft werden kann. Daher kann der derzeitige Stand wissenschaftlicher Erkenntnis keineswegs als endgültig betrachtet werden.

Frühe Laienhilfe ist auch bei pädiatrischen Notfällen prognostisch bedeutsam. Angst, etwas falsch zu machen und damit Schaden anzurichten, kann – besonders bei komplizierten, eigens für Kinder konzipierten Handlungsanweisungen – dazu führen, dass gar keine Hilfe geleistet wird. Daher sind in den Leitlinien 2005 weitere Schritte zur Vereinfachung der Handlungsanweisungen unternommen worden. Unnötige Abweichungen von den Erwachsenenalgorithmen wurden eliminiert.

ERC-Praxis **Altersgrenze: Pubertät**

Für die grundsätzliche Frage, ob Kinder- oder Erwachsenenstrategien angewendet werden, soll der Helfer für sich entscheiden, ob er eher ein Kind vor sich sieht oder bereits einen Jugendlichen in der Pubertät, der nach den CPR-Regeln für Erwachsene behandelt wird. Eine feste Altersgrenze für den Eintritt der Pubertät gibt es nicht.

Eine „Fehlentscheidung" im Alter um die Pubertät herum wird in Zweifelsfällen keine bedeutsamen Konsequenzen haben. Die ehemalige Altersgrenze von 8 Jahren hat somit für BLS/Laienhilfe und AED-Anwendung keine Bedeutung mehr.
Zwischen Säuglingen (< 1 Jahr) und älteren Kindern (> 1 Jahr bis zur Pubertät) muss weiterhin unterschieden werden (wenn im Folgenden nicht gesondert auf Abweichungen beim Säugling hingewiesen wird, ist mit „Kind" auch der Säugling gemeint). Die Reanimation des Neugeborenen wird von der übrigen Kinderreanimation getrennt behandelt, da sich das Vorgehen grundlegend unterscheidet (s. S. 180ff.).

ERC-Praxis **Verhältnis Thoraxkompressionen zu Beatmungen**

Laien: 30 : 2 (wie beim Erwachsenen). Auch bei zwei oder mehr Helfern: Ein-Helfer-Methode mit regelmäßigem Helferwechsel

Personen mit einer Garantenstellung und professionelle Helfer:
15:2 (Zwei-Helfer-Methode)

Personen mit einer Garantenstellung und professionelle Helfer dürfen, wenn sie auf sich alleine gestellt sind, auch das Verhältnis 30 : 2 anwenden (AHA Class Indeterminate), insbesondere wenn sich Schwierigkeiten beim Wechsel zwischen Kompression und Beatmung ergeben, die zu einer verminderten Anzahl von Kompressionen führen (AHA Class IIb für möglichst kurze Pausen der TK).

Um vom Laien kein wesentliches „Umdenken von Erwachsenen auf Kinder" zu verlangen, erfolgen TK und Beatmungen bei Kindern durch Laien generell im Verhältnis 30 : 2 in Form der Einhelfermethode. Folgende Besonderheiten bei der CPR von Kindern sollen auch Laienhelfern ohne spezielle Kenntnisse über Erste Hilfe bei Kindern vermittelt werden:

1. nach der Feststellung „keine normale Atmung“ zunächst 5 Initialbeatmungen
2. etwa 1 Minute CPR vor dem Notruf (ca. 2–3 Zyklen CPR 30 : 2)

Die AHA empfiehlt 2 min CPR vor dem Notruf (entspricht 5 Zyklen CPR 30 : 2).

Personen mit einer Garantenstellung und professionelle Helfer sollen aber auch die Zweihelfermethode erlernen und dabei das Verhältnis 15 : 2 einüben. Dass in diesem Zusammenhang nicht einfach nur von professionellen Helfern/Fachpersonal („health care providers“ – z. B. Ärzte, Pflege- und Rettungsdienstpersonal) gesprochen wird sondern von Helfern mit einer Garantenstellung/besonderen Hilfeleistungspflicht („rescuers with a duty to respond“), weitet den Adressatenkreis dieser Empfehlung nach Ansicht der Autoren von „Reanimation kompakt“ aus, z. B. auf Laien oder Sicherheitspersonal mit Aufsichtspflichten wie Erzieher, Grundschullehrer und Helfer in der Wasserrettung.

TR 108 A *(274) Um die Ausbildung zu vereinfachen und den Langzeitlernerfolg zu verbessern, wird ein universelles Kompressions-Beatmungsverhältnis von 30 : 2 für den auf sich allein gestellten Helfer bei Säuglingen, Kindern und Erwachsenen empfohlen (Ausnahme: Neugeborene, s. S. 180 ff.). Für medizinisches Fachpersonal wird ein Kompressions-Beatmungsverhältnis von 15 : 2 [bei Säuglingen und Kindern] empfohlen. [LOE 6 (10x), LOE 7 (5x)]*

ERC-Praxis **AED-Anwendung bei Kindern**

Die AED-Anwendung ist bei Kindern > 1 Jahr möglich. Vom 1. bis zum 8. Lebensjahr sollen, wenn möglich, spezielle AEDs mit zuschaltbarem Kinder-Modus oder spezielle Kinder-Pads verwendet werden. Sind diese nicht vorhanden, dann kann der Erwachsenen-AED verwendet werden, s. S. 60 ff.

Ist abzusehen, dass ein AED auch bei Kindern zum Einsatz kommen könnte, sollte bereits beim Kauf geprüft werden, ob der AED auch auf die Erkennung pädiatrischer Herzrhythmen getestet wurde. Für die Anwendung von AED bei Säuglingen (< 1 Jahr) besteht keine Empfehlung (AHA Class Indeterminate).

BLS-Ablauf

Grundregeln wie beim BLS-Ablauf für Erwachsene (s. S. 14 ff.).

Ausnahmen/Ergänzungen für Helfer mit Garantenstellung/Fachpersonal, das eine erweiterte Ausbildung über die lebensrettenden Maßnahmen bei Kindern erhält:

- Bei Verdacht auf Verletzung der Halswirbelsäule (Unfallmechanismus beachten): nicht schütteln (Kontrolle Ansprechbarkeit); Atemwege möglichst nur durch Kinnhochziehen/Esmarch-Handgriff frei machen (AHA Class IIb für Fachpersonal – für Laien generell Kopf überstrecken und Kinn hochziehen, Class IIa); in jedem Fall hat adäquate Ventilation höchste Priorität (AHA Class I).
- Beim Überstrecken des Kopfes nicht zu fest unter dem Kinn eindrücken, da dies zur Atemwegsverlegung führen kann.

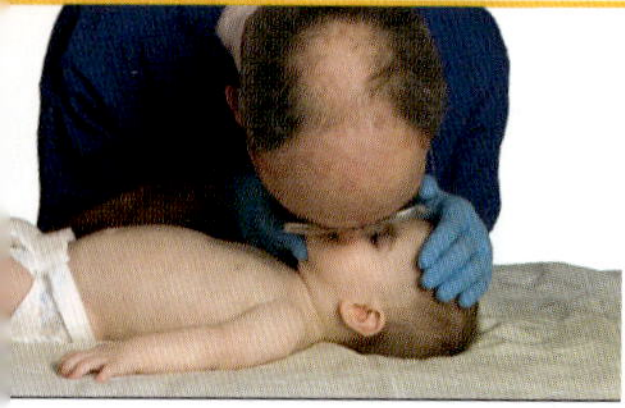

Abb. 3.1 Mund-zu-Mund-und-Nase-Beatmung beim Säugling

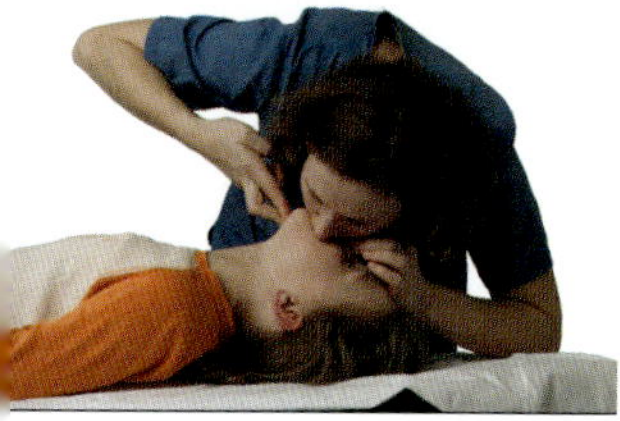

Abb. 3.2 Mund-zu-Mund-Beatmung beim Kind

TR 105 *(273) Es gibt keine Daten, die eine Änderung der bisherigen Empfehlung, bei Säuglingen eine Mund-zu-Mund-und-Nase-Beatmung durchzuführen, rechtfertigen würde (AHA Class IIb). Wenn Helfer Schwierigkeiten haben, eine gute Abdichtung über Mund und Nase des Säuglings zu erreichen, können sie gleichwohl entweder Mund-zu-Mund- oder Mund-zu-Nase-Beatmung versuchen (AHA Class IIb). [LOE 5, LOE 7 (10x)]*

TR 109 *(274) Die sofortige Reanimation durch Augenzeugen eine Herz-Kreislauf-Stillstandes ist überlebenswichtig. Ausgebildete Helfer sollen unbedingt darin bestärkt werden, Beatmungen und TK durchzuführen. Wenn Helfer die Durchführung von Beatmungen trotzdem ablehnen, sollen sie angehalten werden, ununterbrochene TK durchzuführen (AHA Class IIb). [LOE 5 (6x), LOE 6 (9x), LOE 7 (4x)]*

TR 104 *(273) Laienhelfer sollen mit Thoraxkompressionen beginnen, wenn ein Säugling oder Kind nicht ansprechbar ist und sich nicht bewegt oder nicht atmet. Medizinisches Fachpersonal kann auch den Puls prüfen, soll aber CPR durchführen, wenn ein Puls nicht innerhalb von 10 s festgestellt wird oder Unsicherheit darüber besteht, ob ein Puls vorhanden ist. [LOE 2 (2x), LOE 4 (5x), LOE 5 (3x), LOE 6 (2x)]*

Beatmungstechnik

- Bei Säuglingen: Kopf nicht überstrecken, sondern nur Neutralposition herstellen. Mund-zu-Mund-und-Nase-Beatmung (AHA Class IIb); bei Schwierigkeiten auch Mund-zu-Mund- oder Mund-zu-Nase-Beatmung (AHA Class IIb)
- Bei Kindern (> 1 Jahr): Mund-zu-Mund-Beatmung
- Beim bewusstlosen Kind ohne normale Atmung werden zunächst offensichtliche Fremdkörper vorsichtig entfernt und dann 5 (**BÄK**: effektive) Beatmungen durchgeführt, sodass sich der Brustkorb jedesmal sichtbar hebt. Inspirationszeit 1–1,5 Sekunden (**BÄK**: etwa 1 s, **AHA**: 1 s). Würgen oder Husten, die durch die Beatmung ausgelöst werden, sind als Kreislaufzeichen zu werten. Die **AHA** empfiehlt bei Kindern (wie auch AHA-Empfehlung bei Erwachsenen) nur 2 effektive Initialbeatmungen.
- Bei Schwierigkeiten, eine effektive Beatmung zu erzielen: Mundraumkontrolle (kein blindes Auswischen, sichtbare Fremdkörper entfernen) und Lagekorrektur des Kopfes (nicht zu stark überstrecken!). Nach insgesamt 5 erfolglosen Beatmungsversuchen wird eine Atemwegsverlegung angenommen → mit Thoraxkompressionen fortfahren.

Überprüfung auf Kreislaufzeichen

Nach erfolgreicher initialer Beatmung: Überprüfung auf Kreislaufzeichen: Bewegungen, Husten, normale Atmung (Schnappatmung mit seltenen, unregelmäßigen Atembewegungen darf nicht als Kreislaufzeichen gewertet werden!), für medizinisches Fachpersonal auch Pulskontrolle, bei Säuglingen an der A. brachialis, bei Kindern an der A. carotis.

Die Überprüfung auf Kreislaufzeichen (bei professionellen Helfern inkl. Pulskontrolle) darf max. 10 Sekunden dauern.

a) Bei sicher festgestellten Kreislaufzeichen: Atmung prüfen, bei unzureichender Atmung weiter beatmen, sonst Stablie Seitenlage – regelmäßig überprüfen, ob Kreislaufzeichen noch nachweisbar sind.
b) Bei fehlenden Kreislaufzeichen: CPR (mit Thoraxkompressionen beginnen); CPR auch in Zweifelsfällen und bei Puls < 60/min mit schwacher Durchblutung **(BÄK: „schlechte Hautperfusion"; AHA: „Blässe, Zyanose"), Bewusstlosigkeit → Perfusion ↓.**

Zeitpunkt des Notrufes

a) Wenn mind. 2 Helfer anwesend sind: 1 Helfer beginnt sofort mit CPR, ein anderer tätigt sofort den Notruf
b) Wenn nur ein Helfer anwesend ist: zunächst 1 Minute CPR nach BLS-Algorithmus, dann Notruf. Die AHA empfiehlt 2 min CPR vor dem Notruf (entspricht 5 Zyklen CPR 30 : 2).

Unter Umständen kann ein kleines Kind auch auf dem Weg zum Notruf getragen werden (AHA: sofern kein Trauma vorliegt), wenn der Helfer sich zum Notruf weiter weg bewegen muss, sodass die CPR-Pause kürzer wird. (CPR könnte ggf. auch schon während des Notrufs/während des Weges möglich sein, wie es z. B. die BÄK ergänzend ausdrücklich empfiehlt, dennoch sollte diese Empfehlung aus Sicht der Autoren von „Reanimation kompakt" nicht dazu führen, dass die Zeit bis zum Notruf und bis zum Wiedereinsetzen effektiver CPR wegen insuffizienter CPR durch einen überforderten Helfer verzögert wird.)

__TR 103__ (273) Ein Zeitintervall sofortiger CPR vor der Aktivierung des Rettungsdienstes und Holen eines AED („call fast") ist bei den meisten pädiatrischen Herz-Kreislauf-Stillständen empfohlen, da eine asphyktische Ursache oder verlängerte Stillstandszeit anzunehmen ist. Im Falle eines beobachteten, plötzlichen Kollapses (z. B. während einer Sportveranstaltung) ist ein Kammerflimmern eher wahrscheinlich, so dass ein allein auf sich gestellter Helfer sofort professionelle Hilfe anfordern und – wenn verfügbar – einen AED holen soll, bevor er mit der CPR beginnt. Bei der CPR sind Unterbrechungen der Thoraxkompression zu minimieren bis ein Defibrillationsversuch unternommen werden kann.

Zusammenfassung der Prioritäten für den Fall

a) eines unbeobachteten oder nicht-plötzlichen Kollapses eines Kindes:
  - Sofort mit CPR beginnen
  - Rettungsdienst alarmieren und AED holen
b) eines beobachteten und plötzlichen Kollapses eines Kindes:
  - Rettungsdienst alarmieren und AED holen
  - Mit CPR beginnen
  - Defibrillationsversuch

[LOE 4 (7x), LOE 6 (3x), LOE 7 (7x)]

Ausnahme: sofortiger Notruf, wenn das Kind plötzlich und beobachtet kollabiert, da hier ein Atemproblem unwahrscheinlich ist und eher ein Herzproblem (Herzrhythmusstörung/Defibrillationsnotwendigkeit) angenommen werden muss (s. S. 23 ff.). Die AHA akzeptiert – aus Gründen der Vereinfachung – aber auch, dass ein CPR-Intervall vor dem Notruf generell bei jedem Kind empfohlen wird.

Durchführung der Thoraxkompressionen

- **Ziel der Thoraxkompressionen in jedem Alter: Unteres Drittel des Brustbeins 100-mal pro Minute (Arbeitsfrequenz) eindrücken und entlasten; Tiefe = 1/3 des Brustkorbdurchmessers** (Druck auf Oberbauch und Rippen unbedingt vermeiden).

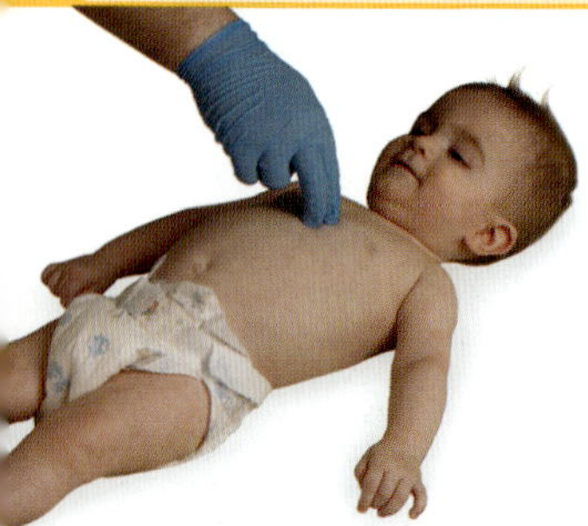

Abb. 3.3 Thoraxkompressionen beim Säugling (Ein-Helfer-Methode)

Die BÄK beschreibt als Ziel, dass „bei allen Kindern das Sternum in der Mitte komprimiert" wird, was einen kleinen Unterschied zu den gleichfalls von der BÄK genutzten ERC-Abbildungen.

- **Aufsuchen des Druckpunktes bei allen Kindern:** Rippenbögen mit den Fingern bis zum Processus xiphoideus entlangtasten, 1 Querfinger Richtung Kopf, daneben Handballen/Finger/Daumen aufsetzen. Die AHA gibt für Säuglinge das Aufsetzen der beiden Finger direkt unterhalb der Intermamillarlinie an (AHA Class IIb)
- **Drucktechnik bei Thoraxkompressionen:**
  - **Säuglinge – 1 Helfer:** Zwei-Finger-Kompressionen (i. d. R. Mittelfinger und ein benachbarter Finger derselben Hand [AHA Class IIb für Laien]
  - **Säuglinge – 2 Helfer:** Zwei-Daumen-Kompressionen (Thorax umgreifen, die Daumen werden direkt nebeneinander auf dem unteren Brustbeindrittel platziert, die Fingerspitzen zeigen zum Kopf des Säuglings [AHA Class IIa] s. Abb. 3.12 auf S. 187.
  - **Kinder:** Ein-Hand- oder Zwei-Hand-Methode (bleibt dem Helfer überlassen; entscheidend ist, dass die korrekte Drucktiefe und Druckfrequenz erreicht wird)

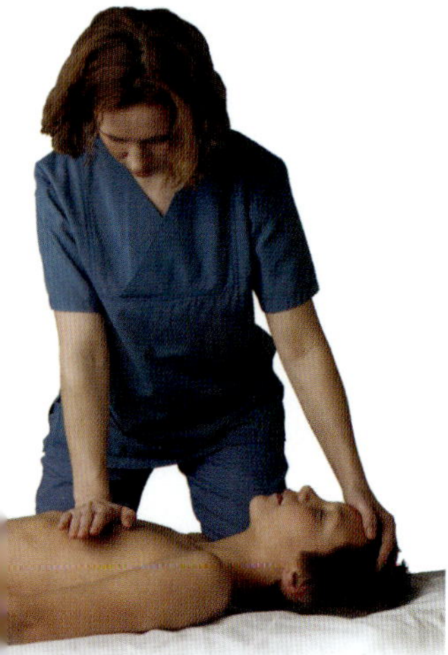

Abb. 3.4 a + b Thoraxkompressionen beim Kind (eine Hand/zwei Hände)

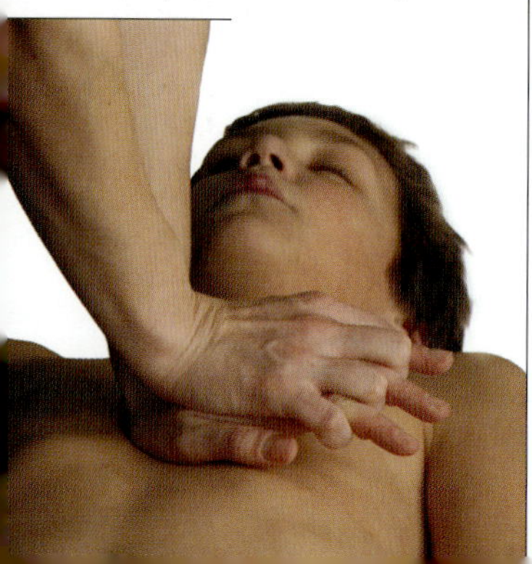

TR 106 *(273) Die bevorzugte Technik zur Durchführung von Thoraxkompressionen während Zwei-Helfer-CPR bei Säuglingen ist die Kompression mit beiden Daumen, während die übrigen Finger beidseits den Thorax umgreifen (AHA Class IIa). Die Kompression mit zwei Fingern einer Hand wird für die CPR bei Säuglingen empfohlen, die ein Helfer allein durchführt, um den raschen Übergang zwischen TK und Beatmung zu ermöglichen und Unterbrechungen der TK zu minimieren (AHA Class IIb). Die Zwei-Finger-Technik bleibt eine akzeptable Alternative während der Zwei-Helfer-CPR. [LOE 5 (2x), LOE 6 (4x)]*

TR 107 *(274) Die einhändige ist ebenso wie die beidhändige Technik zur Durchführung von TK bei Kindern akzeptabel, vorausgesetzt, der Helfer komprimiert über dem unteren Teil des Sternums und erreicht eine Drucktiefe von etwa einem Drittel des a.-p.-Brustkorbdurchmessers. Um die Ausbildung zu vereinfachen, kann für Erwachsene und Kinder die selbe Kompressionstechnik, d. h. zweihändige TK, gelehrt werden. [LOE 6]*

Alg. 13 – Behandlung Atemwegsverlegung Kinder

nach ERC, 2005

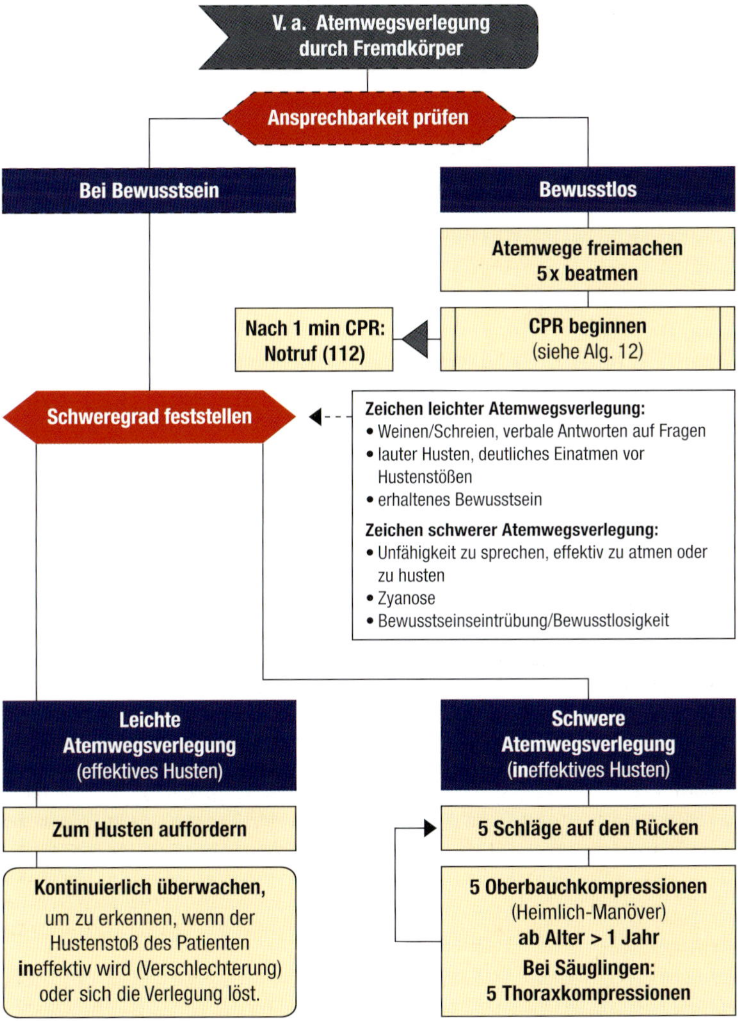

Atemwegsverlegung durch Fremdkörper

Hintergrundinformationen zur Atemwegsverlegung durch Fremdkörper finden sich in Kapitel 2 (S. 49 ff.).
Die einzige spezifische TR des ILCOR zur Atemwegsverlegung bei Kindern ist TR 3 (s. S. 52 und 55).

Erkennen einer Atemwegsverlegung

Eine Atemwegsverlegung durch Fremdkörper ist häufig ein beobachtetes Ereignis (Verschlucken beim Essen, Spielen mit kleinen Gegenständen) mit plötzlichem Beginn von Atemnot in Verbindung mit Husten, Würgen oder (inspiratorischem) Stridor (pfeifend-zischendes Atemgeräusch, vor allem bei der Einatmung).
Insbesondere die Plötzlichkeit des Auftretens aus völliger Gesundheit heraus und die Rahmenbedingungen (Nahrungsmittel/kleines Spielzeug) machen andere Differenzialdiagnosen der Atemnot unwahrscheinlich (z. B. stenosierende Laryngitis, Epiglottitis).

Maßnahmen bei Atemwegsverlegung

Spontaner Husten ist wahrscheinlich effektiver und weniger gefährlich als jede Maßnahme zur Fremdkörperentfernung, die von außen durch einen Helfer angewendet werden kann.
Wenn aber ein Fremdkörper den Atemweg komplett verschließt und der reflektorische Husten fehlt oder ineffektiv ist, kommt es schnell zum Sauerstoffmangel (Asphyxie). Nur dann ist eine Intervention von außen erforderlich, die in diesem Fall ohne Zögern und beherzt ausgeführt werden muss.
Bei Anzeichen einer schweren Atemwegsverlegung (z. B. Bewusstseinstrübung, fehlender oder ineffektiv werdender Husten, s. S. 165) soll ein allein auf sich gestellter Helfer sofort laut um Hilfe rufen, aber das Kind nicht verlassen (wenn mehrere Helfer anwesend sind, tätigt einer den Notruf). Zunächst soll der Helfer das Bewusstsein prüfen und – je nach Bewusstseinszustand – Maßnahmen zur Fremdkörperentfernung anwenden.
Für Schläge auf den Rücken (zwischen die Schulterblätter), ruckartige Thoraxkompressionen (etwas langsamer als bei CPR) und Oberbauchkompressionen (Heimlich-Manöver) ist nachgewiesen, dass sie den intrathorakalen Druck kurzfristig stark erhöhen und eine Atemwegsverlegung beseitigen können. Sie haben unterschiedliche Vor- und Nachteile, die es nicht erlauben, eine Maßnahme als die beste zu bezeichnen oder eine Reihenfolge festzulegen. In etwa 50 % der Fälle einer schweren Atemwegsverlegung reicht eine Maßnahme aus, in den übrigen 50 % ist mindestens eine weitere Methode zur erfolgreichen Fremdkörperbeseitigung notwendig. Besonders bei Oberbauchkompressionen sind Gefahren zu bedenken und nach deren Durchführung ärztliche Untersuchungen durchzuführen (s. S. 55 f.).
Aufgrund dieser Gefahren sowie der Gefahr einer Verschlimmerung (Lösung des Fremdkörpers und tieferes Hineinrutschen in die Atemwege oder subglottische Verklemmung), werden die genannten Maßnahmen – wie bei Erwachsenen – nur für eine schwere Atemwegsverlegung empfohlen. Bei leichter Atemwegsverlegung beschränkt sich die Behand-

lung nur auf das kontinuierliche Überwachen und ggf. den Transport zur Diagnostik und ggf. bronchoskopischen Entfernung (bei Verschlechterung ggf. akute Maßnahmen zur Fremdkörperentfernung und Notruf).

ERC-Praxis **Unterschiede zum Vorgehen bei Erwachsenen**

Die wichtigste Unterscheidung zum Vorgehen bei Erwachsenen ist, dass Oberbauchkompressionen nicht bei Säuglingen angewendet werden dürfen (besonders große Gefahr innerer Verletzungen wegen anatomischer Exposition der Oberbauchorgane durch horizontalen Rippenstand). Stattdessen werden bei Säuglingen ruckartige Thoraxkompressionen durchgeführt.

Ansonsten ergeben sich nur geringe Modifikationen durch
- Anpassung der Kriterien für schwere/leichte Atemwegsverlegung,
- Änderung des Notrufzeitpunkts bei allein auf sich gestelltem Helfer (Call-fast-Strategie, vgl. S. 160f. und 163) und
- fünf Beatmungsversuche vor Beginn der CPR bei bewusstlosem Kind.

Durchführung der Maßnahmen

Bei der Durchführung der Rückenschläge, Oberbauch- und Thoraxkompressionen zur Fremdkörperentfernung muss darauf geachtet werden, dass das Kind weit vornüber gebeugt oder mit dem **Kopf nach unten** gelagert ist, damit der gelöste Fremdkörper sich durch die Schwerkraft mundwärts bewegt.
Bei der Lagerung von Säuglingen auf dem Oberschenkel soll der Kopf am Unterkiefer/Kinn abgestützt werden, ohne aber die oberen Halsweichteile zu komprimieren.

Technik der einzelnen Maßnahmen:
- **Rückenschläge:** bis zu fünf mal kräftig mit dem Handballen in die Rückenmitte zwischen den Schulterblättern schlagen.

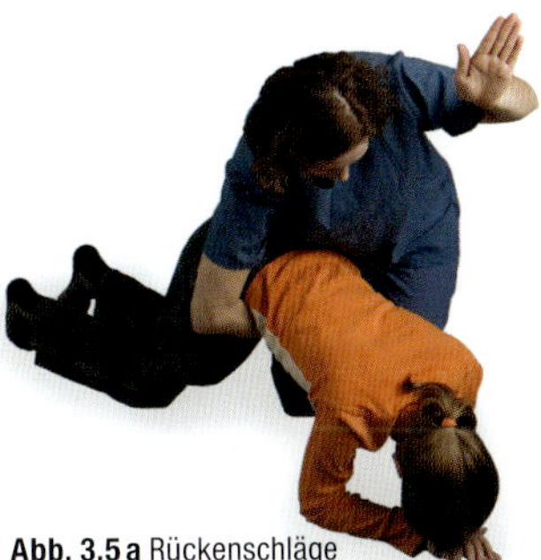

Abb. 3.5 a Rückenschläge zur Fremdkörperentfernung beim jüngeren Kind

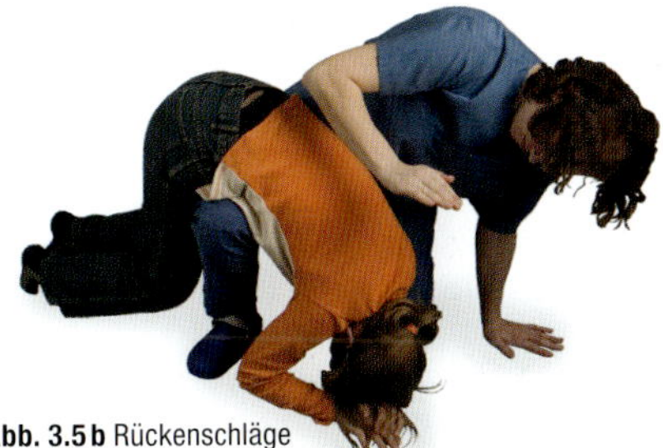

Abb. 3.5 b Rückenschläge zur Fremdkörperentfernung beim älteren Kind

- **Oberbauchkompressionen:** hinter dem Kind stehen/knien; eine geballte Faust auf den Bauch des Kindes zwischen Nabel und Schwertfortsatz legen und mit der anderen Hand fassen; bis zu fünf mal kräftig und ruckartig nach innen oben ziehen.
- **Thoraxkompressionen (zur Fremdkörperentfernung):** der Druckpunkt liegt auf dem unteren Sternum, etwa einen Querfinger kopfwärts des Schwertfortsatzes (BÄK: Mitte des Sternums), Ausführung der Kompression wie bei CPR, nur ruckartiger und langsamer (Abbildungen zu TK s. S. 164).

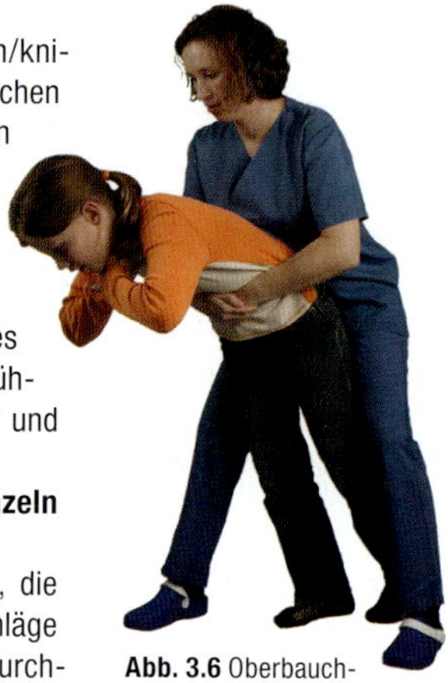

Abb. 3.6 Oberbauchkompressionen (Heimlich-Manöver) beim Kind

Interventionen zur Fremdkörperbeseitigung einzeln oder in Serie?
Nach ERC (2005) zielt jeder Rückenschlag darauf ab, die Verlegung zu beseitigen. So sollen „bis zu" 5 Rückenschläge und ggf. auch „bis zu" 5 Oberbauchkompressionen durchgeführt werden (Maßnahme vorzeitig beenden, falls sich der Fremdkörper löst). Nur die fünf Thoraxkompressionen zur Fremdkörperbeseitigung bei Säuglingen werden in ununterbrochener Serie durchgeführt.
Hingegen beschreibt Text der BÄK auch die Durchführung der Oberbauchkompressionen in einer ununterbrochenen Serie. Die AHA empfiehlt bei Kindern ab 1 Jahr nur Oberbauchkompressionen „bis das verlegende Objekt ausgestoßen wurde oder das Opfer bewusstlos wird" (bei Bewusstlosigkeit CPR mit Mund-Rachenraumkontrolle vor Beatmung). Die empfohlenen Interventionen bei Säuglingen sind in den ERC-, AHA- und BÄK-Empfehlungen identisch, wobei die AHA wie oben (bei Kindern > 1 Jahr) nicht genau beschreibt, ob die Maßnahmen jeweils als Fünferserie oder einzeln mit nachfolgender Kontrolle durchgeführt werden sollen.

Bei erfolglosem Manöver zur Fremdkörperentfernung bei erhaltenem Bewusstsein soll das Kind nicht verlassen werden; stattdessen ist die Sequenz fortzuführen.

Vorgehen bei Bewusstlosigkeit

Wenn ein Kind (Säuglingsalter eingeschlossen) mit Verdacht auf Fremdkörperverlegung bewusstlos ist oder im Verlauf bewusstlos wird, wird es auf dem Rücken und auf einer flachen unnachgiebigen Unterlage gelagert. Es ist sofort um Hilfe zu rufen oder nach Hilfe zu schicken (ein auf sich allein gestellter Helfer soll aber das Kind zu diesem Zeitpunkt keinesfalls verlassen). Dann:

- Mundraumkontrolle (sichtbare Fremdkörper unter Sicht entfernen, aber nicht blind oder wiederholt auswischen)
- Atemwege durch adäquate Kopfposition freimachen (s. S. 19 ff.)
- Fünf Beatmungsversuche – die Qualität jeder Beatmung prüfen; wenn sich der Brustkorb unter Beatmung nicht deutlich hebt: vor nächster Beatmung Kopfposition optimieren

- Wenn das Kind keine Reaktion auf die Beatmungen zeigt (z. B. Bewegung, Husten, Spontanatmung): Thoraxkompressionen und Beatmungen (30 : 2) für eine Minute (5 Zyklen); nach jeweils 30 Kompressionen Mundraumkontrolle vor Beatmung (wenn sichtbare Fremdkörper: ein einzelnes Auswischmanöver zur Entfernung versuchen).
- Nach einer Minute CPR: Notruf (vgl. S. 160 f. und 163), sofern noch nicht durch einen zweiten Helfer erledigt. Danach ggf. CPR fortsetzen.
- Nach erfolgreicher Fremdkörperentfernung: je nach Lebenszeichen Beatmung oder CPR fortsetzen oder Stabile Seitenlage oder aufrecht hinsetzen. Überwachen bis zum Eintreffen des Rettungsdienstes.

Erweiterte lebensrettende Maßnahmen

Die meisten Herz-Kreislauf-Stillstände bei Kindern und Jugendlichen sind durch schwere Störungen der Atmung (Ertrinken, Trauma, Vergiftung) oder des Kreislaufsystems (Schock) bedingt. Unbehandelt resultieren daraus Hypoxie und Herzversagen. Der Herz-Kreislauf-Stillstand bei Kindern ist also meist Ausdruck eines schweren und schon länger bestehenden Sauerstoffmangels hin und zeigt im EKG oft eine Asystolie oder PEA (> 80 %). Die Ergebnisse von Reanimationsversuchen bei Kindern sind dementsprechend oft schlecht (Überlebensraten und neurologisches Outcome). Die Oxygenierung hat deswegen unter den Behandlungsmaßnahmen einen besonderen Stellenwert. Ein Herz-Kreislauf-Stillstand, der plötzlich aufgrund von Arrhythmien (bes. ventrikuläre Tachykardien, Kammerflimmern) eintritt, ist bei Kindern und jungen Erwachsenen dagegen eher selten (BÄK: auf Thorakotomienarben als Hinweis auf ein mögliches Risikokind mit kardialen Vorerkrankungen achten).

Daher ist es wichtig, eine Notfall- bzw. Intensivbehandlung bereits einzuleiten, wenn sich das Versagen der Atmung ankündigt oder eine andere schwere Störung vorliegt, die dazu führen kann. Daher ist bei schwer kranken Kindern ein kontinuierliches Monitoring der Vitalfunktionen unerlässlich:

- **Zeichen der Ateminsuffizienz:** nicht normale Atemfrequenz, vermehrte Atemanstrengung, Atemgeräusche, Zyanose; sekundär auch Tachykardie, später Bradykardie (als Zeichen erschöpfter Reserven = Vorstufe des Kreislauf-Stillstandes), Bewusstseinsstörungen
- **Zeichen der Kreislaufinsuffizienz:** Tachykardie, später Bradykardie (s. o.), niedriger Blutdruck, kapilläre Reperfusion verzögert (Nagelbettprobe), kühle Haut, grau-blasse Hautfarbe, niedriger ZVD, Abfall der Urinproduktion, metabolische Azidose (BGA), sekundär auch Tachypnoe, Bewusstseinsstörungen

Die diagnostischen und therapeutischen Schritte erfolgen in der Reihenfolge:
A = Atemwege frei machen/sichern (+ ggf. Stabilisierung der HWS)
B = Beatmung
C = Circulation
Wird eine Störung erkannt, wird diese behoben, bevor der nächste Schritt folgt.

Alg. 14 – ALS-Algorithmus Kinder

nach ERC, 2005

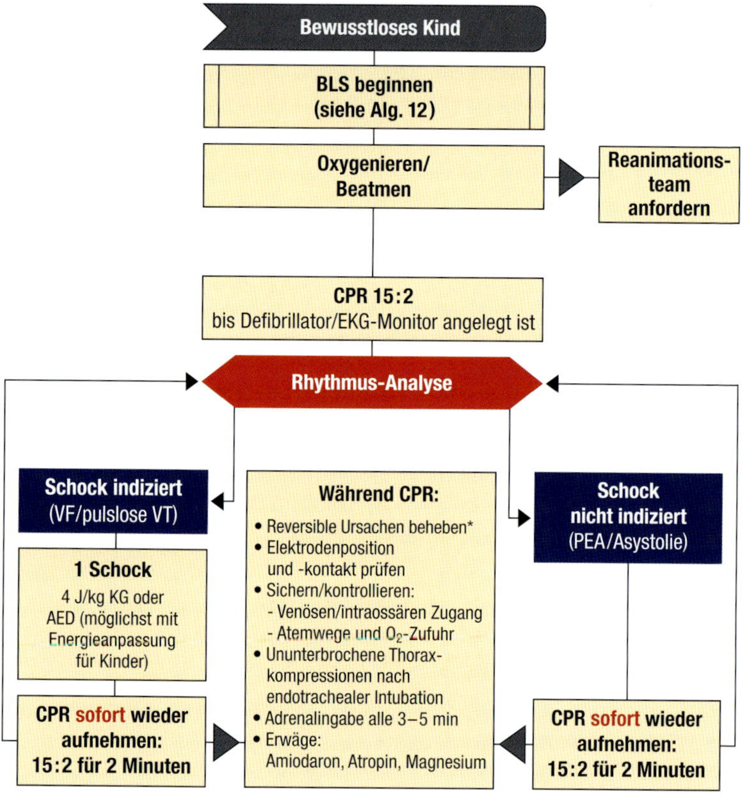

*Potenziell reversible Ursachen	
- **H**ypoxie	- **T**horax: Spannungspneumothorax
- **H**ypovolämie	- **T**amponade: Herzbeutel
- **H**ypo-/Hyperkaliämie/metabolische Störungen	- **T**oxine
- **H**ypothermie	- **T**hromboembolie (koronar oder pulmonal)

ERC-Praxis **Feststellung Herz-Kreislauf-Stillstand, Initialtherapie**

Bei fehlenden „Lebenszeichen" (Bewegungen, Husten, normale Atmung) soll Fachpersonal den Herz-Kreislauf-Stillstand durch Tasten eines zentralen Pulses (s. S. 83 f.) oder Auskultation der Herztöne über maximal 10 Sekunden verifizieren. Im Zweifelsfall ist mit der Reanimation zu beginnen.

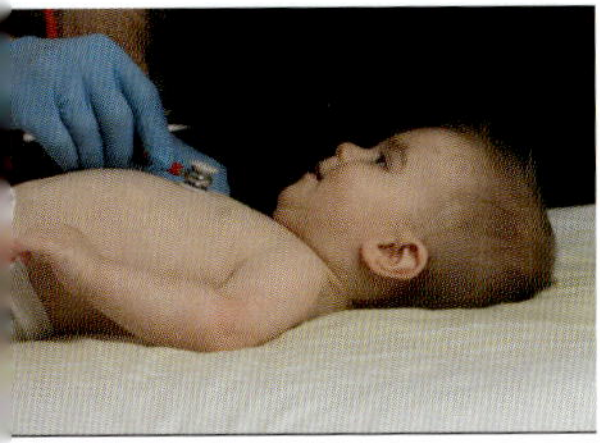

Abb. 3.7 Feststellung der Herzaktion und Überwachung der Herzfrequenz beim Säugling durch Auskultation

Die Basismaßnahmen sollen gemäß dem BLS-Algorithmus eingeleitet werden (s. Alg. 12).
Sofort mit einem CPR-Intervall zu beginnen, hat höchste Priorität, da Zeitverluste in dieser Phase (durch Holen eines AED oder Notruf) die Ursache (Hypoxie) nicht beseitigen können und die Prognose verschlechtern (1 min CPR vor Notruf; AHA: 2 min CPR vor Notruf).
Andere Therapieprinzipien (Medikamente, Behandlung von Arrhythmien, Vorgehen nach ROSC) entsprechen weitgehend denen bei Erwachsenen, da aus Mangel an Evidenz für Kinder (zu geringe Fallzahlen) Erkenntnisse von Erwachsenen oft auf Kinder übertragen werden, auch wenn dies wohl nicht immer angemessen ist.

Beatmung

- **Beatmung von Säuglingen und Kindern unter CPR immer mit Sauerstoff** (F_iO_2 1,0), s. TR 124.
- **Mögliche Hilfsmittel zur Beatmung und Oxygenierung:** Atemwegshilfen in korrekter Größe zum Freihalten der Atemwege (Oropharyngealtubus = Guedel-Tubus/Nasopharyngealtubus = Wendl-Tubus), die Größenauswahl und Anwendung muss bekannt und geübt sein (vgl. S. 94 f.).
- **Beutel-Masken-Beatmung:** medizinisches Fachpersonal, das Kinder behandelt, muss in der Lage sein, eine effektive Beutel-Masken-Beatmung durchführen zu können (Auswahl und Anwendung der passenden Beutel- und Maskengrößen). Die Beutel-Maskenbeatmung bei Kindern ist zur assistierten kurzfristigen Beatmung effektiv und sicher. Dies gilt gleichermaßen für die prä- und die innerklinische Behandlung (die Risiko-Nutzen-Abwägung spricht i. d. R. nur bei prolongierter Beatmung für eine Atemwegssicherung durch Intubation – vgl. TR 118). Die Effektivität der Beutel-Masken-Beat-

***TR 124** (279) Die Datenlage ist unzureichend, um die Anwendung einer bestimmten inspiratorischen Sauerstoffkonzentration während und kurz nach Reanimation bei Herz-Kreislauf-Stillstand zu empfehlen [AHA Class Indeterminate]. Bis zur Veröffentlichung neuer Evidenz befürworten wir die Anwendung von 100 % Sauerstoff durch medizinisches Fachpersonal während einer Reanimation (sofern verfügbar). Nach Wiederherstellung des Kreislaufs sollten Helfer die Sauerstoffsättigung überwachen und die inspiratorische Sauerstoffkonzentration auf ein Maß reduzieren, welches eine adäquate Oxygenierung gewährleistet. [LOE 1 (4x), LOE 6 (3x)]*

mung soll durch Beobachtung der Thoraxexkursionen (nur soviel Volumen, dass sich der Thorax sichtbar hebt), Auskultation und Überwachung der S_pO_2 überprüft werden. Von der AHA wird – sofern ausreichend Helfer anwesend sind – die kontinuierliche Anwendung des Krikoiddrucks empfohlen.

- **Larynxmaske:** akzeptables initiales Hilfsmittel für den geübten Anwender [AHA Class Indeterminate für den Routineeinsatz; nach AHA nur bei unmöglicher Intubation empfohlen: AHA Class II b]; höhere Komplikationsraten als bei Erwachsenen; kein sicherer Aspirationsschutz → Überwachung

Endotracheale Intubation

- **Cuff oder kein Cuff?** Bei Säuglingen und Kindern können blockbare wie auch nicht blockbare Tuben zum Einsatz kommen (nicht bei Neugeborenen). Im prähospitalen Bereich sind bis zur Größe von 5,5 mm ID (d.h. Alter bis ca. 8 Jahre) ungecuffte Tuben zu bevorzugen. In der Klinik können unter bestimmten Umständen (s. TR 119) gecuffte Tuben von Vorteil sein (adäquate Lagekontrolle und Cuffdruck beachten, da sonst Drucknekrosen entstehen können).
- **Oro- oder nasotracheal?** Unter Reanimationsbedingungen ist die orotracheale Intubation der nasotrachealen Intubation vorzuziehen (schneller, weniger Komplikationen).
- **Wer intubiert?** Die Intubation bei Kindern erfordert aufgrund abweichender Anatomie speziell hierfür qualifiziertes und erfahrenes Fachpersonal.
- **Richtwerte für Trachealtubusgrößen**

Neugeborene	ID 2,5–3,5 mm $\text{ID in mm} = \frac{\text{Gestationsalter in Wochen}}{10}$
Säuglinge	ID 3,5–4,5 mm
Kinder > 1 Jahr (bis 10 Jahre)	$\text{ID (ohne Cuff) in mm} = \frac{\text{Alter in Jahren}}{4} + 4$ $\text{ID (mit Cuff) in mm} = \frac{\text{Alter in Jahren}}{4} + 3$

TR 118 *(277) In einer Reanimationssituation außerhalb von Krankenhäusern [Rettungsdienst] ist – bei kurzen Transportzeiten – die Beutel-Masken-Beatmung das Verfahren der Wahl, wenn bei Kindern eine Beatmung erforderlich ist [AHA Class II a]. Bei längeren Transportzeiten ist der relative Nutzen gegenüber den potenziellen Gefahren der endotrachealen Intubation verglichen mit der Beutel-Masken-Beatmung unbestimmt und hängt einerseits vom Trainingszustand und der Erfahrung des Fachpersonals ab, andererseits von der Verfügbarkeit eines exspiratorischen CO_2-Monitorings direkt nach Intubation [bei perfundierendem Rhythmus AHA Class IIa] und zur Überwachung während eines Transports [AHA Class II b während inner- und interklinischer Transporte]. [LOE 1, LOE 3 (2x), LOE 4 (3x)]*

TR 119 *(277) Gecuffte Trachealtuben sind genauso sicher wie ungecuffte Trachealtuben bei Kindern und Säuglingen (ausgenommen Neugeborene), wenn die Helfer die passende Tubusgröße auswählen, den Cuffdruck korrekt einstellen und die Tubuslage kontrollieren. Unter bestimmten Umständen (z. B. schlechte Compliance, hohe Resistance, größere Undichtigkeit im Bereich der Glottis) können gecuffte Trachealtuben vorzuziehen sein [AHA Class II a bei korrekter Größenauswahl, adäquater Lagekontrolle und max. Cuffdruck 20 cm H_2O]. [LOE 2, LOE 3 (4x), LOE 4]*

TR 120 *(278) Die Datenlage ist nicht ausreichend, um eine Empfehlung für oder gegen die Routineverwendung der Larynxmaske während eines Herz-Kreislauf-Stillstands bei Kindern auszusprechen. Die Larynxmaske kann für erfahrenes Fachpersonal eine initiale Alternative zur Atemwegssicherung sein, wenn die endotracheale Intubation schwierig ist. [LOE 7 (2x)]*

Das Abschätzen der passenden Trachealtubusgröße anhand der Körperlänge mit einem speziellen Reanimationsmaßband ist zuverlässiger als die o.g. Formeln (patentiertes Maßband für Kindernotfälle nach J. Broselow und R. Luten). Ein solches Maßband ist auch zur Abschätzung von Körpergewicht und Medikamentendosierungen bis zu einem Körpergewicht von etwa 35 kg geeignet. Bei hospitalisierten Patienten sollten diese Daten im Bedarfsfall individuell kalkuliert schnell zur Verfügung stehen (z.B. Notfallkarte in der Patientenakte).
Insbes. bei Verwendung ungecuffter Tuben sollte zur Notfallintubation auch je ein Tubus mit einem 0,5 mm größeren und kleineren ID bereitliegen.

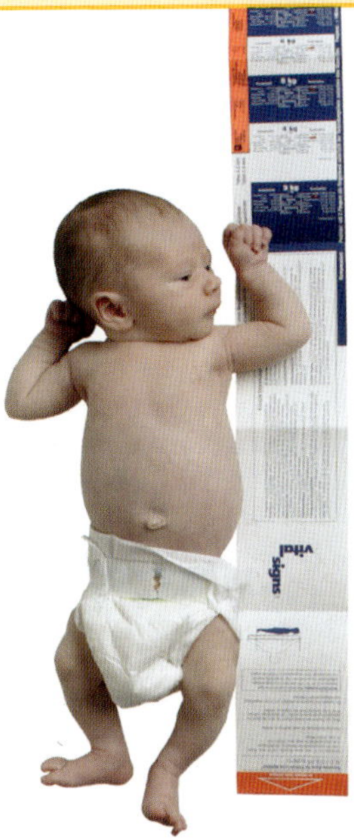

Abb. 3.8 Abschätzen der passenden Tubusgröße und Medikamentendosierungen mit dem Notfallmaßband nach J. Broselow und R. Luten

- **Bedeutung der Lagekontrolle bei Kindern:** Ösophageal, nicht tief genug oder zu tief tracheal platzierte Tuben sowie Tubusobstruktionen sind bei Kindern häufig und erhöhen das Todesrisiko, z.B. wegen insuffizienter Oxygenierung. Daher ist eine adäquate Lagekontrolle extrem wichtig (Prinzipien s.S. 130ff.) – Möglichkeiten bei Kindern:
  - Kein einzelnes Zeichen ist zu 100% zuverlässig, um eine Fehllage zu erkennen.
  - **Empfohlen: Klinische Zeichen** (z.B. bilateral axilläre und apikale und epigastrische Auskultation, symmetrische atemsynchrone Thoraxbewegungen, Beschlagen des Tubus bei Exspiration) **in Verbindung mit endexspiratorischem CO_2 ab 2 kg Körpergewicht** (mit geeigneten Geräten nachzuweisen, es existieren auch kolorimetrische Methoden, vgl. TR 118 und 123. Der CO_2-Nachweis bei trachealer Lage gelingt nur sicher, wenn ein perfundierender Rhythmus vorhanden ist; der CO_2-Nachweis

TR 121 *(278) Unter allen Umgebungsbedingungen (d.h. prähospital, in Notfallaufnahmen, Intensivstationen, OP-Räumen) sollte die Bestätigung der korrekten Trachealtubuslage bei Säuglingen und Kindern mit Spontankreislauf unter Nutzung der exspiratorischen CO_2-Detektion erfolgen. Hierfür kann ein kolorimetrischer Detektor oder die Kapnometrie eingesetzt werden.*
Wenn während eines Herz-Kreislauf-Stillstandes kein CO_2 detektiert werden kann, soll die Tubuslage durch direkte Laryngoskopie festgestellt werden [AHA Class IIa]. [LOE 3, LOE 5 (3x)]

TR 122 *(278) Ein „esophageal detector device" (EDD) kann zur Tubuslagekontrolle bei Kindern über 20 kg verwendet werden [bei perfundierendem Rhythmus AHA Class IIb, bei Herz-Kreislauf-Stillstand AHA Class Indeterminate]. [LOE 2, LOE 6]*

TR 123 *(278) Wir empfehlen das Monitoring der Tubuslage und Tubusdurchgängigkeit bei Säuglingen und Kindern mit einem perfundierenden Rhythmus mittels kontinuierlicher Messung oder intermittierender exspiratorischer CO_2-Detektion während prä-, intra- und interhospitaler Transporte [AHA Class IIb während intra- und interhospitaler Transporte]. [LOE 1, LOE 5 (2x), LOE 6 (2x), LOE 7]*

kann unter effektiver CPR gelingen, ein negativer Befund deutet aber nicht zwingend auf eine Fehllage hin). Wenn unter CPR kein CO_2 detektiert werden kann, soll zunächst eine direkte Laryngoskopie erfolgen [AHA Class IIa]: passiert der Tubus die Stimmbänder? Bei Transporten sollte beachtet werden: Es gibt Hinweise, dass kolorimetrische Messgeräte nicht über längere Zeit (> 30 min) zuverlässig funktionieren.

- **EDD** („esophageal detection device", z. B. TubeCheck BTM oder PosiTube™): Es existieren bislang keine Studien zum Einsatz bei Herz-Kreislauf-Stillstand bei Kindern, der Einsatz als zusätzliches Hilfsmittel ist möglich, vgl. TR 122 (s. S. 173).
- **Ungeeignet:** Pulsoximetrie (zu langsam; unzuverlässig bei niedriger Perfusion – aber zur Überwachung bei vorhandenem Spontankreislauf empfohlen)

- **Nach Lagekontrolle unbedingt Fixierung des Tubus und erneute Lagekontrolle durchführen** (regelmäßig wiederholen, bes. nach Umlagerung, da Tubusdislokation durch Kopfbewegung möglich), wenn möglich auch Röntgen-Thorax (Tubusspitze sollte sich auf Höhe des 2. bis 3. Thorakalwirbelkörpers projizieren).
- **CPR nach Intubation: intermittierende Beatmung (ERC und BÄK: Frequenz 12–20/min) bei ununterbrochenen Thoraxkompressionen (Frequenz 100/min).** Auf ausreichende Belüftung der Lungen unter Thoraxkompressionen achten. Exzessive Beatmung unter CPR erhöht den intrathorakalen Druck (venöser Rückstrom ↓, Koronarperfusion ↓) und die Gefahr eines Barotraumas. Nach ROSC ist die Beatmungsfrequenz (12–20/min) so anzupassen, dass ein normaler pCO_2 erreicht wird. Hyperventilation ist während der CPR und nach ROSC schädlich und daher zu vermeiden.

  Der ERC empfiehlt bei Kindern die intermittierende Beatmung bei ununterbrochenen TK nur nach Intubation der Trachea. Damit dürfte dieses Vorgehen bei Kindern unter Anwendung von Larynxmaske oder Larynxtubus als nicht vom ERC empfohlen gelten. Die AHA hingegen empfiehlt dieses Vorgehen explizit für Endotrachealtubus, Kombitubus und Larynxmaske, auch wenn laut CoSTR insbes. für den Kombitubus keine Daten zur Benutzung bei Säuglingen und Kindern vorliegen. Nach ROSC/bei Spontankreislauf mit Puls, aber ohne Atmung empfiehlt die AHA wie ERC und BÄK eine Beatmungsfrequenz von 12–20/min bei Kindern. Unter CPR nach Atemwegssicherung (intermittierende Beatmung ohne Unterbrechung der TK) empfiehlt die AHA aber nur eine Beatmungsfrequenz von 8–10/min und folgt damit der TR 6 (s. S. 39). Zu deren Begründung werden Studien angeführt, die bei Frequenzen > 10–12/min verschlechterte Hämodynamik und verminderte Überlebensraten festgestellt haben. Allerdings beziehen sich diese Studien und die TR 6 auf Erwachsene. Unter dem Aspekt überwiegend hypoxischer Ursachen des Herz-Kreislauf-Stillstandes sowie der fehlenden Evidenz bei Kindern/Säuglingen ist es nicht nachvollziehbar, warum Kinder mit den Beatmungsfrequenzen für Erwachsene behandelt werden sollen.
- **Bei Verschlechterung eines intubierten Patienten an folgende Komplikationen denken** (engl. Merkwort „DOPES"): Dislokation, Obstruktion, Pneumothorax, Equipment-Versagen, Stomach (Magenblähung kann die Zwerchfellbeweglichkeit und damit die Beatmungsqualität verschlechtern)

TR 108 B *(274) Wenn eine erweiterte Atemwegssicherung durchgeführt wurde (z. B. Trachealtubus, Kombitubus oder Larynxmaske), werden Beatmungen verabreicht, ohne die TK zu unterbrechen. [Ohne LOE-Angabe]*

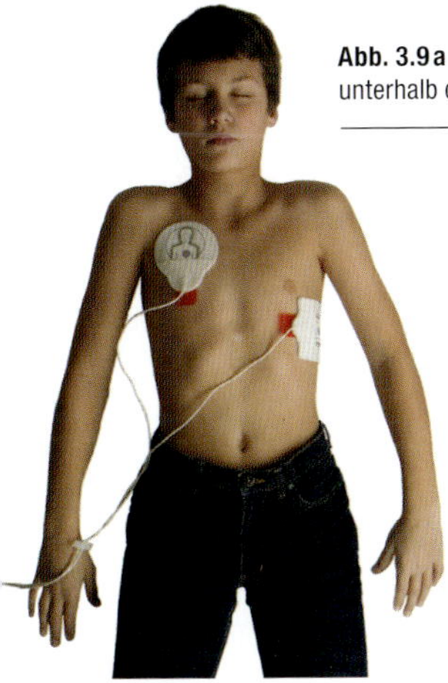

Abb. 3.9a Standardposition für Pads/Paddles beim Kind (anterolateral: unterhalb der rechten Clavicula und in der linken Axilla)

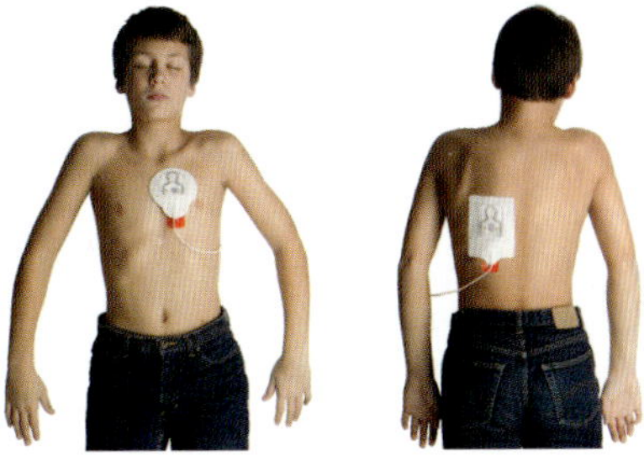

Abb. 3.9b Alternativposition für Pads/Paddles beim Kind (anteroposterior: auf dem Brustkorb, links neben dem Sternum sowie auf dem Rücken, unterhalb der linken Scapula)

Defibrillation (gilt für BLS und ALS)

- Die Defibrillation ist die definitive Behandlung des Kammerflimmerns [AHA Class I].
- Zur Technik einer effektiven und sicheren Schockabgabe s. S. 111 ff., zu AED bei Kindern s. S. 61.
- **Energie für manuelle Defibrillationsversuche:** jeder Schock 4 J/kg für monophasische und biphasische Geräte (= nicht-eskalierende Energie); nach einem Schock wird die CPR sofort wieder aufgenommen (Einzel-Schock-Strategie wie bei Erwachsenen, vgl. S. 116). Die BÄK empfiehlt als Energiedosis (3–)4 J/kg für jeden Schock (monophasisch und biphasisch). Die AHA empfiehlt als Energiedosis 2 J/kg für den ersten Schock [AHA Class IIa] und 4 J/kg für den zweiten und jeden weiteren Schock [AHA Class Indeterminate]. Nach ROSC mit Rezidiv von VF/pVT soll die zuletzt erfolgreiche Dosis angewendet werden.
- **Pad/Paddle-Größe:** so groß wie möglich (solange ausreichender Abstand ohne Leitbrücken zwischen den Elektroden gewährleistet ist, da sonst ein elektrischer Kurzschluss zwischen den Paddles mit ineffektiver Schockabgabe möglich ist. Wenn Pads/Paddles zu groß sind, soll die anteroposteriore Alternativposition gewählt werden.)
- **Empfohlener Anpressdruck für Paddles (ERC):**

Patient	Pad-/Paddle-Größe		Anpressdruck	
	Durchmesser	Fläche	zur besseren Vorstellung als Masse angegeben	physikalisch exakt
< 10 kg	4,5 cm	16 cm²	3 kg (pro Paddle)	18,5 kPa
> 10 kg	8–12 cm	50–113 cm²	5 kg (pro Paddle)	4,3–9,8 kPa
Erwachsene	8–12 cm	50–113 cm²	8 kg (pro Paddle)	6,9–15,7 kPa

Es ist nachgewiesen, dass ein höherer Anpressdruck die Gesamtimpedanz des Thorax senkt (stärkere Exspirationsstellung; geringerer Widerstand zwischen Haut und Paddle, Verdrängung von Zwischengewebe) und damit die Wahrscheinlichkeit für eine erfolgreiche Schockabgabe verbessern kann. Daher ist ein Mindestanpressdruck der Paddles zu fordern.

__TR 116__ (276) Die Behandlung der Wahl bei einer VF/pVT bei Kindern ist die prompte Defibrillation [AHA Class I], auch wenn die optimale Energiedosis unbekannt ist. Für die manuelle Defibrillation empfehlen wir eine Initialdosis von 2 J/kg sowohl für monophasische als auch für biphasische Wellenformen [AHA Class IIa]. Wenn diese Dosis die VF nicht beendet, sollten die folgenden Dosen 4 J/kg betragen [AHA Class Indeterminate]. Für die automatisierte Defibrillation empfehlen wir eine initiale auf Kinder angepasste Dosis für Kinder von 1–8 Jahren und bis zu 25 kg und 127 cm Körperlänge [AHA Class IIb]. Die Datenlage ist unzureichend, um Empfehlungen für oder gegen die Benutzung von AED bei Säuglingen (< 1 Jahr) aussprechen zu können [AHA Class Indeterminate].

Es wird die Verwendung eines manuellen Defibrillators mit einstellbarer Energie oder eines AED mit zuverlässiger Erkennung pädiatrischer Rhythmen und Dosisanpassung empfohlen; wenn ein solcher Defibrillator nicht zur Verfügung steht, kann ein Standard-AED mit Standard-Pads benutzt werden. Ein Standard-AED (ohne Dosisanpassung) soll bei Kindern ab 25 kg (ab ca. 8 Jahren) sowie bei Jugendlichen und Erwachsenen verwendet werden. [LOE 1 (2x), LOE 2 (3x), LOE 5 (3x), LOE 6 (7x)]

Dass der aus empfohlener Paddlegröße und Gewichtskraft der angegebenen Massen resultierende Anpressdruck auf die Haut eines Säuglings ca. zwei- bis vierfach höher sein soll als beim Kind bzw. mehr als doppelt so hoch wie bei einem Erwachsenen, erscheint den Autoren von „Reanimation kompakt" weder einleuchtend noch evidenzbasiert.

Medikamentenapplikation unter CPR

- **Primär wird ein periphervenöser Zugang empfohlen** (wenn nicht schon ein zentraler Zugang vorhanden ist, der unmittelbar genutzt werden kann – vgl. S. 122 f.). Der Zugang muss sicher venös und intravaskulär liegen, um die Wirkung der Reanimationsmedikamente zu gewährleisten und um ernste Gewebeschäden zu vermeiden (z. B. durch Adrenalin, Amiodaron oder hochprozentige Glukose)

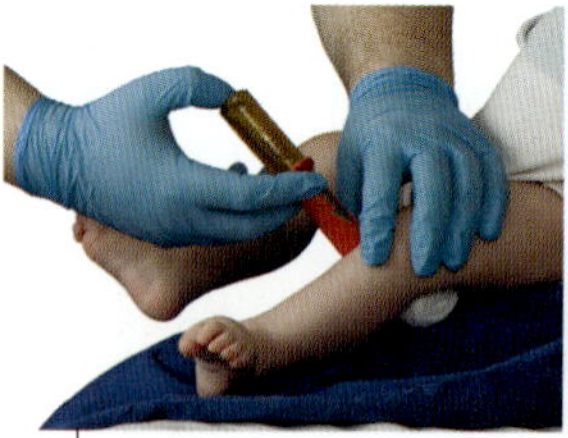

Abb. 3.10 a Anlage eines intraossären Zugangs mit B.I.G.™, 18 G, Fa. Waismed Ltd.

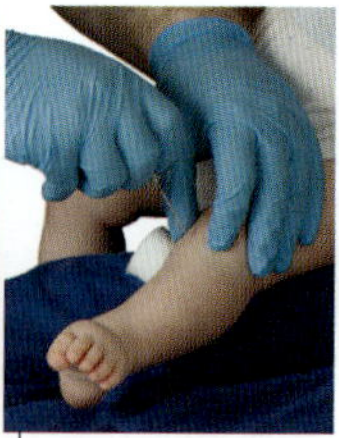

Abb. 3.10 b Anlage eines intraossären Zugangs mit Infusionskanüle Dieckmann Modification, Fa. Cook®

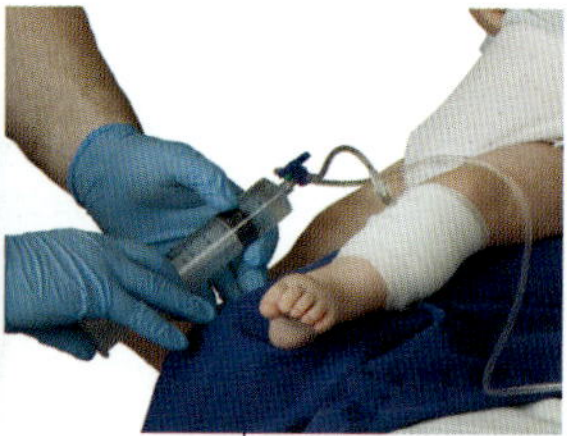

Abb. 3.10 c Angeschlossener intraossärer Zugang

- Nach maximal 3 Fehlversuchen einer peripheren Punktion wird vom ERC die **Anlage eines intraossären Zugangs** empfohlen (schnell, sicher, effektiv – sofern korrekte Durchführung). Zur Anlage eines i.o.-Zuganges s.a.S. 123 ff. Nach Medikamentengabe ist mit einem Bolus NaCl 0,9 % nachzuspülen, um eine schnellere Zirkulation des Wirkstoffes zu erreichen. Größere Infusionen müssen in der Regel mit Druckinfusionsmanschette oder manuellem Druck auf die Infusionsflasche eingespült werden (Widerstand). Ein intraossärer Zugang kann bis zur Anlage eines definitiven Venenzuganges genutzt werden.
  Die Leitlinien der AHA sehen für den Fall des Herz-Kreislauf-Stillstandes wie bisher den i.o.-Zugang als Gefäßzugang der ersten Wahl vor, wenn nicht schon ein i.v.-Zugang vorhanden ist [AHA Class IIa].
- Die tracheale Applikation ist gegenüber i.v.- und i.o.-Gabe nachteilig (optimale Dosis unbekannt, variable Resorption, nicht für alle Medikamente möglich, Lungenschäden).

Adrenalin

Indikation: bei jeder Form des Herz-Kreislauf-Stillstandes:

- bei VF/VT erst nach 2 erfolglosen Schocks: Gabe unmittelbar nach der 3. Analyse vor dem 3. Schock (bei Verzögerung/Sicherheitsproblem: direkt nach dem 3. Schock; zur Sequenz „CPR-Analyse-Medikament-Schock-CPR" s. S. 108). Die AHA empfiehlt die Adrenalingabe so kurz wie möglich nach dem 2. Schock während des anschließenden CPR-Intervalls.
- bei PEA/Asystolie: frühestmöglich (die AHA sieht explizit vor, dass bei PEA/Asystolie und zwei anwesenden professionellen Helfern einer die CPR allein durchführt, während der andere sich schnellstmöglich um die Adrenalingabe kümmert.)

Dosierung: 0,01 mg/kg i.v./i.o. alle 3–5 min (Standarddosis für alle Gaben: AHA Class IIa) (zur Not: 0,1 mg/kg intratracheal, wenn schon intubiert wurde, Wdh. mgl.).

Amiodaron

Indikation: refraktäre VF/VT erst nach 3 erfolglosen Schocks: Gabe unmittelbar nach der 4. Analyse vor dem 4. Schock (bei Verzögerung/Sicherheitsproblem: nach dem 4. Schock; zur Sequenz „CPR-Analyse-Medikament-Schock-CPR" s. S. 108). Die AHA empfiehlt die Amioda-

TR 125 *(279) Wir empfehlen die Anlage eines intraossären Medikamentenzugangs, wenn bei Kindern ein Zugang für dringend benötigte intravenöse Medikamente oder Infusionen nicht rasch herzustellen ist [AHA Class IIa]. [LOE 3 (2x), LOE 4, LOE 5 (3x), LOE 7 (2x)]*

TR 126 *(279) Die intravaskuläre, inkl. Intraossärer, Injektion von Medikamenten ist der Anwendung über den trachealen Weg vorzuziehen. [LOE 2 (3x), LOE 3 (2x), LOE 6 (7x)] Die empfohlenen Dosen zur trachealen Anwendung von Atropin, Adrenalin oder Lidocain sind höher als die vaskulären Dosen:*
- Adrenalin 0,1 mg/kg [LOE 6 (mehrere)]
- Lidocain 2–3 mg/kg [LOE 3]
- Atropin 0,03 mg/kg [LOE 2]
Optimale Dosen von Naloxon oder Vasopressin wurden bislang nicht ermittelt.

TR 127 *(279) Kinder mit Herz-Kreislauf-Stillstand sollen Adrenalin in einer Dosis von 0,01 mg/kg intravaskulär erhalten; diese Dosis gilt für die erste und alle nachfolgenden Gaben. Eine routinemäßige Verabreichung hochdosierten Adrenalins (0,1 mg/kg intravaskulär) ist nicht empfohlen und kann schädlich sein, insbesondere bei Asphyxie [AHA Class III]. Hochdosiertes Adrenalin kann in außergewöhnlichen Fällen (z. B. β-Blocker-Überdosierung) erwogen werden [AHA Class IIb]. [LOE 2 (2x), LOE 4 (2x)]*

rongabe unverzüglich nach dem 3. Schock während des anschließenden CPR-Intervalls.

Dosierung: In den Anwenderleitlinien des ERC 2005 und im CoSTR finden sich keine Dosisempfehlungen für Amiodaron bei Säuglingen und Kindern. Die Leitlinien der AHA empfehlen: 5 mg/kg KG mit der Möglichkeit der Wiederholung bis zu einer maximalen Gesamtdosis von 15 mg/kg KG oder 300 mg. Die BÄK empfiehlt 2–5 mg/kg i. v./i. o. Bei Rezidiv der VF/pVT empfiehlt

- die AHA eine erneute Amiodarondosis vor erneutem Schock mit zuletzt erfolgreicher Energie;
- die BÄK nach erneutem Schock mit zuletzt erfolgreicher Energie eine kontinuierliche Dauerinfusion mit 1–6 (–15) µg/kg/min nach Wirkung, zu deren Bewertung nichts weiter gesagt wird.

__TR 117__ (277) Intravenös appliziertes Amiodaron kann [bei Kindern] als Bestandteil der Therapie der schock-refraktären oder wiederkehrenden VF/pVT erwogen werden [AHA Class IIb nach 3 Schocks]. [LOE 3, LOE 7 (3x)]

__TR 128__ (280) Die Evidenz ist unzureichend, um eine Empfehlung für oder gegen die routinemäßige Verwendung von Vasopressin bei Herz-Kreislauf-Stillstand im Kindesalter aussprechen zu können. [LOE 5, LOE 6 (2x), LOE 7 (5x)]

__TR 129__ (280) Magnesium sollte bei Hypomagnesämie und Torsade de pointes verabreicht werden, aber die Evidenz ist unzureichend, um eine Empfehlung für oder gegen die routinemäßige Anwendung bei Herz-Kreislauf-Stillstand aussprechen zu können. [LOE 1, LOE 2 (4x), LOE 3 (2x), LOE 4, LOE 6]

Weitere Medikamente

Es besteht keine Indikation für die routinemäßige Verabreichung von Glukose, Kalzium, Lidocain, Magnesium, Natriumbikarbonat, Vasopressin oder Infusionen bei kindlichem Herz-Kreislauf-Stillstand. Mögliche Indikationen sind in besonderen Fällen:

- **Atropin:** In den ERC-Empfehlungen wird es für Kinder zwar im zugehörigen ALS-Algorithmus als „zu erwägen“ aufgeführt, eine Indikation oder i. v.-/i. o.-Dosierung für Kinder wird aber nicht genannt (außer Dosierung für tracheale Gabe: 0,03 mg/kg). Bei der AHA findet sich: 0,02 mg/kg i. v./i. o. (einmal Wdh. mgl.). Die BÄK empfiehlt: 0,01–0,03 mg/kg i. v./i. o. nur für Bradykardien mit dem Warnhinweis auf paradoxe Bradykardien bei Dosierungen < 0,1 mg. Beachte, dass sich eine (bei Kindern häufiger) hypoxisch bedingte Bradykardie zweckmäßiger durch Oxygenierung als durch Atropingabe bessern lassen dürfte.
- **Glukose:** nachgewiesene Hypoglykämie [AHA Class IIb]; AHA-Dosis: 0,5–1 g/kg i. v./ i. o.), eine (iatrogene) Hyperglykämie ist aber ebenfalls zu vermeiden.
- **Lidocain:** wenn Amiodaron nicht verfügbar ist
- **Magnesium:** nachgewiesene Hypomagnesämie, Torsade de pointes (AHA-Dosis: 25–50 mg/kg i. v./i. o. über 10–20 min, bei Torsade schneller, max. 2 g)
- **Natriumbikarbonat:** prolongierter Herz-Kreislauf-Stillstand bei schwerer metabolischer Azidose (aber erst nach Sicherstellung adäquater Ventilation und Adrenalingabe [AHA Class IIb]). Blind-Dosis nach BÄK/AHA: 1 mmol/kg i. v./(i. o.)), hämodynamische Instabilität in Kombination mit Hyperkaliämie, Vergiftungen mit trizyklischen Antidepressiva

Vorgehen nach Wiederkehr eines Spontankreislaufs

- **Beatmung:**
  1. Nach ROSC soviel Sauerstoff, dass S_pO_2 > 95 % liegt, vgl. TR 124 (s. S. 171).
  2. Beatmungsparameter so wählen, das Normokapnie erreicht wird, vgl. TR 130.
- Eine routinemäßige Pufferung mit Natriumbikarbonat ist auch nach ROSC nicht indiziert (größere Mengen können die Sauerstoffabgabe im Gewebe beeinträchtigen, eine Hypokaliämie, Hypernatriämie und Hyperosmolalität bewirken).
- Vasoaktive Substanzen können zur hämodynamischen Stabilisierung indiziert sein (nach Wirkung titrieren, nur als kontinuierliche intravenöse Infusion über ein exaktes Dosiersystem, z. B. nach BÄK: Adrenalin 0,01 – 0,3 (– 1) µg/kg/min i. v.).
- Auch wenn die Studienlage bei Kindern nicht ausreichend ist, um konkrete Protokolle zu empfehlen, ist – wie bei Erwachsenen (s. S. 138) – davon auszugehen, dass auch Kinder von einer induzierten Hypothermie nach ROSC profitieren können, insbesondere wenn sie trotz ROSC komatös bleiben (Ziel s. TR 131; Methoden und Komplikationen s. S. 138).
- Kinder, die bereits zum Zeitpunkt der Reanimation eine Hypothermie aufweisen, sollen nicht aktiv wiedererwärmt werden, es sei denn, die Körperkerntemperatur ist niedriger als 32 °C.
- Nach einer Phase milder Hypothermie soll die Wiedererwärmung langsam, d. h. mit einer Geschwindigkeit von 0,25–0,5 °C/h, erfolgen.
- Fieber nach ROSC ist mit einem schlechten neurologischen Outcome assoziiert und soll generell aggressiv behandelt werden (Antipyretika und/oder physikalische Kühlung), vgl. TR 132.
- Ggf. Behandlung von Periarrest-Arrhythmien (in den Leitlinien und im CoSTR ausführlich dargestellt).

TR 130 *(280) Hyperventilation nach Herz-Kreislauf-Stillstand kann schädlich sein und soll vermieden werden. Das Ziel der Beatmung nach ROSC lautet Normokapnie. Kurze Hyperventilationsintervalle können allenfalls als überbrückende Maßnahme bei einem Kind mit drohender zerebraler Einklemmung eingeschaltet werden. [LOE 2, LOE 3 (8x), LOE 4, LOE 5 (2x), LOE 6]*

TR 131 *(280) Bei Kindern mit Herz-Kreislauf-Stillstand, die nach Reanimation komatös bleiben, sollte die Einleitung einer Hypothermie (32–34 °C) über 12–24 h erwogen werden. [LOE 1, LOE 2 (2x), LOE 5, LOE 6 (viele), LOE 7 (4x)]*

TR 132 *(281) Medizinisches Fachpersonal soll einer Hyperthermie bei Kindern und Säuglingen nach erfolgreicher Reanimation vorbeugen oder diese – wenn bereits aufgetreten – aggressiv behandeln. [LOE 5 (2x), LOE 6 (3x), LOE 7 (3x)]*

TR 133 *(281) Vasoaktive Substanzen sollen in der Phase nach Herz-Kreislauf-Stillstand in Betracht gezogen werden, um die Hämodynamik zu verbessern. Die Auswahl, das Timing und die Dosis spezifischer vasoaktiver Substanzen muss individualisiert und geleitet von den verfügbaren Monitordaten erfolgen [LOE 5 (2x), LOE 6 (6x), LOE 7 (9x)]*

TR 134 *(281) Medizinisches Fachpersonal soll während einer Reanimation bei Herz-Kreislauf-Stillstand die Blutglukosekonzentration feststellen und nach ROSC engmaschig überwachen, mit dem Ziel, eine Normoglykämie einzustellen. Glukosehaltige Infusionen sind – außer bei nachgewiesener Hypoglykämie – während der Reanimation nicht indiziert. [LOE 4 (3x), LOE 5 (4x), LOE 6 (5x), LOE 7 (8x)]*

Alg. 15 – Reanimation von Neugeborenen

nach ERC, 2005

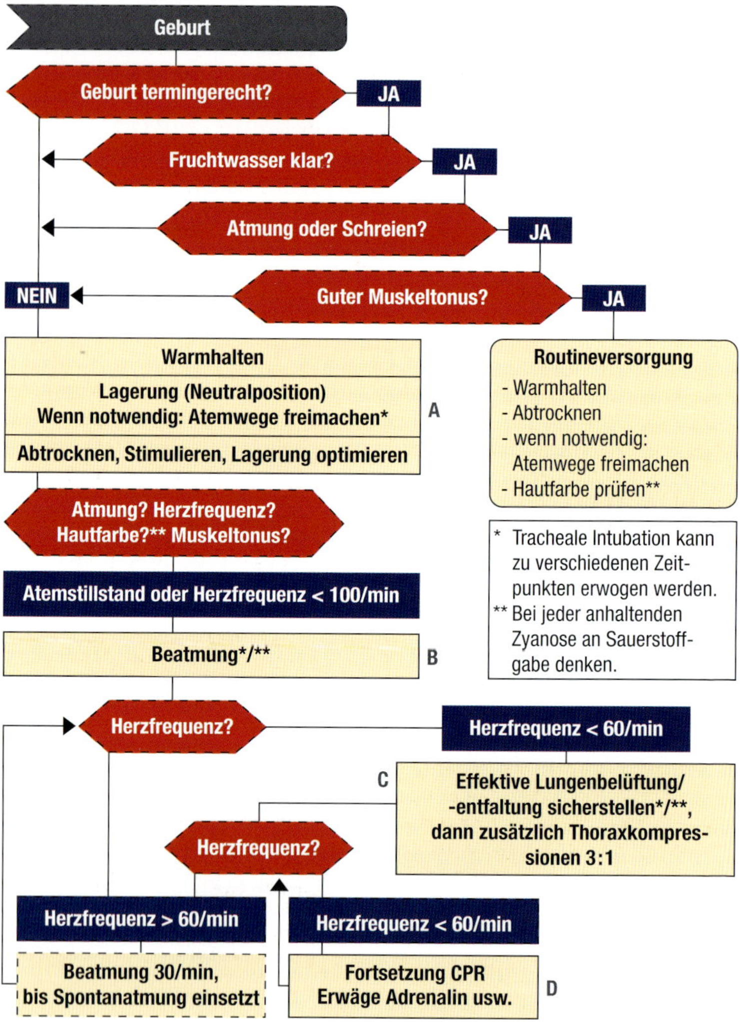

Grundsätze

- Nur etwa 10 % aller Babys benötigen irgendeine Form von medizinischer Unterstützung ihrer Vitalfunktionen während oder kurz nach der Geburt, sehr wenige bedürfen Wiederbelebungsmaßnahmen (0,2–1 % aller Babys). Von diesen wiederum benötigt der allergrößte Teil lediglich Unterstützung bei der Belüftung der Lungen (in 80–90 % ist eine Maskenbeatmung als einzige Maßnahme ausreichend). Die Gründe hierfür werden weiter unten erläutert.
- Die Wahrscheinlichkeit, dass Reanimationsmaßnahmen oder Expertenhilfe bei der Geburt notwendig werden, ist erhöht bei Zeichen für eine intrauterine Beeinträchtigung des Kindes, Entbindungen vor der (32.–) 35. (–37.) Schwangerschaftswoche, bei vaginaler Steißgeburt und Mehrlingsschwangerschaften. In solchen Fällen sollten entspr. Vorbereitungen getroffen werden.
- Die Notwendigkeit zur Reanimation kann aber nicht in jedem Fall vorhergesagt werden. Daher sollte bei jeder Geburt eine in der Neugeborenenwiederbelebung ausgebildete Person schnell verfügbar sein (bei Risikogeburten anwesend), die im Falle einer Reanimation keine anderen Aufgaben hat.
- Die Reanimationsausrüstung muss im Bedarfsfall sofort zur Verfügung stehen und täglich auf Vollständigkeit und Funktionsbereitschaft geprüft werden: Beatmungsmöglichkeit, warme Tücher und Decken, Abnabelungsset, Einmalhandschuhe, Absaugmöglichkeit, Zungenspatel oder Laryngoskop. Ein geeignetes Set zur Intubation und eine in dieser Maßnahme ausgebildete Person sollte bei Bedarf ebenfalls schnell zur Stelle sein.
- Während der Geburt, der Untersuchung und Erstversorgung des Neugeborenen sowie bei erforderlichen Reanimationsmaßnahmen sollte die Mutter (und ggf. Angehörige) regelmäßig und ruhig über den Zustand des Kindes und die ergriffenen Maßnahmen informiert werden (Informationsüberflutung vermeiden); wenn möglich, sollen die Eltern auch in die Entscheidung über einen Abbruch der Reanimation einbezogen werden. Dies erfordert eine hohe kommunikative und fachliche Kompetenz sowie Erfahrung des Teamleiters. Der Inhalt der Gespräche und die getroffenen Entscheidungen sollten sorgfältig dokumentiert werden.

Pathophysiologie

Die Maßnahmen zur „Reanimation" von Neugeborenen (in diesem Falle wäre der Begriff „Belebung" statt „Wiederbelebung" zutreffender) unterscheiden sich in Zielsetzung und Durchführung ganz wesentlich von denen bei Erwachsenen und Kindern, da bei Neugeborenen der Grund für die Reanimation praktisch nie in einer akuten Herzerkrankung, wie beim Erwachsenen, oder den typischen Atemfunktionsstörungen des Kindes (z. B. Verlegung, Trauma, Schock, Vergiftung) liegen und weil die Physiologie und Pathophysiologie des Neugeborenen einige Besonderheiten aufweist:

1. Thermoregulation

Neugeborene verlieren (auch bei von Erwachsenen als warm empfundenen Raumtemperaturen) schnell Wärme, was in vielerlei Hinsicht pathophysiologisch ungünstig ist (erhöhter Sauerstoff- und Glukosebedarf, Gerinnungsprobleme). Daher ist von Anfang an jeder Wärmeverlust zu vermeiden: keine Zugluft, hohe Raumtemperatur, gleich nach Geburt mit warmen Tüchern abtrocknen, Baby – wenn munter – der Mutter geben (Hautkontakt, beide zudecken). Auch Untersuchungs- und Reanimationsmaßnahmen sollen in warmer, zugfreier Umgebung stattfinden, am besten auf einer flachen, warm abgedeckten Arbeitsfläche unter einem dafür zugelassenen Heizstrahler.

2. Lungenentfaltung

In den Lungen des Neugeborenen befindet sich zunächst noch Flüssigkeit, deren Menge teilweise schon durch Mechanismen vor und während der Geburt vermindert wird (fetales Adrenalin, maternales Thyreotropin-Releasing-Hormon). Weitere relevante Flüssigkeitsmengen (> 100 mL), die die Diffusion der Atemgase behindern, müssen aber noch unmittelbar nach der Geburt resorbiert werden. Dies geschieht normalerweise zügig durch die ersten Schreie (höherer Druck in der Lunge unter Exspiration als bei normaler Atmung). Der erhöhte Atemwegsdruck ist auch notwendig, um die aneinanderliegenden Wände der Alveolen (physiologische Atelektasen) von einander zu lösen, d. h. die Adhäsionskräfte zu überwinden. Wenn die Lungen noch unreif sind (Frühgeborene) wird der sog. Surfactant-Faktor unzureichend gebildet, der die Oberflächenspannung in den Alveolen etwa um den Faktor 10 reduziert. Surfactant-Mangel erschwert somit die Entfaltung der Lunge und führt dazu, dass bereits entfaltete Lungenabschnitte während der Exspiration wieder kollabieren und beim nächsten Atemzug/-hub nicht oder nur schwer wieder eröffnet werden (besonders die kleineren Alveolen). Dies erfordert ein differenziertes Konzept der Atemunterstützung (z. B. Vermeidung hoher Volumina und Drücke, Anwendung von PEEP/CPAP) und/oder medikamentöse Maßnahmen (z. B. intrauterine/postpartale Lungenreifung; Surfactant-Ersatz, ggf. schon innerhalb der ersten 15 min nach Geburt).

ERC-Praxis **Blähbeatmungen**

Um die Resorption der Lungenflüssigkeit und die komplette Entfaltung der Lunge auch bei postpartalem Atemstillstand zu gewährleisten, sollen die ersten Beatmungen als sog. Blähbeatmungen (Entfaltungsbeatmungen) ausgeführt werden: Der initiale Beatmungsdruck wird für 2–3 Sekunden aufrecht erhalten. Der erforderliche Druck ist variabel und sollte den Brustkorb sichtbar wie bei normaler Atmung heben und senken. 20 cm H_2O können effektiv sein, es können aber auch Drücke von ≥ 30–40 cm H_2O erforderlich werden [AHA Class IIb].

Die BÄK empfiehlt, die ersten Blähbeatmungen mit einem Druck von 20 cm H_2O zu versuchen und nur bei Notwendigkeit den Beatmungsdruck zu steigern.
Im CoSTR, in den AHA- und ERC-Leitlinien sowie in den BÄK-Empfehlungen wird zur Beatmung von Neugeborenen ein spezielles Beatmungssystem empfohlen (alternativ zur Beutel-Masken-Beatmung), bei dem Luft/Sauerstoff über ein T-Stück (Modifikationen nach dem ersten System von Ayre, 1937) in die Beatmungsmaske eingeleitet wird und

ein vorher eingestellter Atemwegsdruck aufgebaut wird, solange der Helfer eine Öffnung des T-Stücks mit einem Finger verschließt. Auf diese Weise kann der Helfer beeinflussen, über welche Zeit und mit welchem Druck die Lunge des Kindes gebläht wird (eine Überschreitung des vorher stufenlos eingestellten Zieldrucks ist wegen eines regulierbaren Überdruckventils nicht möglich). Das deutsche Pendant zum T-Stück-System ist das sog. Kuhn-System (halboffenes Narkosesystem).

Dieses System ist aber nur in Verbindung mit Druckgas zu betreiben. In mobilen Einrichtungen (z. B. Rettungsdienst, Hausgeburten unter Betreuung durch niedergelassene Hebammen) findet es i. d. R. keine Verwendung. Auch in vielen Kliniken oder Geburtshäusern werden Beatmungsbeutel mit einem Überdruckventil (pop-off valve) verwendet, die mit entsprechendem „Fingerspitzengefühl" bedient werden sollen, damit gerade soviel Druck angewendet wird, dass die Herzfrequenz ausreichend ansteigt. Der angegebene Druck des Überdruckventils bei Beatmungsbeuteln kann nämlich sogar überschritten werden, da diese Ventile Flow-abhängig arbeiten.

Um dem Fachpersonal in der Aus- und Fortbildung ein präzises Gefühl für den Beatmungsdruck zu vermitteln, verwendet einer der Autoren von „Reanimation kompakt" das nebenstehende Funktionsmodell, das einfach nachzubauen ist: Über einen Tubusadapter wird mit einem Beatmungsbeutel Luft in ein Glasrohr geblasen, das in ein wassergefülltes, transparentes Standgefäß eintaucht. Der Höhenunterschied (in cm) zwischen Wasseroberfläche im Glasrohr und Wasseroberfläche im Standgefäß entspricht natürlich physikalisch exakt dem aktuellen Beatmungsdruck in cm H_2O. Das Volumen im inneren Glasrohr sollte in der Dimension des normalen Atemhubvolumens liegen (daher in dem Modell zweites Glasrohr für Erwachsene). Nach eigenen Erfahrungen empfiehlt es sich, bei solchen Lehrveranstaltungen mehrere Übungsdurchläufe mit zeitlichem Abstand durchzuführen, wobei zunächst der Übende die Wassersäule und Druckskala sehen kann, später aber „blind" beatmen muss und eine Rückmeldung nur durch andere Teilnehmer erhält.

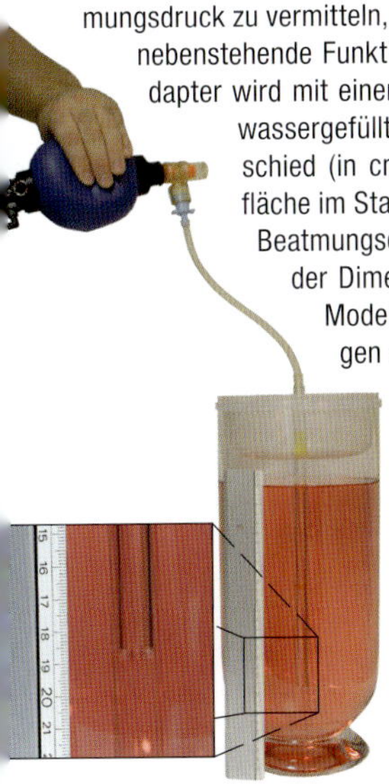

Abb. 3.11 Funktionsmodell zum Üben der Beutel-Masken-Beatmung (korrekter Beatmungsdruck) – Beschreibung im Text

TR 140 *(295) Ein selbstfüllender Beatmungsbeutel, ein durch Gasfluss befüllter Beatmungsbeutel oder ein mechanisches T-Stück-Beatmungssystem mit Druckregulationsmöglichkeit nach Erfordernis können gleichermaßen zur Beutel-Masken-Beatmung von Neugeborenen verwendet werden [AHA Class IIb]. [LOE 4 (2x), LOE 5, LOE 6 (3x)]*

TR 143 *(296) Die Datenlage ist nicht ausreichend, um eine Empfehlung für oder gegen die Anwendung von CPAP während oder nach Neugeborenenreanimation im Kreißsaal aussprechen zu können. [LOE 2, LOE 4 (2x), LOE 5, LOE 6 (2x)]*

Sonderfall: Frühgeborene

Nach BÄK sollen Frühgeborene und reife Neugeborene routinemäßig mit einem PEEP von 3–5 cm beatmet werden (dies lassen aber das T-Stück-Maskensystem und herkömmliche Beatmungsbeutel für Neugeborene ohne zusätzliches PEEP-Ventil nicht zu). Nach BÄK sind bei Frühgeborenen Blähmanöver zu vermeiden.

__TR 142__ (296) Helfer sollen bei der Beatmung von Frühgeborenen kurz nach der Geburt darauf achten, keine exzessiven Brustwandbewegungen zu verursachen. Auch wenn gemessene Spitzenbeatmungsdrücke unter veränderter Atemmechanik nicht gut mit dem verabreichten Volumen korrelieren, kann das Monitoring des Beatmungsdrucks helfen, Beatmungen gleichbleibender Qualität sicherzustellen und unnötig hohe Drücke zu vermeiden [AHA Class IIb]. Falls eine Beatmung mit positivem Druck erforderlich ist, ist ein initialer Beatmungsdruck von 20–25 cm H_2O für die meisten Frühgeborenen ausreichend [AHA Class Indeterminate]. Wenn auf diese Weise keine rasche Verbesserung der Herzfrequenz oder Brustwandbewegungen erreicht wird, können höhere Drücke notwendig werden. [LOE 5 (2x), LOE 6 (3x)]

3. Strategien gegen die Hypoxie

Die meisten gesunden Babys (ca. 75 %) beginnen innerhalb von 60 s nach der Geburt, selbst zu atmen, fast alle sonst gesunden Babys (ca. 95 %) atmen innerhalb von 2 Minuten nach der Geburt. Eine Art „physiologischer Atemstillstand“ zu Beginn der Geburt kann durch eine natürliche Überlebensstrategie erklärt werden:
Auch während einer normalen Geburt treten beim Baby regelmäßig hypoxische Phasen ein (z. B. Kompression der Plazenta bei Presswehen oder der Nabelschnur beim Durchtritt durch den Geburtskanal), auf die das Kind in natürlicher Weise vorbereitet ist (z. B. Verminderung des Energieverbrauchs durch Reduktion der Zirkulation, erhöhte myokardiale Glykogenspeicher). Ein wesentlicher Schutzmechanismus bei verlängerter Hypoxie ist auch die verzögert einsetzende Schnappatmung nach primärer Apnoe. Versteht man diesen Mechanismus, so interpretiert man einen initialen Atemstillstand des Neugeborenen im Regelfall als normale Schutzreaktion und behandelt das Neugeborene besonnen und adäquat (keine gefährliche Maximaltherapie). Es ist beruhigend, zu wissen, dass diese Situation durch einfache, aber kompetent durchgeführte Maßnahmen (Lungenbelüftung) meist schnell behoben werden kann.
Aufgrund langer Geburtsdauer, komplizierter Kindsentwicklung oder anderer Pathologika kann es zu hypoxischen Zuständen des Kindes mit erheblichen Abfällen des Sauerstoffpartialdruckes kommen. Entsprechende Sauerstoffmangelzustände stellen zunächst auch einen Atemanreiz dar. Stärkere Hypoxien beantwortet das Kind jedoch reflektorisch mit Herzfrequenzabfall und wenig später mit Atemstillstand (Zustand geringen Sauerstoffverbrauchs). Nach mehreren Minuten setzt regelmäßig eine Schnappatmung ein, mit der sich das Neugeborene – sofern es sich zu diesem Zeitpunkt schon an der Luft befindet – unter guten Umständen „selbst reanimieren“ kann; ist dies nicht der Fall, tritt der Tod ein. Dieser möglicherweise lebensrettende natürliche Mechanismus bleibt teilweise auch im Erwachsenenalter erhalten (s. S. 14, 22). Schnappatmung kann daher zwar beim Herz-Kreislauf-Stillstand von Erwachsenen die Aussicht auf eine erfolgreiche Reanimation verbessern (minimale Oxygenierung/Perfusion in dieser Zeit), kann aber u. a. aufgrund des primären Herzstillstandes nicht wie beim Neugeborenen zu einer „Selbstreanimation“ führen.Vereinfachtes Schema zur Pathophysiologie der Neugeborenen-Hypoxie:

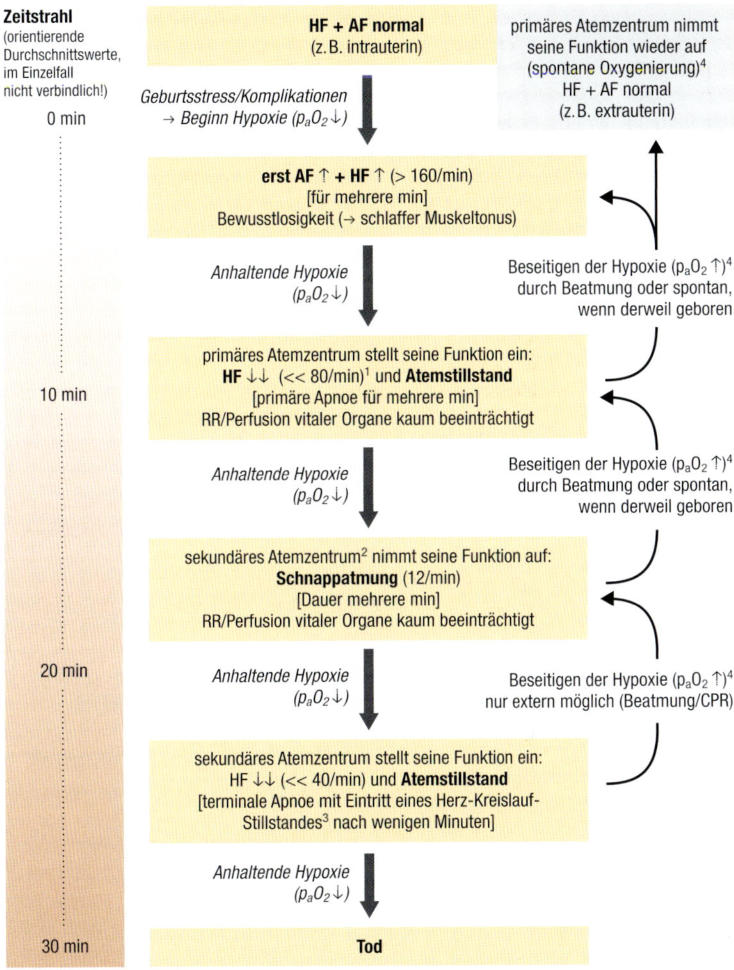

[1] HF-Abfall wahrscheinlich zunächst vagal induziert, aber hypoxisch aufrecht erhalten (anaerobe, weniger effiziente Energiegewinnung). Die Perfusion vitaler Organe wird durch ein erhöhtes Schlagvolumen (verlängerte Diastole, Frank-Starling-Mechanismus) und Kreislaufzentralisation gewährleistet. Zunahme der Laktatazidose.

[2] Es handelt sich um primitive spinale Zentren, die normalerweise von höheren Atemzentren gehemmt werden. Bei Hypoxie mit Funktionsausfall der höheren Zentren entfällt die Supression der untergeordneten Zentren, die noch unter relativ niedrigem Sauerstoffangebot arbeitsfähig sind.

[3] Irreversibler Funktionsverlust durch Zusammenbruch der biochemischen Homöostase.

[4] Gelingt eine ausreichende Oxygenierung, so äußert sich der Erfolg im Regelfall rasch (< 30–60 s) in einer Zunahme der Herzfrequenz und Auftreten von Eigenatmung (Wiederherstellung der Funktion der primären Atemzentren).

Ein Baby, das nach der Entbindung nicht ausreichend atmet, kann sich also im Stadium der primären Apnoe, der Schnappatmung oder der terminalen Apnoe befinden, was aus Sicht der Helfer initial nicht abschätzbar ist. Daher ist das Vorgehen (Alg. 15) so konzipiert, dass alle drei möglichen Zustände adäquat behandelt werden.

- **Im Stadium der primären Apnoe** gelingt es dem Baby bei freiem Atemweg meist ohne aufwändiges Zutun, sich selbst zu reanimieren (ein externer körperlicher Stimulus und Initialbeatmungen können hilfreich sein). Nach kurzer Zeit treten Schnappatemzüge auf, welche die Lunge ventilieren und das Blut oxygenieren. Da die Zirkulation noch intakt ist, wird das oxygenierte Blut rasch in die Koronararterien transportiert und die Herzfrequenz steigt an (Haut wird rosig). Die primären Atemzentren nehmen zügig ihre Funktion auf, sodass die Schnappatmung endet. Das Kind atmet und kommt zu Bewusstsein (Schreien, Muskeltonus, Bewegungen).
- **Im Stadium der Schnappatmung** gelingt die Selbstreanimation meist wie bei der primären Apnoe, aber u. U. etwas langsamer.
- **Im Stadium der terminalen (= sekundären) Apnoe** ist eine Selbstreanimation ausgeschlossen. Das Baby wird ohne Reanimation sterben. Es stirbt aber möglicherweise auch trotz korrekter Reanimation, wenn die vorangehende Hypoxie zu lange dauerte. Bei noch vorhandener Zirkulation kann eine effektive Lungenbelüftung rasch zur Oxygenierung des Blutes und zur Wiederherstellung der Herz- und Atemfunktion führen. Bei erst kurzdauerndem Herz-Kreislauf-Stillstand können Beatmungen in Kombination mit nur wenigen Thoraxkompressionen eine kleine Menge oxygeniertes Blut zum Herz transportieren (kurzer Weg), sodass dieses seine Funktion wieder aufnehmen kann (Herzfrequenz steigt bei Erfolg i. d. R. rasch an). In diesem Fall ist aber häufig noch eine Beatmung über mehrere Minuten erforderlich).

Reanimationsmaßnahmen bei Neugeborenen

Überblick

(zu den Buchstaben A–D, vgl. Alg. 15)

A. Abtrocknen, Warmhalten, Atemwege usw. (Basisversorgung) und Beurteilung des Neugeborenen und der Situation
B. Beatmung
C. Circulation/Thoraxkompressionen
D. Evtl. Drugs/Medikamente

Für die Schritte A, B und C sowie die Abstände weiterer Kontrollintervalle sind jeweils 30 s vorgesehen.

Beurteilung Neugeborener

Das auch in Deutschland viel verwendete Schema nach Virginia Apgar war nie dazu bestimmt, Neugeborene im Hinblick auf ihre Reanimationsbedürftigkeit einzuschätzen. Es hat sich als recht subjektiv herausgestellt. Das Schema auf der folgenden Seite (nach ERC) enthält vier Parameter (von denen drei auch im Apgar-Schema verwendet werden) und dienst explizit der ersten Einschätzung des Neugeborenen und der Erfolgskontrolle von Interventionen sowie der kontinuierlichen Überwachung:

Gruppe	Atmung/ Schreien	Herzfrequenz[1]	Hautfarbe[2]	Muskeltonus	Maßnahmen
1	kräftig	> 100/min	wird schnell rosig	kräftig	Trocknen und Warmhalten Der Mutter geben Evtl. an die Brust legen
2	unregelmäßig oder Atemstillstand	< 100/min	zentral zyanotisch	normal oder abgeschwächt	Taktile Stimulation[3] Evtl. Sauerstoffgabe Ggf. Maskenbeatmung
3			zyanotisch oder blass	schlaff	Maskenbeatmung Ggf. Thoraxkompressionen
4		nicht feststellbar	blass	schlaff	Atemwegssicherung Lungenentfaltung und Beatmung Ggf. Thoraxkompressionen Evtl. Medikamente

[1] Empfohlen wird die Auskultation mit Stethoskop an der Herzspitze. Der Nabelpuls ist nur aussagekräftig, wenn deutlich eine Frequenz von > 100/min tastbar ist.

[2] Bei anhaltender Zyanose trotz adäquater Eigenatmung und ausreichender Herzfrequenz , was nur sehr selten vorkommt, müssen verschiedene Erkrankungen in Betracht gezogen werden, z. B. Zwerchfellhernie, Surfactant-Mangel, kongenitale Pneumonie, Pneumothorax, angeborene Herzerkrankungen.

[3] Keine gewaltsamen Methoden! Nur kurzer Versuch; wenn kein Erfolg: Atemwege/Atmung!

Wärmeerhalt

Auch Reanimationsmaßnahmen sollen in warmer und zugfreier Umgebung stattfinden, am besten auf einer flachen Arbeitsfläche unter einem geeigneten Heizstrahler (Vorsicht vor Verbrennungen). Da ein großer Teil des Wärmeverlustes über Konvektion (Luftstrom) und Verdunstungskälte stattfindet, gibt es auch ein Konzept, Kopf (nicht Gesicht) und Rumpf sofort nach Geburt (ohne vorher abzutrocknen) mit einer hitzebeständigen Plastikfolie abzudecken (bes. bei Frühgeborenen, trotzdem Temperaturmonitoring notwendig, auch wegen des Hyperthermierisikos bei dieser Technik. Bei der Neugeborenenreanimation ist auch auf eine gute Beleuchtung zu achten).

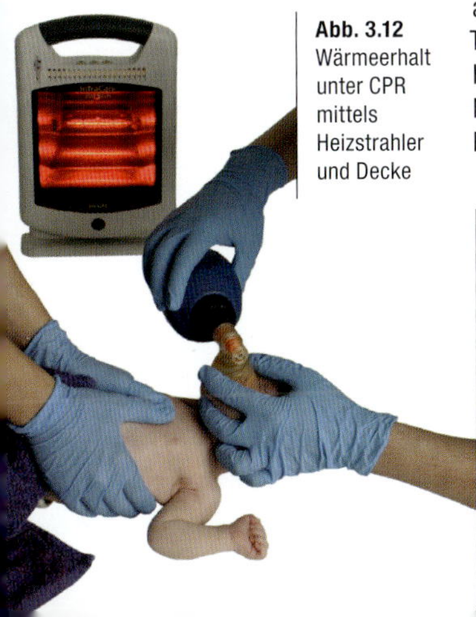

Abb. 3.12 Wärmeerhalt unter CPR mittels Heizstrahler und Decke

TR 148 *(298) Babys mit sehr niedrigem Geburtsgewicht haben weiterhin ein hohes Hypothermierisiko. Erwäge die Verwendung von Plastiktaschen oder Plastikfolien in Kombination mit Heizstrahleranwendung [AHA Class IIa bei < 1500 g Geburtsgewicht] gleichermaßen wie Standardtechniken zur Erhaltung der Körpertemperatur. Alle initialen Reanimationsschritte (inkl. Intubation, Thoraxkompressionen und i. v.-Zugangswege) können durchgeführt werden, ohne dass diese Maßnahmen zur Temperaturkontrolle eingeschränkt werden müssen. [LOE 2 (2x), LOE 4 (2x), LOE 5 (2x), LOE 8 (2x)]*

Atmung/Beatmung

Allein das Abtrocknen des Babys verursacht üblicherweise eine ausreichende Stimulation, um eine effektive Spontanatmung anzuregen. Wenn nach einer kurzen Zeit trotz adäquater Stimulation keine Eigenatmung einsetzt, ist eine Atemunterstützung erforderlich. Eine unregelmäßige oder fehlende Atmung ist prinzipiell mit einer qualitativ guten Maskenbeatmung zu behandeln. Bei Erreichen ausreichender Sauerstoffpartialdrücke normalisieren sich Herzfrequenz, Muskeltonus, Hautfarbe und die Atmung schnell von selbst (< 30 Sekunden). Die ersten Beatmungen sollen als sog. Blähbeatmungen ausgeführt werden (s. o.). Auch wenn die Herzfrequenz steigt, sind weitere Beatmungen indiziert, solange keine Eigenatmung einsetzt (Inspirationszeit etwa 1 s, Beatmungsfrequenz 30 (–60)/min, sodass die Herzfrequenz ausreichend hoch bleibt – die AHA empfiehlt einen Rahmen von 40–60 Beatmungen/min [Class Indeterminate]).
Um bei der Beatmung einen freien Atemweg zu gewährleisten, soll der Kopf in Neutralposition gelagert werden (z. B. durch ein ca. 2 cm dickes Handtuch unter den Schultern), ggf. ist der Esmarch-Handgriff anzuwenden oder ein Guedeltubus einzulegen.

ERC-Praxis **Keine adäquate Eigenatmung oder Herzfrequenz < 100/min**

Das Freimachen der Atemwege (Kopfposition, Zunge) sowie die Lungenbelüftung ist für gewöhnlich alles, was in dieser Situation erforderlich ist. Solange diese beiden Interventionen nicht wirkungsvoll ausgeführt werden, sind andere Handlungen sinnlos.

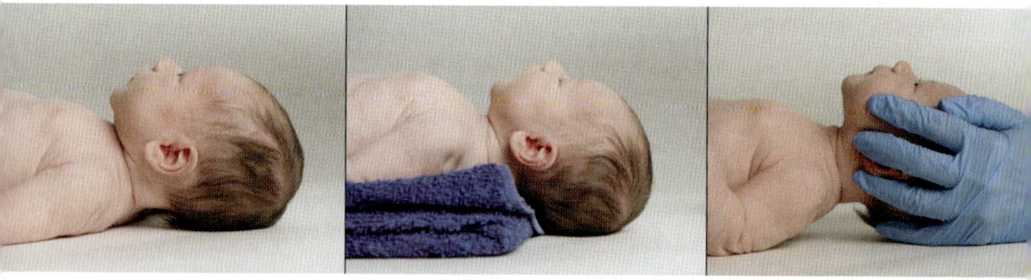

Abb. 3.13 a Neugeborenes auf dem Rücken bei Bewusstlosigkeit

Abb. 3.13 b Neutralpositon durch ein ca. 2 cm dickes Handtuch unter den Schultern → freie Atemwege

Abb. 3.13 c Kopf wird mit zwei Händen in Neutralposition („Schnüffelstellung") gebracht → freie Atemwege

Indikationen für Sauerstoff

Die Datenlage zur Anwendung von Sauerstoff bei der Beatmung während der Neugeborenenreanimation ist unzureichend. Daher kann keine bestimmte inspiratorische Sauerstoffkonzentration empfohlen werden. Studien in den letzten Jahren haben zunehmend Daten zur Sauerstoffanwendung geliefert, die auf asphyktisch-hypoxische Schäden bei

Raumluftbeatmung wie auch auf sauerstoffbedingte Schäden hinweisen (besonders bei Frühgeborenen). Leider sind die Ergebnisse der Studien teilweise widersprüchlich. Wichtiger als die Frage der Sauerstoffkonzentration ist aber in jedem Falle die adäquate Belüftung der Lunge, deren Erfolg an einem raschen Anstieg der Herzfrequenz erkennbar wird (bei fehlendem Herzfrequenzanstieg: beatmungssynchrone Thoraxbewegungen prüfen). Die AHA empfiehlt

1. die Sauerstoffgabe bei jeder notwendigen Überdruckbeatmung bei der Neugeborenenreanimation [AHA Class Indeterminate],
2. dass zusätzlicher Sauerstoff zur Verfügung stehen muss, wenn 90 s nach Beginn von Reanimationsmaßnahmen bei Neugeborenen ohne zusätzlichen Sauerstoff keine Besserung eingetreten ist,
3. die Beatmung mit Raumluft, wenn zusätzlicher Sauerstoff nicht bereitsteht [AHA Class Indeterminate].

Absaugen

Zuweilen scheiden Babys intrauterin dickflüssiges Mekonium aus („Kindspech", erster Stuhlgang – meist hypoxie-/stressbedingt). Dieses kann durch erste Atemversuche (noch intrauterin/intrapartal) aspiriert werden.

Nur bei Neugeborenen in schlechtem Zustand besteht bei V.a. Mekoniumaspiration ausnahmsweise eine Indikation zum endotrachealen Absaugen vor Stimulationsversuchen (möglichst unter Sicht, Pharynx mit Zungenspatel darstellen, Sog max. 100 mmHg, geeignete Katheter verwenden), ferner ggf. bei Aspiration von Blut oder festeren Partikeln. Ein routinemäßiges Absaugen

TR 136 *(294) Die derzeitige Datenlage ist unzureichend, um eine Sauerstoffkonzentration festzulegen, die zu Beginn der Neugeborenenreanimation verwendet werden soll. Wenn nach den ersten Schritten der Neugeborenenversorgung die Eigenatmung ausbleibt oder unzureichend ist, sollte die Lungebelüftung und Beatmung Priorität haben. Auch für den Fall, dass trotz adäquater Beatmung die Herzfrequenz niedrig bleibt, gibt es keine Evidenz für oder gegen eine Änderung der initial gewählten Sauerstoffkonzentration. Vielmehr sollte der Unterstützung des kardialen Auswurfs durch Thoraxkompressionen und koordinierte Beatmungen Vorrang eingeräumt werden.*

Bei Babys mit persistierender zentraler Zyanose, sollte erwogen werden, zusätzlichen Sauerstoff anzubieten [AHA Class Indeterminate, aber von der AHA empfohlen]. Empfehlungen, die Sauerstoffzufuhr abhängig von einem pulsoximetrischen Monitoring zu regeln, um eine Hyperoxie zu vermeiden, fehlt es an einer Datengrundlage, um einen angemessenen pulsoximetrischen Zielwert festzulegen, da die Messergebnisse durch den normalen Anstieg der Sauerstoffsättigung nach der Geburt nicht verwertbar sind [zunächst auch physiologisch erniedrigt; Erreichen einer $S_aO_2 > 95\,\%$ bei gesunden Neugeborenen präduktal z. T. erst nach > 10 min, postduktal fast 60 min].

Eine exzessiv hohe Sauerstoffspannung im Gewebe kann einen oxidativen Schaden verursachen und sollte vermieden werden, besonders bei Frühgeborenen. [LOE 1 (2x), LOE 2, LOE 5 (3x), LOE 6 (5x)]

TR 137 *(294, 295) Routinemäßiges intrapartales [bei geborenem Kopf] oro- und nasopharyngeales Absaugen bei Babys mit mekoniumhaltigem Fruchtwasser wird nicht mehr empfohlen [AHA Class I]. [LOE1, LOE 3, LOE 4 (2x)]*

TR 138 *(295) Wenn die Haut eines nicht lebensfrischen Neugeborenen mit Mekonium verschmutzt ist, sollte dieses Neugeborene unmittelbar nach der Geburt tracheal abgesaugt werden, bevor eine Stimulation erfolgt, sofern hierfür die Ausrüstung und qualifiziertes Personal verfügbar ist [AHA Class Indeterminate]. Tracheales Absaugen ist bei lebensfrischen Babys, die aus mekoniumhaltigem Fruchtwasser geboren wurden, nicht notwendig [AHA Class I; „lebensfrisch" bedeutet effektive Spontanatmung und guter Muskeltonus und HF > 100/min]. [LOE 1, LOE 5 (3x)]*

(auch bei mekoniumhaltigem Fruchtwasser) hat sich als schädlich herausgestellt (vagal induzierte Bradykardie, Laryngospasmus, verminderter Atemanreiz) und senkt nicht die Inzidenz oder Schwere des Mekoniumaspirationssyndroms [LOE 1].

Intubation

Eine Intubation ist selten notwendig und bedeutet immer eine Unterbrechung der lebenswichtigen Beatmung. Die Intubation kann/muss aber zu verschiedenen Zeitpunkten erwogen werden, wenn

- eine Verlegung der Trachea (z. B. Mekonium) durch Absaugen beseitigt werden muss,
- die Beutel-Maskenbeatmung ineffektiv ist (trotz optimaler Technik),
- Thoraxkompressionen durchgeführt werden,
- spezielle Indikationen vorliegen (z. B. Zwerchfellhernie, Geburtsgewicht < 1000 g).

Die Indikation zur Intubation und deren Zeitpunkt sind abhängig von der Übung und Erfahrung des Durchführenden. Als Indikator für eine tracheale Tubuslage kann ein prompter Anstieg der Herzfrequenz sowie ein exspiratorischer CO_2-Nachweis herangezogen werden, wobei beide Zeichen eine zu tiefe (einseitige) Intubation nicht ausschließen und bei Herz-Kreislauf-Stillstand ausbleiben können. Die visuelle Lagekontrolle ist in diesen Fällen empfohlen. Aus Sicherheitsgründen muss bei unklarer Lage eine Extubation erfolgen.

TR 144 *(297) Die tracheale Tubuslage muss nach Durchführung der Intubation bestätigt werden, insbesondere wenn bei Säuglingen [! diese TR wird im CoSTR aber bei Neugeborenen aufgeführt] mit Bradykardie die Herzfrequenz nicht ansteigt. Die exspiratorische CO_2-Detektion ist nützlich, um die tracheale Tubuslage zu bestätigen [laut AHA Methode der Wahl, sofern die Intubation nicht zur trachealen Mekoniumabsaugung erfolgt, AHA Class II a]. Wenn während eines Herz-Kreislauf-Stillstandes kein exspiratorisches CO_2 nachgewiesen werden kann, sollte die Tubuslage mittels direkter Laryngoskopie bestätigt werden. [LOE 5 (5x), LOE 7]*

TR 141 *(296) Der Einsatz einer Larynxmaske kann eine effektive Beatmung während der Neugeborenenreanimation ermöglichen, wenn die Beutel-Masken-Beatmung erfolglos ist oder eine endotracheale Intubation nicht gelingt oder nicht möglich ist. Die Datenlage ist nicht ausreichend, um die Beatmung mit Larynxmaske als Hilfsmittel der ersten Wahl zu empfehlen, weder während der Neugeborenenreanimation, bei mekoniumhaltigem Fruchtwasser, noch wenn Thoraxkompressionen erforderlich sind oder zur trachealen Medikamentengabe [AHA Class Indeterminate]. [LOE 2, LOE 5 (6x)]*

Larynxmaske

Die Larynxmaske wurde von erfahrenen Anwendern in Studien erfolgreich zur Beatmung von Neugeborenen (inkl. Frühgeborene) eingesetzt, teilweise auch als Alternative zur Intubation. Es können aber aufgrund mangelnder Daten keine konkreten Empfehlungen für oder gegen den Einsatz der Larynxmaske in bestimmten Reanimationssituationen gegeben werden. Gelingt die Intubation nicht, kann die Larynxmaske eine gute Alternative darstellen.

Thoraxkompressionen

Zur Unterstützung einer hypoxiebedingt verminderten Herzfunktion (HF < 60/min trotz adäquater Beatmung) können Thoraxkompressionen notwendig werden, deren Sinn aber bei Neugeborenen vor allem darin besteht, oxygeniertes Blut von der Lunge in die Koronararterien zu bringen, damit das Herz wieder seine normale Funktion aufnimmt (kurzer

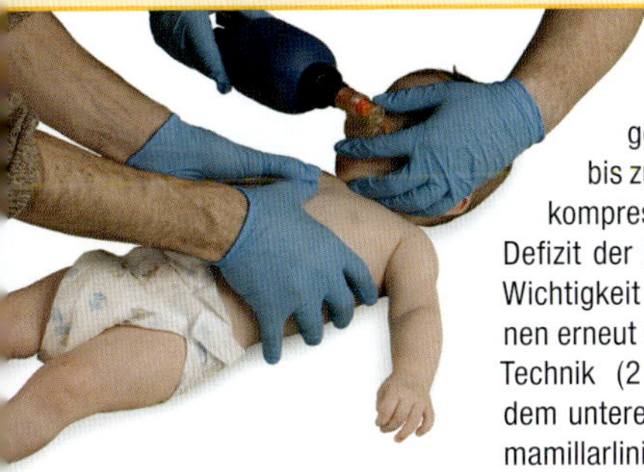

Abb. 3.14 Maskenbeatmung und Thoraxkompressionen beim Neugeborenen

Weg → oft schnelles Ansprechen auf wenige Thoraxkompressionen → kurzes Intervall bis zur nächsten Kontrolle: 30 Sekunden). Thoraxkompressionen können daher bei Neugeborenen ein Defizit der Beatmung keinesfalls ausgleichen, was die Wichtigkeit einer adäquaten Beatmung von Neugeborenen erneut unterstreicht.

Technik (2 Helfer): die Daumen beider Hände über dem unteren Sternumdrittel (knapp unterhalb der Intermamillarlinie) nebeneinander legen sowie mit den übrigen Fingern den Brustkorb des Neugeborenen umgreifen und dessen Rücken stützen. Den Thorax zu einem Drittel des a.p.-Durchmessers eindrücken. Danach komplett entlasten, ohne die Daumen vom Brustkorb abzuheben. Eine etwas kürzere Kompressions- als Dekompressionsphase könnte von Vorteil sein. Das empfohlene Verhältnis von Kompressionen zu Beatmungen ist 3:1.

Arbeitsgeschwindigkeit: anzustreben sind etwa 120 „Ereignisse" (d.h. Kompressionen und Beatmungen) pro Minute, d.h. 90 Kompressionen und 30 Beatmungen [AHA Class Indeterminate]. Dabei ist die Qualität von Kompressionen und Beatmungen wichtiger als die Frequenz. Alle 30 s soll der Zustand des Neugeborenen überprüft werden, Thoraxkompressionen und Beatmungen werden fortgesetzt, bis die Herzfrequenz über 60/min steigt [AHA Class IIa].

Die Vorgabe von 120 Ereignissen ist aus Sicht der Autoren von „Reanimation kompakt" unrealistisch: berücksichtigt man für die Beatmungen den Richtwert von 1 s für die Inspirationszeit (30 Beatmungen → 30 s) und geht davon aus, dass die folgende Kompression perfekt synchronisiert bereits in die Exspirationsphase fällt, so bleiben für 90 Kompressionen ebenfalls 30 s übrig, woraus eine Arbeitsfrequenz von 180/min oder 3/s resultiert, die angesichts der Übergänge zwischen Beatmung und Kompressionen nur ein Minimum darstellen kann und die Belastungsgrenze für die Daumenmotorik erreicht.

Die Abbildung des ERC zur Neugeborenenreanimation, die auch von der BÄK wiedergegeben wird, zeigt entgegen der Aussage im Text (s.o.), dass beide Daumen übereinander gelegt werden. Wir haben uns entschieden, der ERC-Abbildung zu folgen und es in unserer Abb. 3.14 genauso zu zeigen, da bei einem Neugeborenen und kleineren Säugling das Sternum noch zu klein sein kann, um eine Kompression mit zwei nebeneinander liegenden Daumen durchzuführen, ohne Druck (aus Versehen) auf die Rippen zu verlagern.

Medikamente

In der Neugeborenenreanimation sind Medikamente selten indiziert. Ist eine spontane Herzfunktion trotz adäquat durchgeführter Beatmung und Thoraxkompressionen unzureichend, können folgende Medikamente erwogen werden:

- Natriumbikarbonat (eine Azidose kann die Herzfunktion beeinträchtigen): 1–2 mmol/kg i.v.

- Adrenalin (insbesondere bei weiter bestehender Bradykardie < 60/min trotz suffizienter Beatmung): 0,01–0,03 mg/kg i. v. (keine höheren Dosen, die als potenziell schädlich gelten: AHA Class III). Die tracheale Gabe ist nicht empfohlen. Wer die tracheale Gabe zur Not versucht, sollte (mind. 0,03) bis zu 0,1 mg/kg intratracheal anwenden, wobei diese Dosen nicht ausreichend untersucht sind (Class Indeterminate für die tracheale Gabe, im Gegesatz zur i. v.-Gabe, die mit AHA Class IIa als Applikationsweg der Wahl für Adrenalin gesehen wird).
- Flüssigkeitssubstitution (bei V. a. Blutverlust oder Schock: Blässe, unzureichende Durchblutung): initial 10–20 ml/kg i. v. (unter Infusionslösungen sind Vollelektrolytlösungen Mittel der Wahl (AHA Class IIb); in der Klinik u. U. Transfusion von bestrahltem und leukozytendepletiertem Blut der Gruppe 0 Rh-negativ).

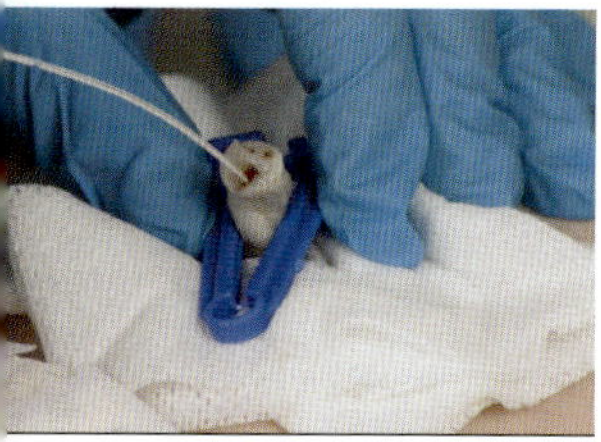

Abb. 3.15 Einführen eines Nabelvenenkatheters

Die Medikamentengabe bei Neugeborenen erfolgt am besten über einen schnell einzulegenden Nabelvenenkatheter, der rasch eine ausreichende Konzentration des Wirkstoffs am Zielorgan (z. B. Herz) gewährleistet. Hierfür ist ein spezieller, weicher und ausreichend langer Katheter zu verwenden, um die Bahnung einer Via falsa zu vermeiden. Die Katheterspitze sollte innerhalb der V. cava inferior, aber noch außerhalb des rechten Atriums zu liegen kommen (zur groben Orientierung: der Katheteranteil innerhalb des Körpers sollte nicht länger sein als der Abstand vom Nabel zur Intermamillarlinie; liegt der Katheter in der V. cava, kann i. d. R. leicht Blut aspiriert werden). Der mit NaCl gefüllte Katheter (mit aufgesetztem, geschlossenem Dreiwegehahn und Spül-/Aspirationsspritze) wird unter den üblichen Hygienekautelen nach frischem Nabelschnuranschnitt (vorzugsweise mit sterilem Skalpell) in die Umbilikalvene eingeführt (größtes der drei Gefäße, im Gegensatz zu den beiden Arterien nicht kreisrund und ohne Muskelsaum). Während der Passage der Nabelklemme/Nabelbinde ist diese zu lockern. Auf geeignete Fixierung unter Schonung der Haut achten.

Laut BÄK ist der intraossäre Zugang für reife Neugeborene ausdrücklich nicht empfohlen.

Postreanimationsbehandlung

- Auch bei Neugeborenen gilt Normoglykämie als Therapieziel nach erfolgreicher Reanimation [AHA Class Indeterminate].
- Die Datenlage reicht nicht aus, um eine induzierte sytemische oder lokale Hypothermie nach Reanimation von Neugeborenen empfehlen zu können [AHA Class Indeterminate].
- Eine Hyperthermie ist zu vermeiden [AHA Class IIb] bzw. zu behandeln.

Abbruch von Reanimationsbemühungen bei Neugeborenen

Ethische, juristische und medizinische Empfehlungen zum Abbruch der Neugeborenenreanimation werden ausführlich im Kapitel 4 (Ethik) auf Seite 199 f. dargestellt.

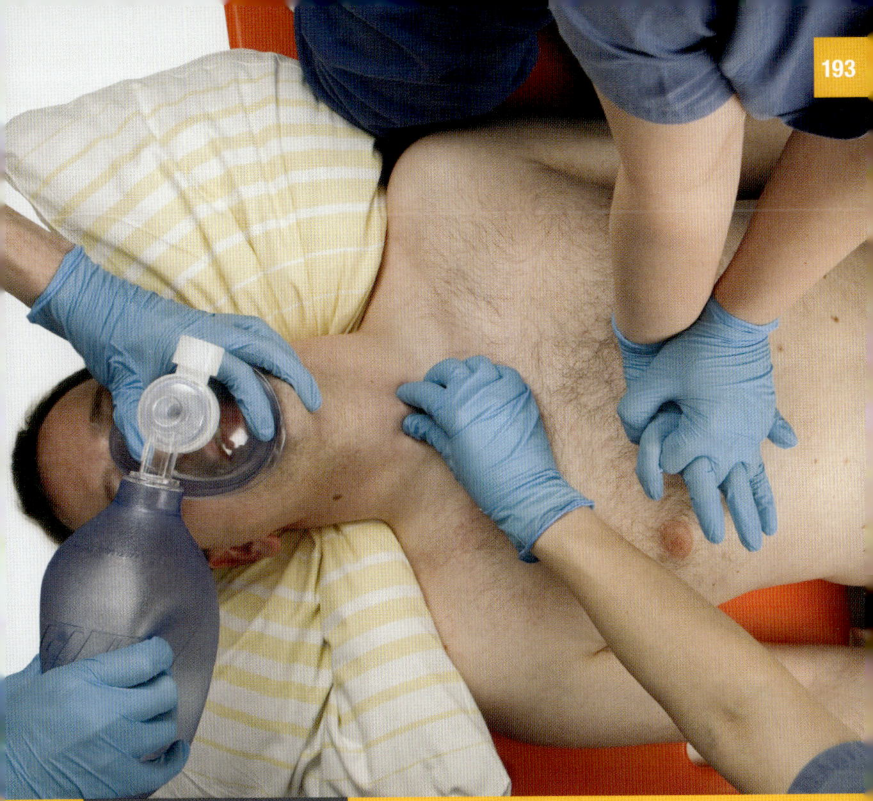

KAPITEL 4 Inhaltsübersicht

Ethische Aspekte der Reanimation

Ethische Aspekte der Reanimation

Die Leitlinien 2005 beschränken sich nicht nur auf die Wiedergabe evidenzbasierter Therapieschemata (Algorithmen), sondern integrieren auch wichtige Aspekte zu ethischen Fragen bei der Reanimation.

Die Aussagen in diesem Kapitel beruhen überwiegend auf Section 8 der ERC-Leitlinien 2005, die in wesentlichen Punkten mit Part 2 der AHA-Leitlinien 2005 übereinstimmt. Die hier aufgezeigten Probleme und Lösungsansätze werden in diesem Zusammenhang unter ethischen Gesichtspunkten beleuchtet. Inwieweit dies auch juristisch relevant ist, kann in manchem Fall eine andere, regional zu differenzierende Frage sein. Zur juristischen Bedeutung von DNAR-Anweisungen s. beispielsweise Kap. 2 (S. 78 f.). Es ist aber regelmäßig festzustellen, dass die unten beschriebenen ethischen Grundprinzipien auch regelmäßig mit Gesetzen und der Rechtsprechung in Einklang stehen.

ERC-Praxis **Das Verhältnis der Ethik zur Reanimation**

Zweifellos verdanken viele Patienten und Angehörige der Entwicklung der Reanimation wertvolle gemeinsame Lebenszeit.
Der Möglichkeit, einen Patienten erfolgreich wiederzubeleben, sodass er später das Krankenhaus zu Fuß und bei klarem Verstand verlassen kann, steht eine potenzielle Verlängerung des Leidens, bzw. des Sterbeprozesses, entgegen. Im schlimmsten Fall bleibt der Patient nach der Wiederbelebung apallisch (Koma).
Die ethischen Abwägungen im Zusammenhang mit Reanimationsmaßnahmen werden durch individuelle, internationale ebenso wie lokale, kulturelle, religiöse, traditionelle, soziale, ökonomische und rechtliche Faktoren beeinflusst.

Die folgenden Ausführungen beruhen teilweise auf umfangreichen Befragungen von Patienten, Angehörigen sowie Ärzten und medizinischem Fachpersonal sowie anderen wissenschaftlichen Erkenntnissen. Sie sollen und können aber keine für jeden Einzelfall abschließende Lösung geben. Es werden vielmehr auch bewusst Fragen aufgeworfen, die nicht einfach mit einer verbindlichen Handlungsanweisung oder einem Praxistipp beantwortet werden können. Vielmehr müssen Ärzte und medizinisches Fachpersonal selbst persönliche Strategien entwickeln, um im Einzelfall – nach individueller Anwendung allgemeingültiger, für den Patienten und für sich selbst relevanter ethischer Grundsätze – verantwortbare, begründete und nachvollziehbare Entscheidungen treffen zu können. Daher sollten sich alle medizinische Helfer mit ethischen Prinzipien vertraut machen, die so zu einem tragfähigen Fundament für schwerwiegende, oft unumkehrbare Entscheidungen werden können. Leider müssen derartige Entscheidungen zudem häufig unvorbereitet und unter Zeitdruck getroffen werden, z. B. wenn Angehörige in Unkenntnis oder Ermangelung eines anderen Hilfeleistungssystems (z. B. Hospizdienste, Hausarzt) beim absehbar nahenden oder eingetretenen Tod eines Patienten den Rettungsdienst alarmieren, der auf die Behandlung vitalbedrohlicher Zustände und nicht auf eine qualifizierte Sterbebegleitung ausgerichtet ist. Eher selten werden solche Entscheidungen mit Vorbereitungen für akute Verschlechterungen oder den Eintritt des Todes schon im Vorfeld absehbar kritischer Ereignisse durch Patienten, Angehörige oder behandelnde Ärzte angestoßen oder getroffen.

ERC-Praxis **Allgemein anerkannte Grundprinzipien**

Die folgenden vier ethischen Grundprinzipien sollten bei jeder Therapieentscheidung beachtet werden: Nutzen (Benefizienz), Nicht-Schaden (Non-Malefizienz), Behandlungsgerechtigkeit (Justitia) und Selbstbestimmungsrecht des Patienten (Autonomie).
Häufig ist eine Abwägung dieser Prinzipien gegeneinander notwendig, da mit einer Maßnahme gleichzeitig ein Prinzip erfüllt und ein anderes verletzt werden kann. Generell besteht unter diesen Prinzipien aber keine konstante Hierarchie.

- **Nutzen:** Vorteil für den Patienten durch die Behandlung bei ausgeglichener Risiko-Nutzen-Analyse; so einfach das klingt: das Wohlergehen des Patienten kann in unterschiedlichen Zielen bestehen, die auch gegeneinander gerichtet oder nur teilweise möglich sein können:
  - Erhaltung/Verlängerung des Lebens
  - Wiederherstellung der Gesundheit
  - Linderung der Leiden
- **Nicht-Schaden:** Maßnahmen, die sinnlos sind (z.B. bloße Verlängerung des Leidens) oder dem Patienten einen Schaden (zusätzliches Leiden, Würdeverlust) zufügen, sollen nicht durchgeführt werden (z.B. Reanimation bei sicheren Todeszeichen).
- **Behandlungsgerechtigkeit:** Der „Nutzen" der Behandlung muss allen in der Gesellschaft – ohne Ansehen der Person – gleichermaßen zur Verfügung stehen und angeboten werden. Hierbei zeigt sich auch das Verteilungsproblem nur begrenzt zur Verfügung stehender Ressourcen.
- **Patientenautonomie:** Das Selbstbestimmungsrecht des Patienten ist generell respektiert und auch in der „Deklaration von Helsinki" (Menschenrechte) manifestiert. Eine entsprechende Willensäußerung des Patienten ist jedoch beim Herz-Kreislauf-Stillstand nicht mehr möglich und auch in hinterlegter Form oft nicht direkt feststellbar (hierzu vgl. S. 78f. und s.u.). Dennoch wirken Würde und Selbstbestimmungrecht des Patienten auch nach Unfähigkeit zur Willensbildung und Willenäußerung fort, auch wenn sie praktisch schwer zu ermitteln sind.

Patientenverfügung/Patientenwille

Jede medizinische Behandlung muss – auch juristisch – den Willen des Patienten berücksichtigen. Ein vom Behandler gesehener Nutzen für den Patienten rechtfertigt eine Maßnahme nicht, wenn der Patient sie im Zustande der Einsichtsfähigkeit und Aufgeklärt-

heit ablehnt oder zuvor abgelehnt hat. Wenn aber in einer lebensbedrohlichen Situation keine zuverlässigen Erkenntnisse über den aktuellen Willen des Patienten vorliegen, ist im Wege der mutmaßlichen Einwilligung (ständige höchstrichterliche Rechtsprechung) von einem Überlebenswillen des Patienten auszugehen.
Der Wille des Patienten ist in einer Reanimationssituation grundsätzlich schwierig zu ermitteln. Manche Patienten haben ihren Willen und ihre Wünsche in einem Patiententestament oder in einer Patientenverfügung hinterlegt. Die schriftliche Form ist dafür jedoch nicht zwingend. Aus ethischer Sicht macht es keinen Unterschied, wie der Patient seinen Willen zum Ausdruck bringt, sei es als Patientenverfügung (Patiententestament) oder mündlich (Wiedergabe z. B. durch Angehörige; auch wenn die Gefahr der Beeinflussung durch eigene Ansichten, eigene Interessen und Fehlinterpretationen der Angehörigen besteht).
Grundsätzlich muss hinterfragt werden, ob die Verfügung noch aktuell ist und sich auch auf die momentane Situation bezieht. Die Einstellung des Patienten kann sich mit Wechsel der Lebensumstände ändern; mit zunehmenden Erkrankungen wird beispielsweise eine niedrigerere Lebensqualität vom Patienten als akzeptabel und zufriedenstellend eingestuft als vorher vermutet. Untersuchungen zufolge unterschätzen Helfer oft den Überlebenswillen (-wunsch) des Patienten.
Konkrete Willensäußerungen des Patienten sind in einer akuten Notfallsituation oft nicht direkt auffindbar oder beziehen sich oft eher auf andere Situationen (Maßnahmen im Rahmen der Intensivtherapie) als auf die Frage, ob beispielsweise beim plötzlichen Herztod initial ein Wiederbelebungsversuch unternommen werden soll. Eine Verfügung, keine Reanimation durchzuführen, ist eher selten.

DNAR-Anweisungen

DNAR steht für „do not attempt resuscitation" (= keinen Reanimationsversuch durchführen). Die DNAR-Anweisung ist keine Form der Willensäußerung des Patienten, sondern der Ausdruck einer Therapieentscheidung, die – wenn möglich – zusammen mit dem Patienten getroffen wurde. Es ist die Anweisung, dass kein Reanimationsversuch durchgeführt werden soll. Die Entscheidung zu einer DNAR-Anweisung obliegt dem behandelnden (im Krankenhaus möglichst einem leitenden) Arzt nach ausführlichem Gespräch mit dem Patienten (z. B. schon vorausschauend bei KH-Aufnahme!!) und/oder ggf. mit den Angehörigen. Auch wenn z. B. nahe Angehörige (ggf. mit Einverständnis des Patienten!) und Pflegepersonal sowie Assistenzärzte (die dem Patient oft persönlich näher stehen und mehr persönliche Informationen haben als der Oberarzt) vor der Entscheidung über eine DNAR-Anweisung unbedingt gehört werden sollen, wäre es unfair, ihnen die Verantwortung für eine Entscheidung aufzubürden, die zuletzt der verantwortliche Arzt zu tragen hat.
Während Patienten ein gesetzlich verbrieftes Recht haben, eine Behandlung abzulehnen, kann der Patient (oder ein Angehöriger) nicht auf einer Behandlung (z. B. Reanimation) bestehen. Mediziner sind nur zu Behandlungen verpflichtet, die dem Patienten voraussichtlich mit einer gewissen Wahrscheinlichkeit nützen werden. Ein Arzt, der eine Behandlung wegen deren Nutzlosigkeit ablehnt, handelt jedoch sicher klug, wenn er sich bei einer

schwerwiegenden Entscheidung die Meinung eines erfahrenen Kollegen und anderer behandelnder Ärzte einholt. Eine DNAR-Anweisung erfordert höchsten Grad diagnostischer Sicherheit!

Eine DNAR-Anweisung bedeutet jedoch keinen generellen Therapieabbruch! Im Gegenteil können – je nach Ziel des Patienten und medizinischen Möglichkeiten – bei gleichzeitig bestehender DNAR-Anweisung umfangreiche Maßnahmen indiziert sein: zur Linderung von Leiden (Analgesie, Sedierung, Sauerstoff, Ernährung, Flüssigkeit, Antibiose, Kreislaufstabilisierung) und ggf. auch zur Verlängerung der aus Sicht des Patienten möglicherweise sehr wertvollen Lebenszeit.

Der Patient selbst, Angehörige und alle, die mit dem Patienten zu tun haben (Pflegepersonal, Ärzte usw.), sollten über die DNAR-Anweisung informiert werden. Ein aktueller und im Notfall sofort nachvollziehbarer Vermerk in der Patientenakte ist zwingend notwendig!

Eine DNAR-Anweisung muss im Verlauf überprüft werden und kann oder muss bei Veränderung der Fakten, die die Entscheidung begründet haben, zurückgenommen werden (z. B. Änderung der Diagnose).

Näheres zu DNAR-Anweisungen s. auch S. 78f.

Um sinnlose und für alle belastende Reanimationsversuche zu vermeiden, empfiehlt der CoSTR für chronisch oder terminal kranke Patienten außerhalb von Krankenhäusern ärztliche Anweisungen, die an den Rettungsdienst gerichtet sind (s. TR 162). Damit ist aber nicht die Unterlassung jeglicher lindernder oder lebensverlängernder Notfalltherapie gemeint – eine solche Therapie könnte ebenfalls in diesen Anweisungen geregelt werden.

TR 162 *(308) Die Verwendung von standardisierten ärztlichen Anweisungen für die außerklinische Notfallbehandlung von Patienten mit chronischer Erkrankung oder Patienten im Terminalstadium einer Krankheit wird empfohlen. Diese standardisierten Anweisungen müssen für Rettungsdienstpersonal sofort verständlich sein. Zusätzliche Instruktionen sollten anzeigen, ob der Rettungsdienst im Falle eines (kurz bevorstehenden) Herz-Kreislauf-Stillstandes lebenserhaltende Maßnahmen einleiten oder fortsetzen soll.*

Da sich die gesetzlichen Regelungen zu DNAR-Protokollen und Vorausverfügungen regional unterscheiden, sollte das medizinische Personal über die lokal gültigen Gesetze und Regularien informiert sein. [LOE 3 (2x), LOE 4 (11x), LOE 7]

ERC-Praxis **Entscheidung im Notfall**

Wenn ein Herz-Kreislauf-Stillstand eintritt und die Entscheidung für oder gegen einen Reanimationsversuch für die anwesenden Helfer noch nicht verbindlich getroffen wurde (z. B. gültige DNAR-Anweisung), soll immer sofort mit effektiven Reanimationsmaßnahmen begonnen werden, um während der laufenden Reanimation alle wichtigen Informationen für eine verantwortungsvolle Entscheidung (Fortführen oder Abbruch der Reanimationsmaßnahmen) zu sammeln.

Es steht keine Zeit zum Überlegen zwischen Eintritt eines Herz-Kreislauf-Stillstandes und Beginn der CPR zur Verfügung. Eine verspätet oder halbherzig begonnene CPR ist medizi-

nisch, ethisch und juristisch mehr als bedenklich. Gleichwohl verstößt auch ein genereller Reanimationsversuch „aus Prinzip" oder „zur eigenen Absicherung" bei eindeutigem Vorliegen von Unterlassungskriterien gegen die o. g. Grundsätze. In Anbetracht des Faktors Zeit macht es ethisch keinen Unterschied, ob eine Reanimation nicht begonnen oder im Verlauf abgebrochen wird, sobald entsprechende Gründe vorliegen.
Entweder die Entscheidung zum Unterlassen der Reanimation ist klar, so dass gar keine CPR begonnen wird, oder die CPR muss sofort (binnen Sekunden) effektiv einsetzen, um dem Patienten eine echte Chance auf Überleben und Überlebensqualität zu geben. Während der effektiven CPR kann ggf. eine Entscheidung über einen gerechtfertigten Abbruch oder eine sinnvolle Fortsetzung der Maßnahmen getroffen werden. Diese Entscheidung im Dialog mit den beteiligten Helfern und ggf. auch Angehörigen herbeizuführen und dann persönlich zu treffen, ist eine der wichtigsten und verantwortungsvollsten Aufgaben des Teamleiters (z. B. Notarzt) während einer Reanimation!

ERC-Praxis **In welchen Fällen keine Reanimation? (Unterlassung/Abbruch)**

In folgenden Fällen sollten Reanimationsversuche unterlassen bzw. begonnene Reanimationsversuche abgebrochen werden:

- Feststellung sicherer Todeszeichen
- Endstadium eines Multiorganversagens ohne behandelbare Ursache
- fehlende Aussicht auf eine Lebensverlängerung mit akzeptabler Lebensqualität (engl. futility = Sinnlosigkeit)
- Eindeutiger, aktueller und ausdrücklich auf die aktuelle Situation bezogener Widerspruch eines zum Zeitpunkt der Willensbekundung willensfähigen und aufgeklärten Patienten (z. B. Vorliegen einer validen Patientenverfügung, s. o.)
- Vorliegen einer verbindlichen und gültigen DNAR-Anweisung eines behandelnden, autorisierten Arztes

Viele Faktoren zur Vorhersage einer fehlenden Aussicht auf Reanimationserfolg sind für größere Patientenkollektive als Durchschnittwerte bekannt, aber nicht im Individualfall zuverlässig (z. B. Hypoxiezeit). Die Feststellung von „futility" ist sehr schwierig und wird im Alltag oft mehr von emotionalen Faktoren und Erfahrungswerten beeinflusst als von bekannten Fakten. Das Alter ist – entgegen landläufiger Einschätzung – nur ein schwacher Vorhersagefaktor für das Outcome. Das höhere Alter ist zwar mit einer zunehmenden Komorbidität (Begleiterkrankungen) verbunden, die die Prognose verschlechtern kann; bei fehlenden Begleiterkrankungen hat das Alter jedoch keinen Aussagewert. Kinder und jüngere Menschen mit Herz-Kreislauf-Stillstand haben oft eine schlechtere Aussicht im Vergleich zu älteren Menschen – trotzdem neigen Helfer bei Kindern und jüngeren Menschen zu besonders engagierten und prolongierten Reanimationsversuchen.

ERC-Praxis **Abbruch von Reanimationsmaßnahmen (allgemein)**

Der Abbruch einer bereits begonnenen Reanimation ist gerechtfertigt
- bei 20 min ununterbrochener Asystolie trotz suffizienter Reanimationsmaßnahmen und Fehlen behandelbarer Ursachen (Ausnahme: Hypothermie) oder
- wenn während der Reanimation Kriterien festgestellt werden, die bereits die Unterlassung der Reanimation gerechtfertigt hätten, wenn sie zu Beginn bekannt gewesen wären (s. o.), z. B. Futility, DNAR-Anweisung, valide Patientenverfügung oder anders festgestellter Patientenwille.

Bei persistierendem Kammerflimmern soll die Reanimation im Allgemeinen fortgeführt werden.

Seltene Fälle erfolgreicher Reanimationen bei zunächst augenscheinlich ungünstiger Prognose sprechen sehr für eine sorgfältige Entscheidung im Einzelfall. Einige Faktoren können die Entscheidung beeinflussen (z. B. Krankengeschichte, Hypoxiezeit). Bei Patienten, die sich gut von einem Herz-Kreislauf-Stillstand mit konventioneller CPR außerhalb eines Krankenhauses erholen, ist i.d.R. schon am Notfallort wieder ein Spontankreislauf aufgetreten; Patienten, die unter CPR in eine Klinik eingeliefert werden, überleben selten neurologisch intakt.
Die Überlegung, Reanimationsmaßnahmen zur Ermöglichung einer Organspende fortzusetzen (Hirntoddiagnostik in der Klinik vorausgesetzt), wird sehr kontrovers diskutiert. Hierfür könnten maschinelle Thoraxkompressionsmethoden wertvoll sein, auch wenn dies bislang nicht untersucht ist.
Die Entscheidung über den Abbruch einer Reanimation obliegt dem Teamleiter nach Rücksprache mit dem Team, wobei der Teamleiter besonders mit Gegenstimmen verständnisvoll und zugleich standhaft umgehen muss.

ERC-Praxis **Beendigung der Reanimationsbemühungen (Neugeborene)**

Bei Neugeborenen ohne Lebenszeichen seit Geburt kann nach 10 Minuten kontinuierlicher und adäquat durchgeführter Reanimationsmaßnahmen ein Abbruch erwogen werden (die BÄK fordert auch eine fehlende Herzaktion im EKG oder eine echokardiografisch fehlende Herzaktion).
Wenn die Umstände fast sicher mit einem frühen Tod des Kindes und hoher Morbidität unter den wenigen Überlebenden einhergehen, sind Reanimationsversuche nicht indiziert (die vom ERC angeführten Beispiele sind deckungsgleich mit TR 153 auf der nächsten Seite).

In bestimmten Fällen können heutzutage – in Zentren – sonst gesunde Frühgeborene bzw. stark untergewichtige Babys ohne nennenswerte Folgen überleben („Rekordbaby" in der Loyola University, Chicago, USA, 2004: 244 g). Die Grenze der Überlebensfähigkeit Frühgeborener ist vor allem durch den Fortschritt der Alveolenbildung in der Lunge limitiert (ab 22.–24. Schwangerschaftswoche). In einer Reanimationssituation werden jedoch die Überlebenschancen für ein extrem frühgeburtliches Kind als sehr gering bewertet (s. nebenstehende TR 153).

TR 153 *(299) Ein beständiger und koordinierter Umgang mit individuellen Fällen ist für gynäkologische und neonatologische Teams auch im Sinne der Eltern ein wichtiges Ziel. Eine Reanimation nicht zu beginnen oder lebenserhaltende Maßnahmen während oder nach einer Reanimation abzubrechen, ist ethisch betrachtet identisch. Kliniker sollten nicht zögern, die lebenserhaltende Therapie einzustellen, wenn die Aussicht auf ein annehmbares Leben hochgradig unwahrscheinlich ist. Die folgenden Leitlinien müssen unter Beachtung der derzeitigen regionalen Überlebensraten und sozialen Prinzipien individuell interpretiert werden:*

- *Sind Schwangerschaftsdauer, Geburtsgewicht oder kongenitale Anomalien fast sicher mit einem frühen Tod und einer nicht akzeptabel hohen Morbidität unter den wenigen Überlebenden vergesellschaftet, so sind Reanimationsmaßnahmen nicht indiziert [AHA Class IIa]. Beispiele aus der Literatur aus Industrieländern sind:*
- *extreme Frühgeburtlichkeit (gesicherte Schwangerschaftsdauer < 23 Wochen oder Geburtsgewicht < 400 g),*
- *Anomalien wie Anenzephalie, nachgewiesene Trisomie 13 oder 18.*
- *Unter Bedingungen, die mit einer hohen Überlebensrate und akzeptabler Morbidität verknüpft sind, ist eine Reanimation fast immer indiziert [AHA Class IIa; ab einer Schwangerschaftsdauer von 25 Wochen (ohne besondere Zusatzerkrankungen) werden Reanimationen oft mit akzeptabler Morbidität überlebt].*
- *In Situationen mit unklarer Prognose oder wenn die Überlebenschancen bei relativ hoher Morbiditätsrate grenzwertig sind und wenn die Belastung durch das Kind hoch ist, sollten die Eltern in ihrer Ansicht zur Initiierung von Reanimationsmaßnahmen unterstützt werden [AHA Class Indeterminate].*

Bei fehlenden Lebenszeichen nach 10 Minuten kontinuierlicher und adäquat durchgeführter Reanimationsmaßnahmen kann ein Abbruch der Reanimation gerechtfertigt sein [AHA Class IIb]. [LOE 5 (7x)]

ERC-Praxis Entscheidungen von Nicht-Ärzten

Vorzeitiger Abbruch oder Verzicht auf Reanimationsmaßnahmen durch nichtärztliches Fachpersonal kommen in Frage bei

- gültiger und anwendbarer Patientenverfügung, keine CPR zu beginnen (s. o.),
- schwersten, nicht überlebbaren Verletzungen wie Kopfabtrennung, Durchtrennung des Oberkörpers, prolongierte Verschüttung, Verkohlung,
- sicheren Todeszeichen wie Leichenstarre und Totenflecken (müssen aber durch adäquate Ausbildung von anderen ähnlichen Erscheinungen sicher unterschiedenen werden können, z. B. Versteifungen von Gelenken, Hauterkrankungen)

Andere Faktoren (z. B. 20 min Asystolie) sind von den jeweiligen nationalen Grundsätzen (ethisch, moralisch und rechtlich) abhängig. Die ärztliche Todesfeststellung und (vorläufige) Todesbescheinigung müssen in jedem Falle durch einen unverzüglich hinzugezogenen Arzt durchgeführt werden.

ERC-Praxis **Anwesenheit von Angehörigen bei der Reanimation**

Die Anwesenheit von Angehörigen bei der Reanimation ist mittlerweile akzeptierte Praxis in Europa und von der Mehrzahl der Angehörigen gewünscht (besonders bei den Eltern zu reanimierender Kinder). 90 % würden es – nachträglich befragt – wieder wünschen.

Die Betreuung der anwesenden Angehörigen sollte durch ein Teammitglied sichergestellt sein (z. B. Maßnahmen und Folgen erklären (Körperbewegung durch Defibrillation oder Beatmung), Annäherung oder Körperkontakt je nach Situation erlauben, Gefahren einer Ablaufstörung erklären). Ein kompetent, ruhig und freundlich auftretender, nicht abweisender Teamleiter mit einem ruhig und zielgerichtet arbeitendem Team trägt nicht nur zum Erfolg der Reanimationsmaßnahmen, sondern in jedem Falle auch zum Wohl der Angehörigen bei.

Wenn ein Angehöriger nicht von Anfang an anwesend war, sondern erst unter laufender Reanimation hinzutritt, ist ein initiales Briefing (kurzes Vorbereitungsgespräch) empfehlenswert. Er sollte selbst entscheiden und ausdrücklich gefragt werden, ob er dabei sein oder sich lieber außerhalb aufhalten möchte, ohne dass im einen oder im anderen Falle ein schlechtes Gewissen provoziert wird. Auch ein gelegentliches Hereinschauen kann akzeptiert werden.

Im Einzelfall kann es natürlich auch Gründe geben, einem Angehörigen die Anwesenheit bei der Reanimation zu untersagen. Gerade in einer Privatwohnung kann sich allerdings durch eine solche Situation eine stärkere Anspannung und Personalbindung ergeben, als wenn die Angehörigen selbst über ihren Aufenthaltsort entscheiden dürfen. Ähnliches gilt, wenn bereits Angehörige oder andere Ersthelfer vor Eintreffen des Reanimationsteams Wiederbelebungsmaßnahmen durchgeführt haben.

Die Angehörigen profitieren – auch im Falle einer erfolglosen Reanimation – von der Erlaubnis, während der Reanimation anwesend sein zu dürfen (Vertrauensbeweis, Gefühl, dem Patienten im letzten Moment nahe sein zu können, eigene Anschauung, dass alles Menschenmögliche getan wurde, Verstehen und Akzeptanz des Todes, Abschied nehmen, Trauerbewältigung). Es ist bei effektiver CPR durchaus möglich (und in Einzelfällen dokumentiert), dass Patienten unter CPR wieder zu Bewusstsein gelangen und die Umgebung (z. B. Anwesenheit Angehöriger) wahrnehmen können; zumindest aus humanitärer Sicht ein Grund, nahestehende Angehörige in der Regel anwesend sein zu lassen.
Die Anwesenheit von Angehörigen ergibt sich im Rettungsdienst oft automatisch (in der Öffentlichkeit oder in einer Privatwohnung, derer sich die Bewohner verständlicherweise oft nur ungern verweisen lassen). Das Arbeiten unter den Augen der Öffentlichkeit ist für Rettungsdienstmitarbeiter gewohnte Praxis, auch wenn natürlich – auch zur Wahrung der Intimsphäre des Patienten – möglichst Maßnahmen zur akustischen und optischen

Abschirmung getroffen werden (z. B. Untersuchung/Behandlung im RTW). Bei Herz-Kreislauf-Stillstand hat jedoch die frühestmögliche und effektive CPR Priorität. Dass Angehörige oder Augenzeugen den Reanimationsablauf tatsächlich aktiv stören, ist selten. Sie können sogar hilfreich sein (z. B. Anamnese, einfache Verrichtungen). Dennoch ist für manchen das Beobachtetwerden beim medizinischen Arbeiten oder das Wahrnehmen emotionaler Reaktionen unangenehm. Dabei sollte bedacht werden, dass medizinische Laien in dieser Situation meist gar nicht die Behandlung „kontrollieren" wollen. Sind unter den Angehörigen Fachkundige, sind diese häufig bereit mitzuhelfen oder kümmern sie sich um andere Anwesende.
In der Klinik oder in der Arztpraxis ist bei der alltäglichen Untersuchung und Behandlung die Anwesenheit von Angehörigen, oft aus guten Gründen, die Ausnahme (z. B. Trennung von Fremd- und Eigenanamnese, Patientenwunsch, juristische Gründe). Daher ist es in einer Klinik sicherlich auch nicht überall üblich, Angehörigen aktiv die Anwesenheit während einer Reanimation anzubieten, sofern sie nicht ohnehin schon im Raum sind, wenn der Herz-Kreislauf-Stillstand eintritt. Auch für manche Angehörige könnte eine solche Situation befremdlich sein. Die Entscheidung muss individuell und situationsabhängig getroffen werden.

Viele Reanimationen enden primär erfolglos. Der würdige Umgang mit dem Leichnam und das einfühlsame und korrekte Gespräch mit den Angehörigen muss von Ärzten, Rettungsdienstmitarbeitern und Pflegepersonal beherrscht werden. Ebenso müssen die lokalen organisatorischen und formellen Maßnahmen nach einem Todesfall bekannt sein.

Anwesenden soll schon im Falle eines geplanten Reanimationsabbruches durch den Teamleiter rechtzeitig erklärt werden, dass der Patient keine Reaktion auf die Reanimationsmaßnahmen zeigt und daher die Wiederbelebung beendet wird. Bei festgestelltem Tod des Patienten sollten die Angehörigen zum Entfernen von Tubus und Kanülen (wenn sie nicht für rechtsmedizinische Untersuchung in situ bleiben sollen) kurz nach draußen gebeten werden (Maßnahme erklären!).

Den Angehörigen sollte Gelegenheit gegeben werden, mit dem Arzt mögliche Ursachen und den Ablauf zu reflektieren und Fragen zu stellen (wie geht es jetzt weiter?). Ggf. können Hilfestellungen gegeben werden (z. B. Verweis auf lokale Unterstützungsangebote wie KIT, evtl. Hausarzt hinzuziehen). Allerdings sollten Bestattungsunternehmen z. B. nicht durch Rettungsdienstmitarbeiter ausgewählt werden.

Auch die Mitteilung einer Todesnachricht an während der Reanimation nicht anwesende Angehörige ist ein Augenblick, an den sich die Angehörigen meist für immer erinnern werden. Daher ist ein sensibles und

TR 163 *(308) Es gibt keine wissenschaftlichen Untersuchungen, die auf eine Gefahr für den Reanimationsablauf durch die gleichzeitige Anwesenheit von Angehörigen im Raum hindeuten. Daher ist es begründbar, einzelnen, ausgewählten Familienangehörigen anzubieten, während der Reanimation anwesend zu sein, sofern der erwachsene Patient nicht zuvor Einwände gegen die Anwesenheit von Angehörigen geäußert hatte. [LOE 2, LOE 3 (6x), LOE 5 (8x), LOE 7 (7x)]* korrektes Vorgehen mehr als eine Pflicht. Für die meisten Ärzte und medizinisches Fachpersonal, welches gelegentlich auch diese Aufgabe übernimmt, ist diese Aufgabe eine schwere und unangenehme Beanspruchung, auf die man sich z. B. durch Schulungen vorbereiten kann. Aber nicht nur Gesprächsführung und Gesprächsinhalt, sondern auch die Gesprächsumgebung spielen eine wichtige Rolle.

Üben von Maßnahmen an gerade Verstorbenen

Für manchen ist das Üben medizinischer Maßnahmen an gerade Verstorbenen eine neue, vielleicht überraschende oder erschreckende Vorstellung, für andere bereits geübte Praxis. Im Rahmen dieses Büchleins kann dieses Thema nicht abschließend behandelt werden. Wir beschränken uns daher auf eine Gegenüberstellung positiver und negativer Aspekte, eine kurze rechtlich-ethische Würdigung sowie einzelne Leitgedanken für die Praxis.

Diskussion von Nutzen und Schaden

Pro: Jeder Mensch wünscht sich im Krankheitsfall eine Behandlung durch perfekt ausgebildetes, erfahrenes und geübtes Personal (→ Justice). Es ist bekannt und belegt, dass viele Operationen und besonders Notfalleingriffe bei geringer Ausbildung, Erfahrung und Übung des Durchführenden deutlich erhöhte Komplikationsraten haben und zusätzliches Leid verursachen. Also sollte das Personal die ersten Versuche unter Realbedingungen nicht an lebenden Menschen durchführen (→ Benefizienz). Gerade Notfalleingriffe wie Beutel-Masken-Beatmung, endotracheale Intubation und Methoden zur alternativen Atemwegssicherung, chirurgische Atemwegssicherung, Thoraxpunktion/Thoraxdrainage oder Perikardpunktion müssen im Notfall aber sicher und schnell durchgeführt werden können. Leider kommen sie im klinischen Alltag in vielen Fachrichtungen jedoch sehr selten vor, sodass auch langjährig Tätige selten ihre Fertigkeiten üben können. Unter Notfallbedingungen kommen Lehre und Übungen nur selten in Frage. Besser an Toten als an Lebenden üben, denn damit kommt kein Lebender zu Schaden (→ Non-Malefizienz).
Contra: Das Üben an Verstorbenen beeinträchtigt die Totenruhe und Trauerrituale (→ Malefizienz). Das Üben an Verstorbenen verletzt evtl. das so genannte Pietätsempfinden und wirkt entwürdigend. Eine Verletzung des postmortal fortwirkenden Persönlichkeitsrechts kommt in Frage, wenn der Patient nicht vorher ausdrücklich eingewilligt hat (→ Verletzung der Autonomie). Für viele der erforderlichen Übungen gibt es Modelle/Phantome. Von Phantomen gehen auch für den Übenden geringere Risiken aus (z. B. Infektionsrisiko).
Pro: Diese Modelle sind häufig nicht ausreichend realistisch und detailgenau und erfassen nur unzureichend anatomische Varianten. Künstliche Modelle hinterlassen beim Übenden die Unsicherheit der Übertragbarkeit auf den echten Menschen.
Contra: Absolut notwendige Übungen könnten auf die Durchführung an Leichen von Körperspendern an anatomischen Instituten beschränkt werden. Auch Tierkadaver könnten für Übungen herangezogen werden.
Pro: Die Verfügbarkeit von Körperspenderleichen ist begrenzt. Auch zur Präparation fixierte Körper und Tierkadaver sind oft kaum realistisch (Beschaffenheit, unterschiedliche Anatomie bei Tieren).

Vorgehen in der Praxis

Der menschliche Respekt vor dem nachwirkenden Persönlichkeitsrecht des Patienten und den Gefühlen der Angehörigen gebietet die Durchführung von Ausbildungsmaßnahmen nur mit deren Einverständnis.

Die Erwägung einer Übungsmaßnahme erfordert daher wie am lebenden Patienten – sei er bei Bewusstsein oder in Narkose – auch nach Eintritt des Todes ein einfühlsames, dabei offenes und beherztes Zugehen auf Patienten oder Angehörige. Bei einer solchen Fragestellung sollten Sinn und Zweck sowie mögliche Einschränkungen oder Risiken selbstverständlich mit aufgezeigt werden.
Gerade nach einer erfolglosen Reanimation kann natürlich trotzdem – auch bei korrektem Vorgehen - nur ein begrenztes Verständnis der Angehörigen für Maßnahmen erwartet werden, die die Zeit zwischen Todesgewissheit und Möglichkeit zur pietätvollen Aufbahrung und privaten Trauer verlängern, das Äußere des Patienten verunstalten oder zu größeren Verschmutzungen in Privaträumen (Blut, Sekrete) führen können.

Die Aus- und Fortbildung an Verstorbenen sollte nach Ansicht der Autoren von „Reanimation kompakt" – wenn überhaupt – nur nach kritischer Abwägung aller Aspekte durch den verantwortlichen Arzt erfolgen und auf Fertigkeiten beschränkt werden,
- die unmittelbar lebensrettender Natur sind und
- die nicht auf anderem Wege genauso zuverlässig und ohne Schaden für Menschen erlernt/geübt werden können.

Die Anlage von ZVK erfüllt unseres Erachtens diese Kriterien nicht.
Übungsmaßnahmen, die Spuren hinterlassen (können), sind besonders intensiv auf ihre Notwendigkeit zu prüfen. Wenn die Maßnahme Grundkenntnisse und -fähigkeiten oder -fertigkeiten erfordert, sollten diese erworben werden, bevor das Üben am Verstorbenen auf ein bloßes Ausprobieren ohne großen Nutzwert reduziert wird.
Auch Vorbehalte einzelner Teammitglieder stellen ein Ausschlusskriterium dar.

Das Üben medizinischer Maßnahmen muss unterlassen werden, wenn eine gerichtliche Obduktion nicht auszuschließen ist. Auch bei anderen anstehenden Sektionen (anatomisch, klinisch oder aufgrund von Gesetzen zum Infektionsschutz (§§ 1, 25, 26 IfSG), zur Feuerbestattung oder zur Unfallversicherung (z. B. § 63 II SGB VII)) dürfen Spuren von Übungen das Sektionsergebnis nicht beeinträchtigen!

Medizinisches Fachpersonal sollte über national, lokal und in einzelnen Einrichtungen gültige Richtlinien informiert sein, die z. B. durch Krankenhausaufnahmeverträge juristisch fixiert sein können.

Eine Lösung des Problems nach dem Grundsatz „Erlaubt ist alles, solange es keiner merkt." ist sicherlich nicht nur für den Fall bedenklich, dass es doch mal jemand merkt (zufällig eintretender Angehöriger, nicht einverstandenes Mitglied des Behandlungsteams, nachträgliche Obduktion oder – unbeabsichtigte – Schäden) …